Reiki – Die sieben Grade

Barbara Simonsohn

Reiki – Die sieben Grade

Mit Reiki im Licht der Fülle leben

HANS-NIETSCH-VERLAG

Die in diesem Buch dargestellten Methoden und Informationen wurden von der Autorin sorgfältig recherchiert. Sie ersetzen nicht den Besuch bei einem Arzt oder Heilpraktiker. Autor und Verlag übernehmen keine Haftung für Ansprüche, die in Zusammenhang mit der Anwendung der Methode geltend gemacht werden.

Lektorat: Dagmar Schneider-Damm
Korrektorat: Burkhard Hickisch
Umschlaggestaltung: Kurt Liebig
Innenlayout und Satz: Hans-Jürgen Maurer

Hans-Nietsch-Verlag
Am Himmelreich 7
79312 Emmendingen

www.nietsch.de
info@nietsch.de

ISBN 978-3-939570-86-8

Inhalt

I. Teil
Überblick über das authentische Reiki

II. Teil
Alle sieben Grade: ihre Wirkung und das jeweilige Seminarprogramm

III. Teil
Erfahrungen mit allen sieben Graden und den Lehrerausbildungen

IV. Teil
Mit Reiki im Reich der Fülle leben

I. Teil

Überblick über das authentische Reiki

1.

Einleitung

Für den Rest meines Lebens
möchte ich darüber meditieren,
was Licht ist.
Albert Einstein

Warum ich dieses Buch schreibe? Weil es mir ein echtes Bedürfnis ist. Ich möchte Neulinge und Interessierte darüber informieren, welch wunderbare Möglichkeiten Reiki eröffnet und zugleich meinen Seminarteilnehmern, die bereits die höheren Grade oder alle sieben Grade absolviert haben, die Gelegenheit geben, ihre Kenntnisse und Fertigkeiten zu vertiefen.

Das Wort „Reiki" besteht aus zwei Silben, aus *Rei* und *ki*. *Rei* heißt „universell" oder „universal", *ki* ist schlichtweg „Lebenskraft". Zusammen bedeuten diese beiden Silben „ein Energiesystem zur Aktivierung universeller Lebenskraft". Der Religionswissenschaftler und Japanologe Professor Johannes Laube von der Universität München weist darauf hin, dass im Japanischen *Rei* für „Seele", „Geist", „heiliger Geist" und „Atmosphäre des Mysteriums" stehen kann. *Ki* kann ebenfalls „Geist" heißen, aber auch „Gemüt", „Herz", „liebevolle Absicht", „Natur", „Energie" und „Essenz".

Das authentische Reiki weist sieben Grade auf. Nicht nur die ersten drei Grade, sondern gerade die höheren Grade dienen der weiteren spirituellen Entwicklung und der Transformation der Energie auf diesem Planeten. Zu den höheren Graden gehören die Lehrer-Grade IIIB, VB und VIIB sowie der Lehrer-Grad IIIB-„light" für persönliches Wachstum und zum Halten von Seminaren im kleinen Kreis.

Was also ist für mich das authentische Reiki? Ich sehe darin eine wirksame „Hausapotheke" für körperliche, seelische und spirituelle Krisen und Herausforderungen unserer Zeit. Darüber hinaus aber noch viel mehr: einen Weg zur Erleuchtung, zum Erwachen, mit Heilung als willkommener Begleiterscheinung. Eine Methode, die genauso einfach wie wirksam ist und dabei völlig sicher in der Anwendung.

Reiki hat gerade im deutschsprachigen Raum eine weite Verbreitung gefunden. In immer mehr Krankenhäusern in Deutschland, wie zum Beispiel der Charité in Berlin oder dem Krankenhaus Rotes-Kreuz-Geriatriezentrum in Lübeck greift man bei der Behandlung der Patienten auch auf Reiki zurück. Ist diese Methode zur Aktivierung universeller Energie etwa auf dem besten Wege, eine ähnliche Anerkennung wie in den USA zu finden? Dort erkennt der Staat Reiki bereits als Zusatzausbildung für Heilberufe an.

Die Chancen könnten in meinen Augen gut stehen, sofern sich das qualitativ hochwertige Reiki durchsetzt, für das gilt: keine Nebenwirkungen, kein Zuviel, es wird nur kosmische Energie verwendet und dies in genau der Dosierung, wie sie sowohl dem Behandler als auch dem Patienten zuträglich ist.

Bei diesem einfachen, traditionellen und ursprünglichen Reiki gibt es keine Gebote oder Verbote wie Schmuck ablegen, Beachtung eines vorgegebenen 21-Tage-Reinigungsprozesses, Behandlungsverbot bei Operationen oder Trägern von Herzschrittmachern.

Früher war ich noch davon überzeugt, Reiki sei Reiki. Ich wurde eines Besseren belehrt. Den I. Grad machte ich daher zweimal. So kann ich aus persönlicher und hautnaher Erfahrung sagen, dass es tatsächlich Qualitätsunterschiede gibt! Nicht so wichtig finde ich, ob man in einem drei- oder siebenstufigen System ausgebildet wird. Die meisten Seminarteilnehmer lernen sowieso nur die Grade I und II. Als viel wesentlicher erachte ich die Qualität der jeweiligen Einstimmung. Wird wirklich nur die universelle, kosmische Lichtenergie aktiviert? Nur diese Energie garantiert nämlich, dass ich keinerlei negative Schwingungen beim Behandeln aufnehmen und mich auch nicht dabei verausgaben kann. Nur diese Energie gibt die Gewähr, dass die Behandlung immer die eigentlichen Bedürfnisse des Empfängers erfüllt.

Wenn es um die Wahl eines kompetenten Reiki-Lehrers geht, ist zwar gegenseitige Sympathie wichtig, aber leider nicht ausreichend. Als mir bewusst wurde, dass es große Qualitätsunterschiede im Reiki-Bereich gibt, machte ich mich auf die Suche nach einem Lehrer, der noch selbst von der Reiki-Meisterin Hawayo Takata ausgebildet worden war, die das Reiki-System seinerzeit in den Westen gebracht hatte. Mir war wichtig, so dicht wie nur möglich an der ursprünglichen Quelle zu sein. Ich ließ mich dann 1984 von Dr. Barbara Ray in der Schweiz und den USA in den Graden IIIA und IIIB sowie bis 1992 in den Graden IV bis VA ausbilden und absolvierte meine Ausbildung in Grad VI bis VII sowie den höheren Lehrerstufen bei Gary Samer (Australien) und Dr. Willy Fraefel (Schweiz). Gary Samers Ausbilder war John Frazer, ebenfalls Reiki-Lehrer, der zuvor von Frau Takata ausgebildet worden war. Dr. Fraefel wurde von Gary Samer ausgebildet.

Wer also steif und fest behauptet, es gäbe bei Reiki nicht mehr als drei Grade, der hat vielleicht in Bezug auf sein eigenes Ausbildungssystem Recht, aber nicht generell. Jeder, der dieses Buch und vor allem die Kapitel über die höheren Grade IV bis VII und über die dazu gehörenden insgesamt sieben kosmischen Symbole sowie die insgesamt 19 Einstimmungsprozesse liest, wird erkennen, dass es weit mehr zu entdecken gibt.

Entsprechend unseres Energiesystems mit den sieben Hauptchakren oder Hauptenergiezentren wird bei jedem der sieben Grade des authentischen Reiki schwerpunktmäßig eines unserer Chakren besonders entwickelt und harmonisiert. Natürlich wirken auch die kosmischen Symbole, die den Graden zugeordnet sind, verstärkt auf die jeweiligen Chakren ein. Beeindruckend sind die Erfahrungsberichte, die ich von vielen meiner Seminarabsolventen bekommen habe, die ich über die Jahre hinweg in die Grade I bis VIIA und die drei Lehrerstufen IIIB, VB und VIIB eingeweiht habe. Es ist tatsächlich ein kleines „Buch im Buch" geworden! Einige Geschichten, das werden Sie beim Lesen feststellen, treffen mitten ins Herz.

Ich bin seit 1984 Reiki-Lehrerin, mit inzwischen mehr als 8.500 Seminarabsolventen im In- und Ausland. Meine Erfahrung in dieser Zeit: Qualität setzt sich durch, und die beste Empfehlung ist Mund-zu-Mund-Propaganda von zufriedenen oder sogar begeisterten Seminarteilnehmern. Das authentische Reiki ist ein Energiesystem, das man sich nicht im Selbststudium beibringen kann. Es beruht stattdessen auf Einstimmungen oder Einweihungen und kann daher nur von einem kompetenten Reiki-Lehrer vermittelt werden. Ich lebe mit meinen beiden

Kindern seit mehr als 25 Jahren von meinem Herzensberuf und habe insgesamt fünf Bücher zu diesem Thema geschrieben, von denen alle Bestseller geworden sind.

Reiki ist also nicht gleich Reiki. Wenn ich für mein Auto eine gute Werkstatt suche oder für mich einen guten Zahnarzt, achte ich selbstverständlich auf Qualität oder einen guten Ruf und höre mich bei meinen Bekannten und Freunden um. Wie viel wichtiger ist dies, wenn es um die Entwicklung unserer eigenen Persönlichkeit und unserer Chakren geht! Insofern ist der Trend zu mehr Qualität und Nachhaltigkeit auf dem Reiki-Sektor, den das *Reiki Magazin* festgestellt hat, in meinen Augen unbedingt zu begrüßen. Wenn ich von Internet-Kursen oder „Express"-Seminaren mit nur wenigen Stunden höre, kann ich nur dringend raten: Finger weg! Und wenn ein Reiki-Lehrer damit prahlt, sich nach den Behandlungen noch tagelang schlecht gefühlt zu haben, vermittelt er sicherlich nicht das ursprüngliche System, in dem ausschließlich universelle Energie aktiviert wird: die stärkste Energie im Universum, die alles Negative transformiert. Und wer sich dann auf die Frage, wer der Lehrer seines Lehrers ist, in langes und viel sagendes Schweigen hüllt, um den würde ich auch besser einen großen Bogen machen.

Dieses Buch ist so aufgebaut, dass Sie einen Überblick über alle Grade erhalten, wie ich sie in meinen mehr als 30 Seminaren pro Jahr vermittle. Damit stellt es eine Informationsquelle für Interessierte und für Angehörige anderer Reiki-Systeme dar und auch für meine zahlreichen Absolventen der ersten und der höheren Grade einschließlich der aktuell mehr als 50 von mir ausgebildeten Reiki-Lehrerinnen und -Lehrer, die in Deutschland, Österreich, Holland, Frankreich, Spanien und Australien leben beziehungsweise dort ihr Wissen weitergeben. Auch wenn die Informationen über die einzelnen Grade sehr ausführlich gehalten sind, möchte ich keinesfalls den Eindruck erwecken, jeder könne sich durch die bloße Lektüre des Buches selbst Reiki beibringen. Herzstück jedes Reiki-Seminares ist und bleibt eine sorgfältig vorgenommene Einstimmung oder Einweihung, in der die Teilnehmer nicht nur auf die jeweilige Stufe vorbereitet werden, sondern auch auf den richtigen Gebrauch bestimmter kosmischer Symbole und – ab dem Grad IIIA – auch auf bestimmte Einstimmungsprozesse.

Das Reiki, das ich vermittle, hat das Leben so vieler Menschen dermaßen bereichert, dass sie es nach eigenem Bekunden nicht mehr missen möchten. Es hat ihre Lebensqualität wesentlich verbessert, ihnen zu vertieften und wiederholten Glückserlebnissen verholfen und ihnen überdies den tiefen Sinn ihres Lebens offenbart. Dieses authentische Energiesystem stellt in meinen Augen einen wertvollen Beitrag dar, das Bewusstsein auf unserem Planeten zu erhöhen. So hoffe ich, dass auch Sie, liebe Leser, dieses Reiki-Buch als ganzheitliches Gesundheitsbuch nutzen und eine Lebenshilfe fürs das 21. Jahrhundert darin finden. Es soll eine echte Hilfe für Lichtarbeiter und all diejenigen sein, die ihr Bewusstsein so erweitern wollen, dass sie die Veränderungen und den Aufstieg zusammen mit Gaia oder Mutter Erde ganz gezielt und mit wachen Sinnen vollziehen und miterleben können. Begleiten Sie mich nun auf eine Reise zu neuen Ufern, zu sich selbst, zu unserem göttlichen Selbst und unserer wahren Natur.

2.

Das authentische Reiki

Allein die Kapazität, Bewusstsein zu erlangen,
macht den Menschen zum Menschen.
Carl Gustav Jung

Reiki fördert die natürliche Selbstheilung auf allen Ebenen, belebt Körper und Geist und lässt wieder seelische Harmonie und Wohlbefinden einkehren, denn es gleicht unseren Energiehaushalt aus, löst Blockaden auf allen Ebenen und führt zu vollkommener Entspannung. Reiki reinigt den Organismus von Giften jeglicher Art und passt sich immer den wirklichen Bedürfnissen des Empfängers an. Insofern stellt Reiki sowohl eine einfache, wirksame als auch angenehme Methode dar, um Gesundheit auf allen Ebenen wiederherzustellen und zu erhalten. Reiki könnte man als „Freund" und „Gefährten" auf unserem Weg ansehen, auf den immer Verlass ist. Dies sind keine Glaubenssätze, sondern Erfahrungswerte.

Was ist Reiki? Das authentische Reiki ist ein uraltes Energiesystem, das uns direkten Zugang zur universellen Energie oder Lichtenergie verschafft. Diese Einweihungslehre stammt aus Nordindien und Tibet und umfasst uraltes Wissen zur Aktivierung von Lichtenergie, das eine Initiation in die inneren Ebenen bewirkt. In den Upanishaden (indische Weisheitslehren) heißt es: „Führe uns vom Unwirklichen zur Wirklichkeit." Reiki unterstützt unser inneres Erwachen, indem es uns zu höheren Ebenen des Bewusstseins und Gewahrseins trägt, das wir dann immer mehr ausdehnen.

Diese Einweihungslehre wurde im 19. Jahrhundert von dem Japaner Dr. Mikao Usui wiederentdeckt. In Asien kennt man mehrere solcher Lehren, die sich mit der Schwingung von Energie befassen, wie sie auch in den Upanishaden Erwähnung finden – darunter die Lehre der Mantren (Klänge), Mandalas (Symbolbilder) oder Yantren (rituelle Diagramme). All dies aktiviert die universelle Energie und vermittelt Methoden und Möglichkeiten ihrer Nutzung und Anwendung. Das authentische Reiki zeichnet sich jedoch dadurch aus, dass bei ihm ganz spezifische kosmische Symbole und Einstimmungsprozesse eine Rolle spielen. Carl Gustav Jung bezeichnete kosmische Symbole als „Grundlagen der Menschheit" und „höchstes Wissen, das uns Menschen zur Verfügung steht".

Die Einstimmung in das authentische Reiki bringt uns in Einklang mit der universellen Energie und erweitert unsere Kapazität (unser Fassungsvermögen und unsere Fähigkeiten), mit dieser Energie zu arbeiten. Diese Energie stellt die höchste Schwingung im Universum dar, die alle negativen Energien der äußeren Ebene von Körper, Gefühlen und Gedanken wirksam zu transformieren vermag. Mit jeder Reiki-Einstimmung nimmt unsere Ausstrahlung von innen heraus zu. Wir strahlen mehr Lichtenergie aus, besonders aus den Augen, den „Fenstern der Seele", wie William Shakespeare sie nennt. Die Einstimmungen bringen uns in Verbindung mit unserem innersten göttlichen Selbst, unserer Ganzheit und Vollkommenheit, und wir gewinnen Zugang zu innerer, transzendentaler Energie.

Das System des authentischen Reiki umfasst sieben Grade mit insgesamt zwölf Einstimmungsprozessen sowie sieben verstärkende Einstimmungen in die verschiedenen Grade, die die Fähigkeiten dieser Grade dauerhaft erweitern. Jede Einstimmung unterscheidet sich voneinander und kann nur von einem Reiki-Lehrer gegeben werden, der nicht nur über das genaue Wissen um diese Prozesse, sondern auch über die Kapazität verfügt, diese Einstimmungen kompetent vorzunehmen. Meine Lehrerin, Dr. Barbara Ray, wurde noch direkt von Hawayo Takata ausgebildet und eingestimmt. Hawayo Takata gilt als diejenige, die in der Nachfolge von Dr. Usui das gesamte Wissen des authentischen Reiki von Japan in den Westen brachte.

Schon über die Einstimmung in den I. Grad wird unsere Kapazität, mit Lichtenergie zu arbeiten, dauerhaft erweitert. Diese Energie konzentriert sich besonders in den Händen. Nach der vierten Einstimmung kann sich der Seminarteilnehmer sicher sein, dass er die universelle Energie in Aktion setzt, wann immer er seine Hände in die Nähe eines Lebewesens bringt – egal ob Mensch, Tier oder Pflanze. Jeder Mensch liebt es, berührt zu werden. Beim Reiki geschieht allerdings noch viel mehr als bei einer normalen Berührung: Wir aktivieren ab dem I. Grad, ob bewusst oder unbewusst, eine Energie, die als „bedingungslose Liebe", kosmische Energie oder Lichtenergie angesehen wird. Nur diese Energie ist wirklich immer positiv und aufbauend; sie hat keinerlei Nebenwirkungen und bringt uns und andere (= den Behandler und den Behandelten) ausschließlich in Kontakt mit unseren wahren Bedürfnissen. Diese Energie lässt keine Manipulation oder Kontrolle zu; sie wirkt immer ganzheitlich und ursächlich, harmonisierend und heilend zum Wohle des Empfängers.

Ab dem Moment der Einstimmung in den I. Grad sind unsere Hände eine natürliche Verlängerung und ein Ausdruck des Herzchakras – jenes Chakra, das unentwegt bedingungslose Liebe ausstrahlt, ob wir uns dessen bewusst sind oder nicht. Diese Verlängerung betrifft sowohl die äußeren als auch inneren Ebenen. Unser Herzenergiezentrum steht für innere Qualitäten wie Daseinsfreude, bedingungslose Liebe, Frieden, Freundlichkeit und Anteilnahme. Indem wir mit unseren „Reiki-Händen" uns selbst und andere Lebewesen berühren, erweitern wir von innen heraus unsere Kapazität mit universeller Energie zu arbeiten, bringen unser inneres Licht zum Leuchten und erzeugen Wohlbefinden über die Begrenzungen unseres Verstandes und Ego hinaus. Die Verbindung zwischen unseren inneren und äußeren Ebenen wird ausgebaut und verstärkt, wir bringen immer mehr „den Himmel auf die Erde"und lenken die hohe Schwingung unseres Herzchakras in alles, was wir denken, fühlen und tun.

Im Energiesystem des authentischen Reiki werden wir uns des Lichtes in uns und allem, was lebt, immer mehr gewahr. Zu Anfang werden wir damit vertraut gemacht, Lichtenergie anzuwenden, und ab dem II. Reiki-Grad können wir schon Lichtenergie jenseits von Zeit und Raum ausrichten und senden. Ab dem III. Grad, dem „Meister-Grad", werden wir sogar zu Mitschöpfern von Licht, das heißt, wir bringen selbst mehr Licht auf diesen Planeten. Als Reiki-Praktizierende erhalten wir mehr Zugang zu einer transzendentalen Energie, die sich über der körperlichen, emotionalen und mentalen Ebene befindet, die von unseren normalen fünf Sinnen nicht wahrgenommen werden kann. Wir sprechen daher auch von „übersinnlichen Erfahrungen". Mit dem authentischen Reiki machen wir uns auf zu einer Reise des Erwachens zu dem, DER WIR IN WAHRHEIT SIND. Wir werden dabei immer besser vertraut mit dem Wesen und den vielen Aspekten universeller Energie. Und mit der Zeit sind wir imstande, diese universelle Energie zu meistern, was als höhere Initiation gilt.

Wenn wir Reiki anwenden, wächst unsere Kapazität, nicht nur unsere eigenen inneren Ebenen, sondern auch die anderer Lebewesen zu erfahren und zu erkunden. Diesen Prozess nennt man auch die „Reise des Erwachens". Beim authentischen Reiki mit seinen sieben Graden oder Stufen handelt es sich um einen Initiationsprozess zu kosmischem Bewusstsein. Diese Methode der Persönlichkeitsentwicklung und Ganzwerdung eignet sich aber auch als Meditation für den Alltag, mit der wir unser Bewusstsein in Richtung Einheits- oder kosmisches Bewusstsein erweitern. Unsere Seele begibt sich auf eine Reise in die Ewigkeit und die Unsterblichkeit und erinnert sich an ihre göttliche, unsterbliche Natur.

In dem Buch *Gespräche mit Gott* gibt der Autor Neale Donald Walsch wieder, was Gott ihm empfohlen hat: „Du solltest drei Prozent deines Einkommens in deine persönliche Entwicklung stecken, wenn deine Zukunft gesichert sein soll. Brian Tracy hat das gesagt, und er hatte Recht. Ich weiß, dass du diesen Kurs oder dieses Seminar oder dieses Retreat zum spirituellen Wachstum wirklich gern machen würdest, jedoch glaubst, du kannst es dir nicht leisten. Vielleicht sieht die Wahrheit ja so aus, dass du es dir nicht leisten kannst, es nicht zu tun. *Versuche, deinem höchsten Impuls zu folgen.* Dein Geist lädt dich nur selten dazu ein, Dinge zu erforschen, die wertlos sind – deine Seele tut das nie."

Teilnehmer, die den Impuls hatten, sich zu einem der Reiki-Seminare anzumelden, bekamen oft von unverhoffter Seite das nötige Geld dazu. Im Grunde genommen ist ein Reiki-Kurs preiswert, weil er uns etwas für das ganze Leben schenkt. Jede Investition in sich selbst erwirtschaftet den höchsten Gewinn, und genau betrachtet wirft ein Reiki-Kurs mit seinen dauerhaft wirkenden Einstimmungen für immer und ewig Zinsen und Zinseszinsen ab!

Mit dem authentischen Reiki, das von Dr. Usui wiederentdeckt und unverfälscht weitergegeben wurde, erweitern wir von innen heraus den

Bereich in uns, der Licht ist. „Ihr seid das Licht der Welt," sprach Christus zu seinen Jüngern. Durch diesen Zugang zu unserer inneren Natur kann dieses Licht mit der Zeit auch unsere äußeren Ebenen durchdringen, erleuchten und transformieren. Unser Bewusstsein entfaltet sich. „Reiki ist ein Weg zur Erleuchtung mit Heilung als Nebeneffekt", so Reiki-Meister Gary Samer, ehemaliger Leiter des Bereichs „Ganzheitliche Gesundheit" in Findhorn, einer besonderen ganzheitlichen und spirituellen Gemeinschaft in Schottland. Strahlende Gesundheit und Erleuchtung sind unser Geburtsrecht.

Lichtenergie, die wir beim authentischen Reiki ausschließlich aktivieren, wirkt immer wohltuend und unterstützend. Die Frequenz bedingungsloser Liebe, mit der wir arbeiten, steht über den Polaritäten von gut und böse, von positiv und negativ. Sie transformiert alle negativen Schwingungen, die nicht mit der Frequenz von Licht übereinstimmen. Wir können daher beim Behandeln nicht manipulieren und auch keine negativen Schwingungen aufnehmen oder abgeben.

Da wir beim authentischen Reiki nicht unsere begrenzte persönliche Energie, sondern ausschließlich die universelle Energie einsetzen, die den gesamten Kosmos erfüllt, kann man sich bei der Anwendung dieser Energie – bei Direkt- oder Fernbehandlungen, Einstimmungen oder der Benutzung kosmischer Symbole – nicht verausgaben, sondern wird im Gegenteil selbst energetisiert. Je mehr wir mit dieser Energie arbeiten, desto mehr wächst unsere Kapazität, sie zu aktivieren, aufzunehmen, weiterzugeben und auszustrahlen.

Das authentische Reiki fördert auch einen Entdeckungsprozess zu mehr Klarheit. Wir lernen immer besser, Wichtiges von Unwichtigem zu trennen sowie Verhaltens-, Gefühls- und Gedankenmuster loszulassen, die uns nicht länger zuträglich sind. Wir machen uns immer unabhängiger von Erwartungen, die andere uns noch entgegenbringen. Wir durchschauen sie und befreien uns von ihrem Einfluss auf unsere eigenen Glaubenssätze und unser Verhalten. Unser Selbstbewusstsein wächst. Wir entscheiden uns immer häufiger, im Einklang mit unserer göttlichen Lichtnatur zu handeln, indem wir erkennen, wer wir wirklich sind. Dieser Entdeckungs- und Entwicklungsprozess transzendiert sämtliche Beschränkungen, die wir uns zuvor auferlegt haben.

Im Wesentlichen ist der Weg des authentischen Reiki ein Entdeckungsprozess, der sich auf den inneren Ebenen abspielt. Wir erfassen bei diesem Prozess die tiefere Bedeutung unseres Daseins und des Daseins an sich. Zwar ist dieser Entdeckungsprozess von Natur aus in uns angelegt, aber oft durch Erfahrungen in unserer Kindheit eingeschränkt und blockiert. Mit dem authentischen Reiki gewinnen wir wieder Zugang zu unserem inneren Kind, das voller Neugier, Wissensdurst, Spontaneität und Ausdauer ist. Wir erobern uns auf diese Weisse eine neue Ausdrucksfreiheit und haben wieder Mut, Neuland zu betreten. Das authentische Reiki ist eine Reise ins Unbekannte zu den tieferen Dimensionen unseres Seins. Erleuchtung ist unsere wahre Natur und der Grund unserer Reise.

3.

Mit Reiki in der Stille die Sprache Gottes finden

Stille und Frieden sind die Essenz deines Seins.
Es ist die innere Stille, die die Welt retten und transformieren wird.
Eckhart Tolle, *Stille spricht*

Unser Leben im Westen ist maßgeblich von äußeren Aktivitäten geprägt. Wir verlieren uns in der Welt und dabei uns selbst. Deshalb ist es wichtig, sich jeden Tag eine gewisse Zeit für Stille und innere Einkehr zu gönnen. Wir brauchen solche Zeiten der Einkehr, in denen wir unser Licht im Inneren stärker zum Leuchten bringen und die Verbindung zu Gott in uns suchen. Die Stille ist immer da. In den Augenblicken, in denen sie uns fehlt, haben wir nicht verstanden, sie uns zu nehmen. Nur in der Stille können wir die feine Stimme in uns erfahren, die uns Führung zuflüstert. Sie ist so leise und zart, dass unsere Gedanken still stehen müssen, damit wir sie überhaupt vernehmen können. Eckhart Tolle sagt dazu: „Stille ist die Sprache Gottes, alles andere ist eine schlechte Übersetzung."

„Put first things first" – „Setze Wichtiges an oberste Stelle" – diese Lebensweisheit wird in der Findhorn-Gemeinschaft gelehrt, in der ich das erste Mal Reiki kennen gelernt habe. Wer sich Zeit nimmt, herauszufinden, warum sein Leben nicht „rund" läuft, warum er nicht mit ihm in Einklang ist, wird oft feststellen, dass er eben nicht die wichtigsten Dinge an oberste Stelle setzt und es versäumt, sich Zeit zu nehmen und in die Stille zu gehen. Genau dies tun wir mit dem authentischen Reiki bei der Ganzbehandlung, der Fernbehandlung oder bei den Einstimmungen.

Die Geräusche der zivilisierten Welt sind vielfach Lärm. „Sieh nicht, was andere tun", heißt es in einem Gedicht, „und gehst du auch allein." All diese Geräusche haben weder Wert noch Sinn. Neale Donald Walsch rät: „Streng dich an, das Lied der Engel zu hören. Lausche der Melodie deiner Seele." Gott lädt ihn ein: „Wende dich Mir zu und wende dich von allem ab, was Ich nicht bin. Am Ende sagt der Geist sich von allem los, was nicht real ist, und nichts in deinem Leben ist real außer deiner Beziehung zu Mir." Warum also erst zum Zeitpunkt unseres Todes herausfinden, wer wir wirklich sind?

Wenn wir aus der Stille heraus handeln und sprechen, meistern wir unser Leben, weil wir uns mit dem Höchsten Bewusstsein verbinden. Dieses Bewusstsein spricht und handelt dann aus uns heraus, mühelos und spontan. Mit Reiki überlassen wir dieser Kraft mehr und mehr die Führung in unserem Leben. Ein Denken, das nicht im Bewusstsein gründet, ist gestört. Klugheit ohne Weisheit ist zerstörerisch. Manche erwarten ein „Zeichen" von irgendwelchen „Göttern". Die göttliche Stimme in uns ist unsere Intuition, befeuert von unserer Sehnsucht. Ideen sind Geschenke des Himmels und brennen darauf, in die Tat umgesetzt zu werden.

Wer jeden Tag in die Stille eintaucht, verliert sich nicht länger in der Welt. Wir sind dann zwar noch in der Welt, aber nicht länger von ihr. Wir lassen uns nicht mehr von irgendjemandem oder irgendeinem Ereignis aus unserer inneren Harmonie bringen. Unsere Worte und Taten werden aus der Stille gelenkt. „Frieden findest du nicht, wenn du deine Lebensumstände neu ordnest, sondern indem du dir bewusst wirst, wer du im tiefsten Innern bist", so Eckhart Tolle.

Nicht die Ereignisse als solche machen uns unglücklich, sondern unsere Gedanken, die wir uns über sie machen, unsere Deutung. Wer bewusst ist, kann sich nicht gleichzeitig Leid zufügen! Wahre Meister bleiben in jeder Situation völlig gelassen, denn sie wissen, dass alles seinen Platz hat und so wie es ist in Ordnung ist. Gott sagt zu Neale Donald Walsch: „Ich sage euch, dass alles und jeder perfekt ist. Wenn ihr das erkennen könnt, ist das der erste Schritt zur Meisterschaft." Auf diese Weise lernen wir auch die Schönheit und die Vollkommenheit der Natur immer mehr zu schätzen.

Erst wenn unser Geist Klarheit erlangt und nicht mehr wie ein See von der Brise unserer zahllosen Gedanken gekräuselt wird, erleben wir tiefen inneren Frieden – und erfahren Liebe. Wenn wir Liebe im Herzen haben, offenbart sich uns das Gute in jeder Situation, das Gute in den Menschen, die uns umgeben, und in unserem eigenen Leben. Dankbarkeit strahlt dann noch mehr Freude, Frieden und Liebe aus. Wir neigen schließlich nicht mehr zum Beurteilen und Verurteilen und verschwenden unsere Zeit nicht mehr mit dem nutzlosen Versuch, die anderen unbedingt ändern zu wollen. Damit geben wir unseren Mitmenschen erst den nötigen Raum zur Entfaltung ihres Potenzials. Der US-amerikanische Philosoph William James sagte einmal: „Die Kunst der Weisheit besteht darin, zu wissen, was man übersehen muss." Im Leben jedes Menschen gibt es jemanden, der sehnsüchtig darauf wartet, dass wir seine Fehler, Schwächen und Missgeschicke großzügig übersehen.

Wer sich schon morgens Zeit für Reiki oder eine anderen Art von Meditation nimmt, erlebt den Tag anders. Wir freuen uns dann auf den Tag, der vor uns liegt, und stimmen in den Morgengesang der Vögel mit ein. Der Schlüssel für unser Glück liegt nicht im Äußeren, sondern in uns, in unserer Seele, in der Tiefe unseres Herzens. Ein Musikinstrument bringt nur Wohlklänge hervor, wenn es zuvor gestimmt wurde. So auch wir: Erst in der Stille gelangen wir zu Einklang und Harmonie. Dem Wort Gottes wird viel Gewicht beigemessen und dem Erfahren des Göttlichen doch so wenig. Dies gilt es zu ändern.

Wer still wird, erfährt die Schönheit seiner Seele, die sich in Daseinsfreude, universeller Liebe, Einheitsbewusstsein oder ekstatischer Begeisterung ausdrückt. Die Ganzbehandlung mit Reiki ist für diese Erfahrung eine ideale Möglichkeit. Wer sich von profanen Gedanken gestört fühlt, könnte zum Beispiel mit der Affirmation von Dr. John Diamond gegensteuern: „Ich bin voller Liebe, ich glaube, ich vertraue, ich bin dankbar, und ich bin mutig." Eine solche Affirmation fördert das Bewusstsein, das wir mit Reiki anstreben. Wer möchte, kann auch im Sitzen meditieren, am besten im Yoga-Glückssitz mit aufrechter Haltung und den Händen auf der Herzposition (= im Herzbereich) und geschlossenen Augen. Die universelle Energie fließt immer von selbst dorthin, wo sie am meisten benötigt wird, weil sie sich nach den jeweiligen individuellen Bedürfnissen des Empfängers richtet. In der Zeit der Stille erfahren wir Inspiration und Eingebungen. Göttliche Eingebungen sind nicht nur Auserwählten vorbehalten, sondern unser angestammtes Recht, genauso wie das spirituelle Erwachen.

Das Göttliche lebt in uns und durch uns. Es geht nicht darum, ob Gott zu uns spricht, denn das tut er immer; es geht darum, wer ihm auch wirklich zuhört. Gott lebt für alle Zeiten in jedem von uns. Gott sagte zu Neale Donald Walsch: „Ich war immer in eurem Herzen. Dass ihr mich jetzt dort auch tatsächlich spüren könnt, macht mich sehr froh." Gott ist vernehmbar durch die Wahrhaftigkeit unserer Seele, die Gefühle unseres Herzens und das Schweigen unseres Geistes. Jeder Tag kann wie Weihnachten sein, an dem Gott uns beschenkt. Frieden und Glück, wofür dieses schöne Fest steht, können immerzu herrschen. Und jede Seele ist dazu aufgefordert, für alle Zeiten ein Teil davon zu sein. Bei Neale Donald Walsch heißt es: „In der Stille werdet ihr euer wahres Sein finden. Im Schweigen werdet ihr eure Seele – und Gott – atmen hören."

Jeder von uns sollte am besten täglich eine Stunde lang in die Stille gehen. Damit ziehen wir uns vom Weltlichen zurück und finden einen Frieden, der jenseits der Verstandesebene existiert. Nur dann kann uns das äußere Chaos nicht mehr durcheinander bringen, und wir bleiben auch in stürmischen Zeiten in unserer Mitte wie ein Fels in der Brandung. Wir werden sogar zu einem Leuchtturm, der anderen in rauer See Orientierung bietet, ihnen in der Dunkelheit mit seinem Leuchtfeuer den Weg weist, sodass sie sicher in den heimatlichen Hafen zurückfinden. Wer nicht in die Stille geht, geht früher oder später leer aus. Wer in sich geht, erfährt Fülle und wahren Reichtum.

4.

Was macht das authentische Reiki so besonders?

Das Schönste, was wir erleben können, ist das Geheimnisvolle. Es ist die Quelle aller wahren Kunst und Wissenschaft.
Albert Einstein

Was macht das authentische Reiki, das Dr. Willy Fraefel, Gary Samer und ich lehren, so besonders? Immerhin arbeiten mittlerweile 64 und weitere von meinen beiden Kollegen und anderen VIIB-Absolventen ausgebildeten Reiki-Lehrer mit dieser Art von Reiki. In meinen Augen ist nicht entscheidend, dass dieses Reiki-System nicht nur drei, sondern sieben Grade oder Stufen umfasst (entsprechend dem menschlichen Energiesystem der sieben Hauptchakren). Viel wichtiger scheint mir eine qualitativ gute Einstimmung zu sein, die nämlich erst bewirkt, dass wir es ausschließlich mit universeller, kosmischer Lichtenergie zu tun haben. Nur diese Energie weist positive Eigenschaften auf, ist unschädlich und unterstützend, und kann nicht überdosiert werden. Bei ihr gibt es auch keine unerwünschten Nebenwirkungen, nur gelegentlich tritt eine sehr mild verlaufende Heilungskrise ein, die man auch von anderen alternativmedizinischen Verfahren kennt, die auf ganzheitlicher Ebene wirken, wie die Bachblütentherapie oder klassische Homöopathie.

Alle Reiki-Richtungen beruhen letztendlich auf Dr. Usui, dem Wiederentdecker. Dr. Usui ist jedoch schon 1926 gestorben und kann sich daher nicht gegen eine Verwässerung seiner Lehre wehren.

Bei einer unqualifizierten Einstimmung in Reiki besteht die Möglichkeit und Gefahr, dass nicht nur die universelle Energie mit der höchsten Schwingungsfrequenz aktiviert wird, sondern dass neben dieser überpersönlichen auch die persönliche Energie mitschwingt. Viele Seminarteilnehmer anderer Reiki-Richtungen klagen über folgendes Ergebnis: Sie fühlen sich nach Behandlungen, die sie anderen gegeben haben, ausgelaugt oder schlecht gestimmt, weil sie mit persönlicher, begrenzter Energie gearbeitet haben und dadurch offen waren für negative Schwingungen. Grundsätzlich sollte man sich nach Reiki-Behandlungen besser fühlen als vorher.

Meine Lehrerin Dr. Barbara Ray erhielt ihre Ausbildung noch von Hawayo Takata, die in direkter Abstammungslinie zu Dr. Usui steht. Die von mir ausgebildeten Reiki-Lehrer haben also eine sehr kurze Traditionslinie: Dr. Mikao Usui, Dr. Chujiro Hayashi, Hawayo Takata, Dr. Barbara Ray, Barbara Simonsohn -- und danach erscheint schon ihr eigener Name!

Licht ist unsere wahre, innerste Essenz, unser echter und unvergänglicher Wesenskern. Unsere Kapazität, genau diese Frequenz von Energie auszustrahlen und zu aktivieren, wird durch das wahre, ursprüngliche Reiki dauerhaft gesteigert. Außerdem liegt der Schlüssel zu dieser Art von Energie fortan in unseren eigenen Händen: Allein durch Handauf legen wird bei uns und anderen Lebewesen nach einem kompetent und richtig durchgeführten Einstimmungsprozess bereits ab dem I. Grad ausschließlich universelle Lichtenergie aktiviert. Dies geschieht automatisch und ist unabhängig von unserem Denken und Fühlen. Durch die Verbindung mit der universellen Lebensenergie gewinnen wir wieder Zugang zu unserer eigenen Lichtnatur.

Universelle Energie wirkt immer zum Wohle des Empfängers, denn dieser kommt durch sie in Kontakt mit seinen wirklichen Bedürfnissen. Mit dieser Energie können wir niemanden manipulieren, da sie in ihrer Essenz bedingungslose Liebe darstellt. Der Vorrat an Reiki-Energie ist unerschöpflich. Diese Energie wirkt immer ursächlich und ganzheitlich, sie kennt weder Überdosis noch Nebenwirkungen. Kennen Sie ein herkömmliches Medikament, das etwas Ähnliches auf dem Beipackzettel verspricht? Ich nicht! Wenn Sie sich im authentischen Reiki ausbilden lassen, können Sie Ihrem Höheren Selbst dankbar dafür sein, dass es Sie zu „dieser Art von Reiki" geführt hat.

Das authentische Reiki hat sieben Grade. Die meisten anderen Reiki-Systeme kennen „nur" drei Grade. Warum? Offenbar hat Hawayo Takata, die bis zu ihrem Tod 1980 Großmeisterin und Halterin der Linie war, aus Gründen, die sich inzwischen nicht mehr nachvollziehen lassen, nicht allen 22 Reiki-Lehrern, die sie persönlich ausgebildet hat, alle sieben Grade vermittelt, wie dies bei Dr. Barbara Ray und John Frazer der Fall war, sondern hat die meisten ihrer Reiki-Meisterinnen und -meister nur in drei Grade eingeweiht.

Jeder, der seine Reiki-Ausbildung fortgesetzt hat, wird mir beipflichten, dass mit jedem höheren Grad ein weiterer „Quantensprung" in unserer Bewusstseinsentwicklung stattfindet, weil *alle* sieben kosmischen Symbole sehr kraftvoll sind. Jeder Grad harmoniert mit unserem gesamten Chakrensystem, mit besonderem Schwerpunkt auf einem unserer Energiezentren – angefangen beim Wurzelchakra bis hinauf zum Kronenchakra. Die einzelnen Symbole, auf denen dieses Energiesystem aufbaut, stehen für ganz besondere Aspekte der universellen Energie. Indem wir sie einsetzen, aktivieren wir verschiedene Facetten der kosmischen Lebenskraft.

Das authentische Reiki basiert also auf sieben Graden und sieben kosmischen Symbolen. Die Zahl Sieben ist seit jeher eine heilige Zahl. In ihrem Buch *Die Maya* stellt die österreichische Theologin Magda Wimmer fest: „Die Sieben ist in allen Religionen die Zahl des Göttlichen und gilt vielfach als absolut heilig." Sie ist eine mystische, heilige Zahl in allen Kulturen, die „unsichtbare Kraft des Lebens". Die Sieben ist die Zahl für Gott, den Schöpfer und Erhalter des Universums. Die Zahl Sieben wird durch die Sonne symbolisiert, die bei den alten Kulturvölkern im Mittelpunkt der Verehrung stand. Den Mayas zufolge verbinden wir uns durch die Zahl Sieben mit Fähigkeiten, die uns bislang überirdisch und unerreichbar erschienen waren. Unsere Wahrnehmung von der Realität dehnt sich aus. Wir verbinden uns mit Kräften, die uns bisher nicht zur Verfügung standen. Mit den verschiedenen Graden des authentischen Reiki entdecken wir immer mehr unser „inneres Universum".

5.

Übersicht: Was am authentischen Reiki so gut ist

Jedem, der anfängt, die Verantwortung für seinen Gesundheitszustand selbst zu übernehmen, muss man aufs Herzlichste gratulieren.
Dr. Carl Simonton, Krebstherapeut

Diese Vorteile bietet das authentische Reiki:

- Reiki ist die Kunst und Methode, natürliche, universelle Lebensenergie zu aktivieren und für Harmonie, Heilung und eine ganzheitliche Entwicklung zu nutzen.
- Reiki wirkt immer ganzheitlich und an der Ursache.
- Reiki bringt uns in Kontakt mit unseren wahren Bedürfnissen.
- Reiki ist von jedem, auch Kindern, leicht zu erlernen.
- Reiki fördert Heilung und Ganzheit, beugt gesundheitlichen Störungen vor und sorgt für echtes Wohlbefinden in jedem Alter.
- Reiki ist eine Selbsthilfemethode, die wir auch für andere Menschen einsetzen können, um Stress abzubauen und Tiefenentspannung zu erfahren.
- Reiki bringt unsere Lebensenergie ins Gleichgewicht, was unsere Gesundheit und unser Wohlbefinden ganzheitlich fördert.
- Reiki belebt unseren ganzen Organismus.
- Reiki bringt uns auf allen Ebenen ins Gleichgewicht: körperlich, emotional, mental und geistig.
- Reiki ist ein natürliches Behandlungsverfahren, das sich mit allen anderen Heilmethoden kombinieren lässt, ob alternativ-ganzheitlich oder schulmedizinisch.
- Reiki ist kein Glaubenssystem und keine Weltanschauung. Wir brauchen nicht daran zu glauben, um eine Wirkung zu erzielen.
- Reiki hat sich auch bei der Behandlung von Tieren und Pflanzen bewährt.

- Reiki ist vollkommen sicher in der Anwendung.
- Reiki fördert unsere inneren Herzensqualitäten wie Daseinsfreude, Mitgefühl, bedingungslose Liebe, göttlicher Frieden, heitere Gelassenheit und harmonische Entwicklung auf allen Ebenen.
- Reiki hilft uns beim persönlichen Wachstum. Das authentische Reiki ist ein Weg zur Erleuchtung mit Heilung auf allen Ebenen als willkommener Begleiterscheinung.

6.

Authentisches Reiki – hochwirksam und zunehmend von der Medizin anerkannt

Wir leben so lange, wie Gott es bestimmt hat,
aber es ist ein großer Unterschied, ob wir jämmerlich
wie arme Hunde leben oder wohl und frisch.
Johann Wolfgang von Goethe

Reiki wirkt. Das belegen immer mehr wissenschaftliche Studien, auch an Tieren. In immer mehr Einrichtungen werden Reiki-Behandlungen eingesetzt. Eine Vorreiterstellung nehmen aus historischen Gründen – dort hat sich Reiki am frühesten verbreitet – die USA ein. Auch in Deutschland fällt diese nebenwirkungsfreie, an den Ursachen ansetzende, ganzheitliche Heilmethode mittlerweile auf fruchtbaren Boden: Ob in der Nordseeklinik Helgoland, dem Krankenhaus Rotes Kreuz in Lübeck oder der Charité und dem Unfallkrankenhaus in Berlin: Überall dort erhalten die Patienten auf Wunsch auch eine Reiki-Behandlung. Mit Reiki unterstützen wir den Regenerationsprozess und aktivieren die Selbstheilungskräfte auf körperlicher und seelischer Ebene.

Authentisches Reiki bewirkt eine ganzheitliche Persönlichkeitsentwicklung. Das Immunsystem wird gestärkt, wir schützen uns vor seelischer Überforderung, der Blutdruck normalisiert sich, Schlafprobleme verschwinden, der Alterungsprozess wird verlangsamt, und wir schöpfen neue Energie und erfahren die positiven Auswirkungen auf alle Bereiche unseres Lebens.

In seinem Buch *Energiemedizin* liefert der Biologe und Biophysiker James L. Oschman eine wissenschaftliche Grundlage für Reiki. Dr. Oschman hat erforscht, dass sich das elektromagnetische Feld rund um jedes Körperorgan bis zu einer Entfernung von viereinhalb Metern nachweisen lässt. Der Reiki-Behandler sendet über seine Hände ein pulsierendes Magnetfeld im Frequenzbereich von 10 Hertz auf das Magnetfeld des Patienten aus, wobei die Frequenz zwischen

0,3 und 30 Hertz schwanken kann, je nach den Erfordernissen des Körperteils, der gerade behandelt wird (siehe *KiM – Komplementäre und Integrative Medizin,* Editorial, Heft 07/2007). Die *American Holistic Nursing Association* (AHNA) hat Reiki als ganzheitliche Behandlungsmethode anerkannt. Nach Aussage der AHNA findet Reiki Anwendung bei der Pflege von Patienten in mehr als 800 Krankenhäusern in den USA, das sind etwa 15 Prozent aller amerikanischen Krankenhäuser. Dr. Mehmet Oz, einer der renommiertesten amerikanischen Herzchirurgen, setzt Reiki während Operationen am offenen Herzen und bei Herztransplantationen ein. Dr. Oz: „Reiki ist bei Patienten und Schulmedizinern eine gefragte Heilmethode geworden."

Auch zahlreiche andere wissenschaftliche Studien bestätigen die These, dass Reiki eine Therapiewirkung besitzt, nachzulesen in den berufsmedizinischen Datenbanken wie etwa *PubMed* oder *Cochrane Collection.* Eine Übersicht über die mehr als 20 Studien, die in verschiedenen wissenschaftlichen Zeitschriften zu diesem Thema veröffentlicht wurden, liefert Dr. Anne Vitale in ihrem englischsprachigen Beitrag „An Integrative Review of Reiki Touch Therapy Research" (siehe Anhang).

So kam zum Beispiel die Reiki-Studie von Nicole Makay mit dem Titel „Autonomic Nervous-System Changes During Reiki Treatment" (Deutsch: „Veränderungen im vegetativen Nervensystem während einer Reiki-Behandlung") zu dem Ergebnis, dass sich Puls und diastolischer Blutdruck bei den Probanden, die von einem qualifizierten und erfahrenen Reiki-Heiler behandelt wurden, deutlich in Richtung Normwerte verbesserten, verglichen mit den Teilnehmern, die eine nicht fachgerechte oder überhaupt keine Reiki-Behandlung erhielten. Die Wirkung ist also keine „reine Einbildung".

Bei Reiki handelt es sich um kein Glaubenssystem und auch nicht um einen Placebo-Effekt. Das authentische Reiki hat mit einer Weltanschauung oder Religion nichts zu tun. Erfahrungen mit Tieren zeigen, dass die Wirksamkeit von Reiki nicht durch Glauben oder Zweifel des Behandelten beeinflusst wird. Studien an Menschen zeigen, dass die Effekte von Reiki über ein bloßes Auflegen der Hände weit hinausgehen. Die durch Reiki aktivierte Energie wirkt sich wohltuend auf den Empfänger aus, reguliert sich selbst und wirkt wie ein Adaptogen oder Verjüngungsmittel: die körperlichen und seelischen Funktionen verbessern sich, egal in welcher Hinsicht sie aus dem Gleichgewicht geraten sind. Gleichzeitig entwickeln wir unsere Persönlichkeit.

Wie Dr. Eileen Luders und Kollegen von der University of California herausgefunden haben, vergrößern sich durch Meditation und Methoden wie dem authentischen Reiki die Gehirnbereiche, die für Emotionen zuständig sind. Daher bleibt man emotional stabil, aufmerksam und ist in der Lage, positive Gefühle immer besser und intensiver zu kultivieren. Wer meditiert und Reiki praktiziert, erfährt Fülle und lebt sein gesamtes Potenzial.

II. Teil

Alle sieben Grade: ihre Wirkung und das jeweilige Seminarprogramm

1.

Eine Kurzübersicht über alle sieben Grade des authentischen Reiki einschließlich der Lehrer-Grade

Wahres Wissen, Wahrheit, wird nur durch direkte Erfahrung gewonnen. Alles andere ist nur Wissen „über“ etwas.
J. C. Cooper

Alle Reiki-Grade, die Grade I bis VII und die drei Lehrerstufen („B-Linie“), erweitern das Bewusstsein, intensivieren die spirituelle Wachheit und schenken Kraft, Selbstbewusstsein und Klarheit. Jeder der sieben Grade des authentischen Reiki unterscheidet sich, analog zu unserem siebenstufigen Chakrensystem, durch einen besonderen Einstimmungsprozess für den jeweiligen Grad. Beim I. Grad werden vier Einstimmungen vorgenommen, beim II. Grad, dem IIIA- und IIIB-Grad jeweils eine, im IV. Grad, VA- und VB-Grad sowie im VI. Grad ebenfalls eine und im VIIA- und VIIB-Grad jeweils drei Einstimmungen.

Das System des authentischen Reiki basiert auf sieben kosmischen Symbolen. Davon lernt man die ersten drei im II. Grad kennen, ein weiteres im IIIA-Grad, eines im IV. Grad, das nächste im V. Grad und das letzte im VII. Grad. Meine Lehrerin Dr. Barbara Ray wurde direkt von Hawayo Takata im Jahr 1979, ein Jahr vor deren Tod im Dezember 1980, in alle sieben Grade einschließlich der jeweiligen Lehrer-Grade eingestimmt und vollständig ausgebildet.

Jeder, der den VIIB-Grad erworben hat, kann alle Grade unterrichten. Wer den VB-Grad besitzt, kann sowohl Schüler für den IIIA- und IV. Grad ausbilden als auch Lehrer für den I. und II. Grad. Alle, die den IIIB-Grad erworben haben, dürfen immerhin den I. und II. Grad vermitteln und Einführungsvorträge halten. Eine umfangreiche Beschreibung der Grade I und II finden Sie in meinem Buch *Das authen-*

tische Reiki. Die höheren Grade werden in meinem Buch *Reiki für Fortgeschrittene* und noch ausführlicher in diesem Buch erörtert.

Wenn man den VIIA-Grad erreichen will, braucht man nicht Reiki-Lehrer zu werden. Die Lehrerstufen IIIB, VB und VIIB haben nichts mit der „A-Linie" zu tun. Die A-Linie, die Grade I bis VIIA dienen dem persönlichen Wachstum und der Transformation. Das heißt alle, die nicht die Absicht haben, später das authentische Reiki zu lehren – weil sie vielleicht Erfüllung in ihrer jetzigen Tätigkeit finden, lieber ihren Ruhestand genießen möchten oder sich einfach nicht zum Lehrer berufen fühlen – können trotzdem die Stufen bis zum VIIA-Grad aufsteigen. Es gibt auch noch eine Zwischenstufe des IIIB-Grades, den IIIB-„light". Bei diesem Grad erlernt man die dauerhaften Einstimmungen in den I. und II. Grad und auch, kleine Seminare auf den inneren Ebenen sowie im Freundes- und Familienkreis abzuhalten. Bei den Seminaren auf den inneren Ebenen stellt man sich ein Seminar mit Teilnehmern vor und hält das ganze Seminar einschließlich der Einstimmungen auf rein geistiger Ebene.

Der **I. Grad** stellt den Einführungs- oder Grundkurs dar. Er ist der wichtigste Grad in diesem Energiesystem, weil wir damit ein für alle Mal an die universelle Lebensenergie angeschlossen werden. Dieser Kurs umfasst vier Einstimmungen. Erst über diese kommen wir mit der universellen Energie in Verbindung. Die Teilnehmer erfahren, wie sie sich selbst und anderen, aber auch Tieren und Pflanzen, Reiki geben. Außerdem werden sie mit den Wirkungen der einzelnen Positionen für Körper, Seele und Geist vertraut gemacht und lernen die Bedeutung der Zusatzpositionen kennen. Vor allem wird das Wurzel- oder Basischakra aktiviert, das Chakra für Erdung, Verantwortungsbewusstsein und Urvertrauen.

Im **II. Grad** erlernt man die Fernbehandlung und wie man mit verschiedenen kosmischen Symbolen seinen Alltag bereichert. Dazu gehört ein Symbol für Segnungen, eines für die Transformation und ein weiteres für Schutz und Harmonisierung auf geistig-emotionaler Ebene. Mit dem II. Grad lässt sich überdies die eigene Vergangenheit energetisch aufarbeiten.

Der II. Grad wirkt sich vor allem auf das Sakralchakra aus, das für Sinnlichkeit, Sexualität, Kreativität und Fortpflanzung steht. Wir entwickeln mehr und bessere Ideen für unser Leben und verfügen jetzt auch über die Tatkraft, um die besten davon umzusetzen. Mit dem Erreichen des II. Grads haben sich die Fähigkeiten (ich verwende dafür das Wort „Kapazität"), mit Lichtenergie zu arbeiten, mindestens verdoppelt.

Im **IIIA-„Meister"-Grad** erhalten die Teilnehmer eine Einstimmung und lernen, vier verschiedene Einstimmungen zu geben: eine dauerhaft verstärkende beim I. Grad, eine dauerhaft verstärkende beim II. Grad, eine „Lichtdusche" zur Harmonisierung auf seelischer Ebene und eine Kurzeinstimmung für Personen, die zum ersten Mal dabei sind. Diese Kurzeinstimmung versetzt die zuvor noch nicht in Reiki Eingestimmten in die Lage, mindestens sieben bis 14 Tage lang – je nachdem, wie viel Stress sie sich in ihrem Leben kreieren – authentische Erfahrungen mit der universellen Energie zu machen. Beim III. Grad lernen wir ein wunderbares Symbol zur Harmonisierung und zum Schutz vor Negativität kennen.

Der IIIA-„Meister"-Grad aktiviert besonders den Solarplexus, wo das Selbstwertgefühl und die gesunde Eigenliebe sitzen. Die Kapazität, das Fassungsvermögen für die kosmische Lebensenergie, wird mindestens vervierfacht.

Der **IV. Grad** wirkt besonders intensiv auf das Herzchakra ein. Der Eispanzer, den sich viele aufgrund von „schlechten" Erfahrungen um ihr Herzzentrum gelegt haben, fängt an zu schmelzen. Dadurch fühlt man sich lebendiger. Im IV. Grad eröffnet sich uns ein kraftvolles kosmisches Symbol, das uns in die Schwingung von bedingungsloser Liebe und grenzenlosem Mitgefühl versetzt.

Der **VA-Grad** aktiviert vor allem das Halschakra und die Verbindung zwischen Herz- und Halschakra. In uns wächst das innere Bedürfnis, die Liebe, die wir im Herzchakra zunehmend entwickeln, in all unseren Taten zum Ausdruck zu bringen. Unsere Stimme wird sanfter und mitfühlender. Unsere Wahrheitsliebe und unser Gerechtigkeitssinn werden stärker ausgeprägt, wodurch unsere Kommunikation und unsere Beziehungen – auch zu uns selbst – authentischer und liebevoller werden. Vom V. Grad profitieren auch die Menschen, die Wirbelsäulenbeschwerden und Probleme mit ihrer Körperhaltung haben. Wir werden aufrechter und auch geradliniger. Unsere Verbundenheit mit der Erde nimmt zu. Diese positiven Wirkungen können wir jederzeit mit dem V.-Grad-Symbol, dem „SF", noch intensivieren.

Der **VI. Grad** aktiviert vor allem unser Drittes Auge. Wir bekommen eine ganzheitlichere Sichtweise und entfalten übersinnliche Fähigkeiten wie zum Beispiel Hellsichtigkeit, wodurch wir empfänglicher für Visionen werden und die Aufgaben erfahren, die wir uns für diese Inkarnation einst vorgenommen haben. Unsere Verbindung mit dem Universum wird intensiver.

Der **VIIA-Grad** regt besonders stark das Kronenchakra an, den Punkt höchsten Bewusstseins. Wir entwickeln ein größeres kosmisches Einheitsbewusstsein, wobei wir uns als eins mit allem Lebendigen wahrnehmen und entsprechend handeln. Wir stellen uns in den Dienst des Höchsten und folgen nur noch unserem Höheren Selbst, dem Göttlichen in uns. Unser Ego wird dabei nach und nach transzendiert: „Herr, dein Wille geschehe."

Die **Lehrer-Grade IIIB-„light", IIIB, VB** und **VIIB** beinhalten sehr kraftvolle Einstimmungen. Immer mehr Menschen streben einen Lehrer-Grad an, vor allem, weil sie das Wachstum ihrer Persönlichkeit verfolgen. Viele suchen sich einen Beruf, der ihnen Befriedigung oder Erfüllung verschafft, oder sie halten nach einer inspirierenden Nebentätigkeit zu ihrem jetzigen Beruf Ausschau. Was gibt es Schöneres, als andere erfolgreich zu guten Lichtarbeitern auszubilden?

Der **IIIB-„light"** ist die verschlankte Version ohne Rhetorik-Kurs und ohne Beratung für Existenzgründer, die meine angehenden Reiki-Lehrer erhalten. Viele Teilnehmer möchten dauerhafte Einstimmungen in den I. Grad und II. Grad vornehmen können und sind irgendwann nicht mehr mit Kurzeinstimmungen zufrieden, die sie immer wieder erneuern müssen. Im IIIB-„light" lernen sie, dauerhafte Einstimmungen in den I. und II. Grad zu geben.

Mit dem **IIIB-Grad** lernt man, Vorträge sowie Kurse zur Einstimmung in den I. und II. Grad zu geben und sich eine berufliche Existenz aufzubauen. Ich habe einen Rhetorik-Professor aus Murnau an der Seite, der ebenfalls in mehrere Reiki-Grade eingeweiht ist und bei der Reiki-Lehrerausbildung das Kommunikationstraining übernimmt. Professor Osterhoff zeichnet die Vorträge der Lehrerkandidaten auf Video auf und analysiert sie mit der Gruppe. Er gibt den Teilnehmern wertvolle Tipps für überzeugendes Auftreten und gewinnende Formulierungen einschließlich Schulung der Körpersprache, Gestik und Stimme.

Im **VB-Grad-Kurs** lernt man, selbst IIIA-„Meister"-Kurse zu geben und Lehrer für den I. und II. Grad auszubilden. Den **VIIB-Grad-Kurs** gebe ich zusammen mit Dr. Willy Fraefel, meinem Reiki-Lehrerkollegen aus der Schweiz. Nach der sechstägigen Ausbildung sind die Teilnehmer in der Lage, alle Grade – die A- und B-Linie – mit allen Einstimmungsprozessen zu vermitteln. Die Termine für sämtliche Grade finden Sie auf meiner Internet-Seite (Informationen im Anhang). Zurzeit führe ich Kurse für den I. Grad, den II. Grad und den IIIA-Grad in Hamburg, Berlin, Hannover, Bremen, Köln, Landshut und Landeck (Tirol) durch. Die höheren Grade, einschließlich der Lehrerkurse, finden in Hamburg statt.

2.

Der I. Grad – Einstieg und wichtigste Stufe beim Reiki

Die Gesundheit ist ein wertvolles Ding.
Sie ist das einzige, wonach es sich nicht nur mit
Zeiteinsatz, Schweiß, Mühe und weltlichen
Gütern, sondern mit dem Leben selbst zu streben
lohnt, denn ohne Gesundheit wird das
Leben zu einer Last und einer Not.
Michel de Montaigne

Warum ist der I. Grad der wichtigste im Energiesystem des Reiki? Weil er uns für immer an die universelle Energie anschließt, die höchste Schwingung im Universum! Durch die vier Einstimmungsprozesse werden unsere sieben Hauptenergiezentren harmonisiert, sodass sie mehr Lichtenergie verbreiten können. In unseren Händen konzentriert sich diese Lichtenergie besonders. Jedes Mal, wenn wir unsere Hände in die Nähe eines Lebewesens bringen, aktivieren wir dadurch bewusst oder unbewusst die kosmische Energie, die Schwingung der bedingungslosen Liebe, die einzige Kraft im Universum, die wirklich – ursächlich und ganzheitlich – heilt. Nach dem I.-Grad-Kurs sind die Teilnehmer eigenständig, das heißt, sie brauchen nie wieder einen Reiki-Heiler. Die Geschwindigkeit ihrer Entwicklung liegt von nun an für alle Zukunft in ihren eigenen Händen. Durch die letzte der insgesamt vier Einstimmungen oder Einweihungen, die der I. Grad-Teilnehmer erhält, wird der Einstimmungsprozess „versiegelt“. Damit ist die Verbindung zur universellen Energie für immer hergestellt.

Mit dem authentischen Reiki investieren wir in uns. In der Bibel heißt es so schön: „Wir sollen uns Reichtümer in den Himmeln erwerben, nicht auf Erden.“ Genau dies tun wir mit dieser Methode: Wir arbeiten an unserer Ausstrahlung, an unserer energetischen Signatur, und damit an Eigenschaften, die einen bleibenden Wert haben. Mittlerweile gibt es immer mehr ältere Menschen, die sich für den I. Grad und die weiteren Grade interessieren. Eine 75-jährige Teilnehmerin aus Hannover erklärte mir, warum sie unbedingt den I. und II. Grad an einem verlängerten Wochenende machen wolle und danach auch schon den IIIA-„Meister"-Grad im Visier habe: „Mir bleibt ja nicht mehr so viel Zeit. Da möchte ich so viel wie möglich auf die sichere Seite bringen." Eine bewundernswerte Einstellung, die diese rüstige alte Dame an den Tag legt.

In meinem Buch *Das authentische Reiki* gibt es ein mehr als 70 Seiten langes Kapitel über den I. Grad. Um mich nicht zu wiederholen, werde ich mich an dieser Stelle hauptsächlich auf die Aspekte konzentrieren, die dort noch nicht oder weniger ausführlich erwähnt wurden.

Zum Inhalt des I. Grades: Bei den insgesamt vier Einstimmungen, dem Herzstück des Seminars, werden wir dauerhaft an die kosmische Energie angeschlossen, die uns fortan ständig zur Verfügung steht. Unsere energetische Ausstrahlung ist dann mindestens doppelt so groß, was besonders Haustiere und kleinere Kinder wahrnehmen. Jeder Teilnehmer lernt, in einer 12-Positionen-Behandlung sich selbst Reiki zu geben. Reiki ist vor allem eine Hilfe zur Selbsthilfe! Wir lernen auch andere Menschen, Kinder, Tiere und Pflanzen zu behandeln. Außerdem werden zahlreiche Zusatzpositionen für besondere Lebenslagen und Krankheitsbilder wie Stress, Tinnitus oder Nasenbluten besprochen und praktiziert. Und: Es wird ausführlich erklärt, wie die einzelnen Positionen auf der körperlichen, emotionalen und geistigen Ebene sowie auf der Ebene des spirituellen Wachstums wirken. Es wird auch auf das Urteil des Bundesverfassungsgerichts vom 2. März 2004 ausführlich eingegangen, wonach wir für Reiki-Behandlungen keinen Heilpraktikerschein brauchen. Vertiefungsübungen, durch die wir weitere Erfahrungen mit der universellen Energie machen, runden das Seminar ab.

In jedem I.-Grad-Kurs verteile ich einen Auszug aus Nelson Mandelas Antrittsrede zum Präsidenten 1994, die in idealer Weise das zum Ausdruck bringt, was wir mit dem authentischen Reiki erreichen. Mandela verarbeitet darin Gedanken von Marianne Williamson, *Return to Love*. Sie berühren die Herzen der Teilnehmer und erinnern uns an das, was wahr, wertvoll und wichtig ist, und wer wir wirklich sind. Wer nicht weiß, wer er ist, bewegt sich im Dunkeln.

Nelson Mandela ist für mich ein großes spirituelles Vorbild und Leuchtfeuer. Er hat sich durch seinen jahrzehntelangen Gefängnisaufenthalt nicht verbittern lassen, sondern hat ihn für seine spirituelle Arbeit genutzt. Als er aus dem Gefängnis herauskam, schwor er sich, seinen Peinigern zu verzeihen: „Sonst wäre ich im Gefängnis geblieben." Nelson Mandela hatte die Vision eines Regenbogenlandes, in dem es egal ist, welche Hautfarbe seine Bewohner haben. Noch hat Südafrika diese Vision nicht verwirklicht. Und doch ist dieser Glaube an das Essenzielle im Menschen, an das Gemeinsame, an das Göttliche in ihnen eine Vision, die aktueller denn je ist und der Menschheit noch durch viele Jahrhunderte hindurch den Weg leuchten wird.

Im Nachfolgenden nun das Gedicht, das ich unterteilt und durch eigene Überlegungen ergänzt habe:

„Unsere tiefste Angst ist es nicht, ungenügend zu sein. Unsere tiefste Angst ist es, dass wir über alle Maßen kraftvoll sind. Es ist unser Licht, nicht unsere Dunkelheit, was wir am meisten fürchten."
Viele Menschen scheuen sich davor, ihr eigenes Licht zu erkennen und es zum Strahlen zu bringen. Erst dann aber sind wir „wir selbst" geworden und können auch anderen – wie ein Leuchtturm – Orientierung in stürmischen Zeiten schenken.

„Wir fragen uns, wer bin ich denn, dass ich brillant, großartig, begabt und einzigartig zu sein glaube?"
Die meisten von uns sind nicht zu einem Glauben an sich selbst erzogen worden, an ihre Großartigkeit, sondern wurden fast nur an ihre „Dunkelheit", an ihre Schwächen erinnert – sei es durch die Eltern, durch Kindergärtnerinnen, Lehrer und andere Bezugspersonen.

„Aber genau darum geht es, warum solltest du es nicht sein? Du bist ein Kind Gottes."
Dies einmal gelesen oder gehört zu haben, nützt meist nicht viel, denn diese tiefe Wahrheit will täglich erlebt und erfahren werden. Ich kann mir nichts Wirksameres vorstellen, als durch eine tägliche Selbstbehand-

lung, die man im I. Grad lernt, die Freude unserer göttlichen Natur zu erleben und zu feiern. Es ist wichtig, diese tiefe Wahrheit häufig zu erfahren, um unsere alten Glaubensmuster der Unzulänglichkeit – „Ich bin nicht gut genug“ oder gar „Ich bin ein Sünder“ – peu à peu zu entmachten und zu entkräften.

„Dich klein zu machen nützt der Welt nicht. Es zeugt nicht von Erleuchtung, sich zurückzunehmen, nur damit sich andere Menschen um dich herum nicht verunsichert fühlen.“
Insbesondere in spirituellen Kreisen herrscht oft das Leitbild von Demut und Bescheidenheit vor. Aber wenn wir uns davor scheuen, unser Licht zum Strahlen zu bringen, wer soll dann die Welt erleuchten? Als wandelnde Bedenkenträger werden wir die Schwingung auf diesem Planeten sicher nicht erhöhen. Falsche Rücksichtnahme und Angst vor Neid gehören dazu. Diese sind immer eine falsche Wahl und ein schlechter Ratgeber.

„Wir sind alle aufgefordert, wie die Kinder zu strahlen. Wir wurden geboren, um die Herrlichkeit Gottes, die in uns liegt, auf die Welt zu bringen.“
„Werdet wie die Kinder“, heißt es in der Bibel. Wer sein Licht nicht strahlen lässt und es unter den Scheffel stellt, ist ein Armleuchter. Als Kinder Gottes haben wir alle „Gene“, alle Eigenschaften unseres „Vaters“ in uns und damit auch das Potenzial zur Erleuchtung. Gott will sicher, dass wir unsere Gotteskindschaft annehmen und nicht verleugnen. Dazu hat er uns mit einem freiem Willen und der vollen Kapazität unserer Göttlichkeit ausgestattet.

„Die Herrlichkeit Gottes ist nicht in einigen von uns, sie ist in jedem.“
Wenn wir erkennen, dass wir Kinder Gottes sind, sollten wir auch daran denken, dass andere unsere Brüder und Schwestern im Licht sind. Durch unseren göttlichen Funken sind wir mit allen verbunden. Wer dieses Bewusstsein aufrechterhält, betrachtet die Beziehung zu seinen Mitmenschen als göttlich, gesegnet und heilig. Er sieht in ihr eine Gelegenheit, gegenseitig die eigene Göttlichkeit zum Strahlen zu bringen und sich gegenseitig daran zu erinnern, wer wir wirklich sind.

„Und indem wir unser eigenes Licht scheinen lassen, geben wir anderen Menschen unbewusst die Erlaubnis, das Gleiche zu tun."
Wir müssen andere Menschen mit der Erkenntnis unserer Göttlichkeit nicht missionieren oder überzeugen. „Missionare gehören in den Kochtopf", heißt ein Sprichwort. Wir sollten einfach unser Licht scheinen lassen. Damit laden wir andere energetisch ein, dasselbe zu tun. Es ist wie ein kollektives „Er-Innern" daran, wer wir in unserem tiefsten Inneren wirklich sind.

„Wenn wir von unserer eigenen Angst befreit sind, befreit unser Dasein automatisch die anderen."
Höhere Schwingungen transformieren niedrige. Wenn wir unsere Göttlichkeit erkennen und immer mehr im Alltag leben und in dem Maße unsere Ängste verlieren, ist dies eine Einladung an andere, diesem Beispiel zu folgen. Die Wahrheit macht nicht nur uns frei, sondern auch alle, deren Herzen wir berühren. So durchlichten und erleuchten wir allmählich uns selbst, unsere Umgebung und die Menschheit und damit den ganzen Planeten. Mit dem authentischen Reiki arbeiten wir mit göttlicher Energie, der Kraft bedingungsloser Liebe, die nach und nach alle dichteren Schwingungen, darunter die Angst, auflöst. Wo Licht ist, muss die Dunkelheit weichen.

Nelson Mandela hat durch seine Politik, sein Leben und diese Rede eine Fackel der Liebe und Weisheit entzündet. Sein Mut, zur eigenen spirituellen Natur zu stehen, ist für einen Politiker ungewöhnlich. Nelson Mandela ist für viele Menschen ein großes Vorbild. Er ist aber kein Vorbild, das auf einen Sockel gestellt und verehrt werden will, sondern eines, dem wir nacheifern sollen: „Folgt mir nach! Was ich tue, könnt ihr auch." Ein anderes großes Vorbild, Mahatma Gandhi, hinterließ die Botschaft: „Behandelt eure ärgsten politischen Feinde als eure potenziellen Freunde." Auch Gandhis Weg war der der Gewaltlosigkeit.

Christus lehrte ebenfalls durch sein Leben und seine Worte. Was lehrte er? Bedingungslose Liebe. Was tat er? Er heilte durch Handauflegen. Und Buddha widmete sein Leben der Beendigung des Leidens aller Kreaturen auf der Erde.

In meinen Augen steht das, was wir beim authentischen Reiki schon vom I. Grad an praktizieren, in würdiger Nachfolge dieser großen Persönlichkeiten. Es geht bei Reiki nicht nur um unser eigenes Glück, unsere eigene Entwicklung und Erleuchtung, sondern um das Wohl des Ganzen, ohne das unser eigenes Glück auch nur begrenzt und vorübergehend ist. Wenn wir mit Reiki dauerhaft ein kosmisches Einheitsbewusstsein erlangt haben, werden sich über Nacht fast alle unsere Probleme, ob individuell oder global, verflüchtigen – vom Mobbing am Arbeitsplatz bis hin zur Umweltzerstörung. Wir werden ins Füllebewusstsein hineinwachsen und damit das Bewusstsein entwickeln, anderen zu helfen und andere zu beschenken. Damit wird die Welt zu unserem Zuhause und wir werden reichlich und dauerhaft gesegnet und ebenfalls beschenkt.

Ein Musikinstrument bringt nur dann schöne Melodien hervor, wenn es gestimmt ist. Nur in der Stille kommen wir zu Einklang und Harmonie. Nach einer morgendlichen Ganzbehandlung vertrauen wir darauf, dass der Tag gelingt und Gutes für uns und andere bringt. Nach dem Gesetz der Anziehung passiert dann genau das. Wenn wir Frieden erfahren, erleben wir Liebe. Wenn wir Liebe im Herzen haben, erkennen wir das Gute in Menschen und Situationen und in unserem eigenen Leben. Dankbarkeit erfüllt uns, und Dankbarkeit ist der Schlüssel zum Glück.

Wir sollten gerade dann Reiki praktizieren, wenn es uns gut geht. Denken Sie an die biblische Geschichte des ägyptischen Pharaos. Er hatte den Traum von sieben fetten und sieben mageren Jahren. In den „fetten" Jahren konnte er genug zur Seite schaffen, damit sein Volk in den „mageren" Jahren genug zu essen hatte und keinen Mangel leiden musste. Genauso verhalten wir uns mit Reiki, wir treffen weise Vorsorge und arbeiten prophylaktisch. In guten Zeiten legen wir uns einen Vorrat an Lichtenergie an, auf den wir zurückgreifen können, wenn Krisen uns durchzuschütteln drohen. Ich genieße daher immer noch meine tägliche Ganzbehandlung, wenn möglich eine ganze Stunde lang oder länger.

Mit Reiki innerlich bis ins hohe Alter jung bleiben

Alt sein ist keine Frage der Lebensjahre. Es gibt betagte Menschen, die sich ihren jugendlichen Enthusiasmus, ihre Lebensfreude, ihren Wissensdurst und ihre Neugier bewahrt haben. Vielleicht kennen Sie solch inspirierende Beispiele. Allerdings gibt es auch altersmäßig junge Menschen, die innerlich schon „alt“ sind, weil sie Angst vor Neuem haben und am liebsten nichts mehr lernen wollen. Ein wahrer Lernprozess verwandelt den, der lernt. Die Jugend kennzeichnet also keinen Lebensabschnitt, sondern eine geistige Haltung oder ein Bewusstsein. Das können wir uns mit dem authentischen Reiki vom I. Grad an zurückerobern. Wir werden mutig, abenteuerlustig und verlieren den Hang zur Bequemlichkeit. Damit kommen wir mehr in Kontakt mit unserem inneren Kind, dem Garant von Lebensfreude.

Nach Marcus Aurelius ist der alt, der seine Ideale verloren hat: „Ideale aufzugeben zeichnet die Seele.“ Hingegen: „Jung ist, wer noch staunen und sich begeistern kann. Wer noch wie ein unersättliches Kind fragt: ‚Und dann?‘ Wer die Ereignisse herausfordert und sich am Spiel des Lebens erfreut.“ In der Bibel heißt es: „Werdet wie die Kinder“, nicht: „Bleibt wie die Kinder.“ Indem wir unser kindliches Gemüt wiederfinden, kommen wir auch bei „richtigen“ Kindern gut an, weil sie unsere Seelenverwandtschaft spüren. Allerdings kann es sein, dass unsere pubertierenden Kinder es befremdlich finden, wenn wir uns ein kindliches Verhalten zulegen, während sie versuchen herauszufinden, wie die Spielregeln des Erwachsenenlebens funktionieren.

Marcus Aurelius: „Ihr seid so jung wie euer Glaube, so alt wie eure Zweifel, so jung wie euer Selbstvertrauen und eure Hoffnung, so alt wie eure Niedergeschlagenheit.“ Gleichzeitig zeigt uns dieser Kaiser und Philosoph, wohin die Reise geht: „Ihr werdet jung bleiben, solange ihr aufnahmebereit bleibt, empfänglich für das Schöne, Gute und Große: empfänglich für die Botschaften der Natur, der Mitmenschen, des Unfasslichen.“

Friedensarbeit ist schon mit dem I. Grad möglich

Mit dem authentischen Reiki werden wir zu Friedensarbeitern. Wir strahlen immer mehr authentisch Friedfertigkeit und Harmonie aus. Wie können wir Frieden auf der Welt erwarten, wenn wir es noch nicht einmal schaffen, in unseren Familien und an unserer Arbeitsstelle für Frieden und Harmonie zu sorgen? Da wir schon mit dem I. Grad effektive Möglichkeiten haben, Frieden in unsere Beziehungen zu bringen, liegt die Verantwortung dafür in Zukunft bei uns. Wir brauchen nicht zu warten, bis der andere sich ändert, sondern wir ändern uns und damit unsere Welt.

Um mehr in Kontakt mit der inneren Qualität von Frieden zu kommen, empfehle ich eine tägliche Ganzbehandlung. Zusätzlich können wir als Meditation die Hände auf die erste Kopfposition – Augen – oder die erste Vorderposition – Herz – legen. Mit diesen beiden Positionen lernen wir, Gegebenheiten in unserem Leben zu akzeptieren, ohne zu resignieren. Wir lernen mehr Vertrauen in uns, in andere und in das Leben überhaupt zu haben. Wir fühlen uns geliebt und liebenswert und eins mit allen und allem. Wer will, kann auch während der Ganzbehandlung oder in Alltagssituationen mit Friedens-Affirmationen arbeiten, wie zum Beispiel „Tiefer Frieden erfüllt mich jetzt“ oder „Ich bin Frieden. Frieden ist meine wahre Natur.“ Wenn wir uns in einer Situation wiederfinden, in der wir uns früher aufgeregt hätten, legen wir die Hände auf die Herzposition und atmen drei Mal ganz tief und langsam ein und aus, bevor wir etwas sagen oder tun.

Mit dem I. Reiki-Grad können wir uns eine „schwierige“ Person vorstellen und mit ihr rein gedanklich im Geiste die „Shanti-Übung“ machen, die man im I. Grad lernt. „Shanti“ bedeutet auf Sanskrit: „Ich grüße das Licht in dir.“ Das heißt, wir begrüßen uns als unsterbliche Lichtwesen in der Energie bedingungsloser Liebe.

Oder wir nehmen unsere „Reiki-Hände“ hoch und bestrahlen die Person mit unsichtbarer Lichtenergie aus unseren Händen. In der Mitte der Hände befindet sich nicht nur die Reflexzone für unser physisches Herz, sondern auch ein kleines Herzchakra. Unsere Hände werden beim Reiki zu einer Verlängerung, einer Außenstelle unseres Herzchakras.

Wie unser Herzzentrum strahlen sie ständig die Schwingung bedingungsloser Liebe aus. Eine weitere Möglichkeit der Fernbehandlung, die man schon ab dem I. Grad ausführen kann, besteht darin, sich die Person in Miniaturgröße in seinen Händen vorzustellen und auf sein Herz zu legen.

Wenn wir eine problematische Beziehung zu einem unserer Mitmenschen haben, wird sich das Verhältnis durch eine dieser Übungen mit der Zeit verwandeln. Von dem, was wir auf der spirituellen Ebene gesät haben, dürfen wir dann die Früchte auf den äußeren Ebenen ernten, indem dieser Mensch freundlicher zu uns wird. Was noch wichtiger ist: wir haben unseren eigenen Seelenfrieden wieder, der unser höchstes Gut darstellt! Wer negativ an jemanden denkt, produziert damit negative Gefühle, die mit der Zeit den ganzen Organismus vergiften und auf Dauer krank machen.

Die Beziehung zu unseren und zu anderen Kindern

Je mehr wir mit Reiki arbeiten, desto mehr kommen wir in Kontakt mit unserem eigenen inneren Kind, und je mehr wir das sind, desto besser kommen wir mit unseren eigenen oder anderen Kindern klar. Während ich diese Zeilen schreibe (Juni 2010), sind meine Tochter 15 und mein Sohn bereits 22 Jahre alt. Auch wenn meine Kinder irgendwann finanziell unabhängig von mir und auch in anderer Beziehung erwachsen sind, bleiben sie doch das ganze Leben lang meine Kinder. Die Möglichkeiten, mit dem authentischen Reiki – egal mit welcher Technik welchen Grades – mit ihnen auf den inneren Ebenen tief verbunden zu bleiben, sind wunderbar.

Durch Augenkontakt und Berührung und freundliche Ansprache stellen wir immer wieder zwischen uns Bindung, bedingungslose Liebe, Geborgenheit und Sicherheit her. In meinen Augen und auch nach Ansicht führender Psychologen wie Dr. Gordon Neufeld (*Unsere Kinder brauchen uns! Die entscheidende Bedeutung der Kind-Eltern-Bindung*), brauchen Kinder jeder Altersstufe Eltern, die klar sind, sich zuständig fühlen und Verantwortung übernehmen. Sonst wenden sie sich Altersgenossen zu, die nicht unbedingt ihr Wohl im Auge haben. Wenn wir mit dem authentischen Reiki eine kraftvolle Bindung zu unseren Kindern hergestellt haben, entwickeln sie das natürliche Bedürfnis, einen Beitrag für eine funktionierende Familie zu leisten. Wichtig ist, in jeder Phase der Erziehung offen und verletzlich zu bleiben. Dr. Gordon Neufeld schreibt: „Nur wenn wir es schaffen, die Anbindung jeden Tag wieder neu herzustellen, können Kinder Neuland ausprobieren und immer wieder zu uns, ihrer wichtigsten Quelle, zurückkehren." (Informationen im Anhang)

Für eine intensive Beziehung zu unseren Kindern ist es wichtig, viel Zeit miteinander zu verbringen. Auf diese Weise schränken wir auch ihren Medienkonsum ein. Ob wir unsere Kinder direkt behandeln, ihnen einen Kinder-Reiki-Kurs schenken oder ihnen ab dem II. Grad Fernbehandlungen und Einstimmungen geben, ist in meinen Augen nicht so entscheidend. Eine Gruppenbehandlung am Nachmittag oder frühen Abend vereint die Familie auf Herzensebene. Alles, was wir mit Reiki tun, intensiviert unsere Herzensverbindung, bringt uns in die Frequenz bedingungsloser Liebe und trägt uns auch durch die oft stürmischen Zeiten der Pubertät oder der Ablösung vom Elternhaus.

Die Ganzbehandlung: Grundlage des I. Grades und Praxis auch in höheren Graden

Im I.-Grad-Kurs wird die Ganzbehandlung für sich selbst und andere vermittelt. Sie ist gelebte Liebe zu sich selbst. Die einzelnen Positionen korrespondieren vor allem mit unseren Hauptenergiezentren, den Chakren. Diese sich drehenden Lichträder verteilen die Lebenskraft an unser Drüsensystem und unsere Organe. Daher wirkt das authentische Reiki immer ganzheitlich. Die Wirkungen der Ganzbehandlung auf die körperliche, emotionale und mentale Ebene können Sie in diesem Buch anhand der Erfahrungsberichte von I. Grad-Teilnehmern nachlesen. Sie werden auch ausführlich – nach Körper, Seele und Geist getrennt – in meinem Buch *Reiki: Sich selbst und andere behandeln – leicht gemacht* dargestellt.

Die Positionen, die im I. Grad vermittelt werden, sind:

Bei der **ersten Kopfposition** legen wir die Hände auf die Augen. Wir aktivieren damit das Dritte Auge (es befindet sich in der Mitte der Stirn) und das Kronenchakra (auf der Mitte unserer Schädeldecke). Das Kronenchakra steht für Weisheit, Erleuchtung und Selbsterkenntnis, dass ich Teil all dessen bin, was mir begegnet. Es führt uns von der Illusion der Trennung hin zur Einheit. Das Dritte Auge ist das Zentrum, in dem wir Visionen empfangen. „Hast du nur ein Auge, so ist dein ganzer Körper von Licht erfüllt", sagte Christus. Fließt die Energie frei in diesem Chakra, erlangen wir Klarheit und erleben Fülle.

Auch die **zweite Kopfposition**, die Schläfen, und die **dritte Kopfposition**, der Hinterkopf, aktivieren das Kronenchakra und das Dritte Auge. Die **vierte Kopfposition**, die Halsposition, aktiviert vor allem das Halschakra. Es wird auch als krafterzeugendes Energiezentrum betrachtet. Hier ist der Sitz für Mut, Stärke, Willenskraft, Aufrichtigkeit, Wahrheitsliebe, liebevolle und aufrichtige Kommunikation und Gerechtigkeitssinn.

Die **erste Vorderposition** und die **zweite Rückenposition,** bei der wir unser Herzchakra mit Energie versorgen, steigern unsere Fähigkeit zu Mitgefühl und bedingungsloser Liebe. Wir werden uns selbst und anderen gegenüber freundlicher, gütiger, großzügiger und fürsorglicher. Unser Herzensfeuer wird entfacht, das alle Lieblosigkeiten verbrennt. Unser physisches Herz und unsere Thymusdrüse und damit unser Immunsystem profitieren von einem gut entwickelten Herzchakra. Bedingungslose Liebe ist der größte Heiler!

Die **zweite** und **dritte Vorderposition** sowie die **dritte Rückenposition** aktiveren das Solarplexus-Zentrum oder Sonnengeflecht. Bei der **zweiten Vorderposition** legen wir unsere Hände unterhalb der Brust, aber noch auf die Rippen. Die **dritte Vorderposition** ist unterhalb der Rippen, die Hände berühren sich und behandeln so die Bauchspeicheldrüse. Bei der **dritten Rückenposition** legen wir die Hände oberhalb der Taille auf Nieren und Nebennieren. Dabei können die Hände auch umgedreht sein, also mit den Handinnenseiten nach außen. Wir meistern im erwachten Solarplexus-Zentrum unsere Emotionen und Bedürfnisse, entwickeln Selbstwertgefühl und inneren Frieden sowie Toleranz und Akzeptanz. Indem wir uns selbst wertschätzen, bringen wir auch anderen Wertschätzung entgegen. Das Sonnengeflecht steht für sonniges Gemüt, Harmonie und Friedfertigkeit.

Mit der **vierte Vorderposition** und der **vierten Rückenposition** decken wir zwei Zentren ab: das Sakralchakra und das Wurzel- oder Basiszentrum. Das Wurzelchakra steht für die Vereinigung des Materiellen mit dem Spirituellen, Verwurzeltsein, Erdung und ein positives Verhältnis zu Verantwortung. Fließt die Energie in diesem Zentrum frei, fühlen wir uns voll Hoffnung, Reinheit, Freude am Sein, Ganzheit und Fürsorglichkeit. Das Sakralchakra steht für Kreativität und Neugeburt, aber auch für Fortpflanzung im weitesten Sinn, also für die Realisierung von Ideen und Projekten. Wir träumen nicht mehr vom Leben, sondern leben unseren Traum. In diesem Chakra erkennen wir unser volles kreatives Potenzial. Bei einem gut entwickelten Sakralchakra erleben wir Freiheit, Vergebung und die Transformation von Negativem ins Positive. Uns werden Dinge offenbart und wir erfahren Transzendenz, das Überschreiten alter Grenzen.

3.

Der II. Grad – atemberaubende Möglichkeiten

Die Unterscheidung zwischen Gegenwart, Vergangenheit und Zukunft ist eine Illusion, so hartnäckig auch an ihr festgehalten wird.
Albert Einstein

Die Möglichkeiten des II. Grades sind, ohne Übertreibung, atemberaubend. Die Kapazität, mit universeller Energie zu arbeiten und auch unsere Ausstrahlung werden mindestens verdoppelt. Im II. Grad lernen wir bereits drei der kosmischen Symbole kennen, auf die das Energiesystem des authentischen Reiki basiert, darunter auch das kraftvollste Symbol, das TKR. Die Namen der Symbole habe ich im Folgenden abgekürzt, denn ich selbst halte die Namen und die Symbole weiter vertraulich. „Eingeweihte" in den II. Grad erkennen sie.

Kosmische Symbole sind Tore zu den inneren Ebenen. Sie dienen zur Entwicklung der inneren Qualitäten und zur Verwirklichung unserer wahren Natur. Carl Gustav Jung, der vielleicht berühmteste Symbolforscher, bezeichnete kosmische Symbole als „lebendige Wesenheiten", weil sie eine Wirkung auf die Psyche entfalten. Jung betrachtet sie als „die Grundlagen des Menschseins", als „das größte Wissen, das uns als Menschheit zur Verfügung steht." Durch die Anwendung der Symbole während der Direktbehandlung für sich selbst und andere wird die Wirkung der Behandlung wesentlich vertieft.

Kosmische Symbole sind der Schlüssel zu etwas Größerem als dem Symbol selbst und der Person, die es verwendet. Sie katapultieren uns in die Dimension jenseits von Raum und Zeit, auf die höchste Schwingung von Licht und bedingungsloser Liebe. Sie er-innern uns selbst und die, für die wir sie einsetzen, an unsere innerste Lichtnatur. Kosmische Symbole erzeugen Lichtenergie in uns. Diese transformiert nach und nach von innen heraus auch die äußeren Ebenen. Jeder Mensch reagiert, ob bewusst oder unbewusst, auf universelle Symbole. Das Ergebnis von Symbolarbeit sind Klarheit, Freude, Weisheit und bedingungslose Liebe. Carl Gustav Jung zufolge heilen kosmische Symbole unsere entfremdete Beziehung zum Leben, machen uns heil und ganz. Wir kommen durch sie in Kontakt mit unserer archetypischen Seele oder kollektiven Vergangenheit. Wer weiß, woher er kommt, weiß auch, wohin seine jetzige Reise geht; er erkennt den tiefen Sinn seines gegenwärtigen Lebens und fühlt sich eingebettet in die kosmische Ordnung.

Mit kosmischen Symbolen können wir unsere Sehnsucht nach Transzendenz und Glückseligkeit erfüllen. Die Suche ist vorbei und damit auch der Griff zu Suchtmitteln aller Art. Durch die Einstimmung in den II. Grad beziehungsweise durch die Einstimmungen in die höheren Grade wird nicht nur unsere Kapazität als Lichtarbeiter wesentlich und dauerhaft erweitert, sondern wir werden auch in den Gebrauch der mit dem jeweiligen Grad verbundenen Symbole eingeweiht. Alle Seminarteilnehmer werden gebeten, die kosmischen Symbole vertraulich zu behandeln, sodass wir den Entwicklungsweg jedes einzelnen ehren und anerkennen. Jeder darf sich selbst auf die Entdeckungsreise begeben, sobald er den II. Grad hat.

Bei nicht Eingestimmten haben die Symbole niemals eine negative Wirkung, da sie ausschließlich universelle Energie aktivieren. Sie entfalten aber nicht ihre ganze Kraft und wirken nicht so stark wie bei den Eingestimmten. Im Nachfolgenden habe ich für „Eingeweihte“ die Symbole durch die Anzahl ihrer Teile oder durch die Anfangsbuchstaben ihrer betonten Silben kenntlich gemacht.

Zum II. Grad gehört die Technik des Ausrichtens der Lichtenergie jenseits von Zeit und Raum, auch „Fernbehandlung“ genannt. Damit können wir Menschen in den Genuss einer Reiki-Behandlung kommen lassen, die gar nicht anwesend sind. Außerdem lernen wir mit dieser einfachen und gleichzeitig äußerst wirksamen Methode, unsere Vergangenheit energetisch aufzuarbeiten und tief verwurzelte psychische Verhaltensmuster wie Ängste, Phobien, Depressionen oder Süchte bei uns selbst und anderen ursächlich zu heilen. Auch können wir mit der Fernbehandlung zukünftige Ereignisse wie Prüfungen oder Gespräche im Vorfeld mit der höchsten Energie des Universums harmonisch gestalten. Denn die Quantenphysik hat bewiesen, dass Zeit eine Illusion ist.

Mit dem authentischen Reiki transzendieren wir die Grenzen von Raum und Zeit. Den gesamten Ablauf eines II.-Grad-Seminars mit bewegenden Fallbeispielen finden Sie in meinem Taschenbuch *Das authentische Reiki* auf mehr als 70 Seiten.

Das **SHK-Symbol** oder **4-Muster-Kosmische-Symbol** ist eines der drei kosmischen Symbole, die wir im II. Grad lernen. Es schützt uns vor Negativität jeder Art und harmonisiert bei uns selbst und anderen die seelische, das heißt gedankliche und emotionale Ebene. Damit wächst unsere Lebensqualität immens. Wir erleben mit diesem Symbol Gelassenheit, Freude, Harmonie und Humor und wecken diese Qualitäten auch in anderen. Mit dem SHK-Symbol können wir auch Situationen und Räume harmonisieren.

Das **HSN-** oder **22-Muster-Kosmische-Symbol** besteht aus fünf Silben und 22 Teilen. Laut Professor Johannes Laube heißt die erste Silbe im Japanischen so viel wie „das Buch der Gegenwart", „ursprünglich", „natürlich" oder auch „Ernsthaftigkeit". Die zweite Silbe bezeichnet einen Menschen. Die dritte Silbe bedeutet „Gerechtigkeit" und „Staunen". Die vierte Silbe des HSN-Symbols schließt „Sinn", „Gefühle", „Denken" und „Aufmerksamkeit" ein; sie ist zusammengesetzt aus „jetzt" und „Herz". Die Verdoppelung dieser Silbe bedeutet, seinen Fokus ausdauernd auf etwas zu richten. Insgesamt hat der Name dieses Symbols die Bedeutung „der Ursprung", „es ist das rechte Denken oder Bewusstsein", aber auch „Meditation" und „in der Mitte sein".

Das HSN-Symbol bringt uns in Kontakt mit der Energie der Transformation. Wir lernen Altes, Überflüssiges und Schädliches loszulassen, um uns frei zu machen für Neues. Mit diesem Symbol fällt es uns leichter, Energieräuber zu erkennen und zu neutralisieren. Das HSN-Symbol richtet unseren Blick auf das Positive und bringt uns in die Energie der Hingabe an den Strom des Lebens. Wir hören auf, Widerstand zu leisten und beenden damit unsere Zeit des Leidens. Wir beklagen nicht mehr, dass Rosen Dornen haben, sondern erfreuen uns daran, dass Dornensträucher wunderschöne Blüten hervorbringen.

Ein Postulat für Transformation bringt Hermann Hesse in seinem berühmten Gedicht „Stufen" zum Ausdruck. Es ist laut *Welt am Sonntag* das Lieblingsgedicht der Deutschen, die für ihr ausgeprägtes Sicherheitsbedürfnis bekannt sind. Hermann Hesse schlägt andere Töne an: „Es muss das Herz bei jedem Lebensrufe bereit zum Abschied sein und Neubeginn … Und jedem Anfang wohnt ein Zauber inne, der uns beschützt, und der uns hilft zu leben." Diesen Zauber und den Mut zum Aufbruch schenkt uns das HSN-Symbol.

Rainer Maria Rilke findet andere Worte zum gleichen Thema: „Man muss nie verzweifeln, wenn einem etwas verloren geht, ein Mensch oder eine Freude oder ein Glück; es kommt alles noch herrlicher wieder. Was abfallen muss, fällt ab; was zu uns gehört, bleibt bei uns." Die Gesetze des Lebens sind größer als unsere Einsicht. Im ewigen Leben gibt es nichts Überflüssiges, Vergangenes und Verlorenes.

Der Sinn unseres Daseins, das Ziel unserer Seele besteht darin, die großartigste Version der größten Vision von dem zu werden, der wir zu sein glauben. Wenn dann Herausforderungen auftauchen, sollte uns bewusst sein, dass wir die Ursache dafür gesetzt haben.

Als Drehbuchautor, Regisseur und Hauptdarsteller unseres Lebens kreieren wir unser ganzes Leben selbst. „Probleme" sind Herausforderungen. Je größer unsere Probleme, desto größer unsere Herausforderungen zu wachsen und zu lernen und uns daran zu er-innern, wer wir wirklich sind! Der Zweck der Seele besteht in ihrer Evolution, nicht im Stillstand. Wir sind dazu da, um Gott eine Stimme zu geben, göttliche Energie auszudrücken. Alles andere ist nebensächlich. Durch das authentische Reiki werden wir an unsere Seelenmission erinnert. Gott sagt zu Neale Donald Walsch: „Zieh die Sache durch und bleib in der Spur. Wende dich Mir zu und wende dich von allem ab, was Ich nicht bin. Nichts in deinem Leben ist real außer der Beziehung zu Mir."

Der II. Grad hilft uns, Be- und Verurteilungen loszulassen. Zu diesem Thema erzähle ich gern eine Sufi-Geschichte: In der Wüste Gobi lebt ein Nomadenstamm, der auf seine Pferde angewiesen ist. Einem jungen

Mann läuft sein Hengst davon. Alle bemitleiden ihn und sagen: „Das ist ja eine Katastrophe für dich, welches Unglück!" Er entgegnet gleichmütig: „Warten wir es ab." Nach ein paar Tagen kommt der Hengst wieder und hat eine wunderschöne Stute dabei. Alle sind begeistert: „Oh, welch ein Glück! Das Schicksal meint es gut mit dir!" Der junge Mann entgegnet gelassen: „Warten wir es ab." Er reitet die Stute zu, kommt dabei zu Fall und bricht sich ein Bein, das schief zusammenwächst. Fortan humpelt der junge Mann. Alle jammern: „Welch Unglück! Wäre damals nicht dein Hengst weggelaufen, wäre das nicht passiert." Er entgegnet wieder: „Warten wir es ab." Der König rekrutiert Soldaten für den Krieg und kommt auch in dieses Dorf. Wen er nicht mitnimmt, ist der junge Mann. Diese Geschichte geht endlos weiter und weiter ...

Der einzige, der die Gesamtschau hat, ist Gott. Wenn wir nur einen kleinen Ausschnitt erkennen und nicht das Ganze, wie können wir uns Urteile anmaßen? Mit dem HSN-Symbol lernen wir zu lieben, was ist.

Das dritte kosmische Symbol, das wir im II. Grad lernen, ist das **TKR-Symbol**. Es dient der Segnung von allen und allem. „Segnen" heißt, die Schwingung erhöhen. Indem wir segnen, segnen wir uns selbst. Wir können dieses Symbol einsetzen zur Transformation von negativen Gedanken, zur Unterstützung von Menschen und Tieren, zur Energetisierung von Essen und Trinken, für besseres Pflanzenwachstum, zur Klärung von Wünschen, zur Reinigung von öffentlichen Sitzgelegenheiten, als Heilsymbol, für mehr inneren und äußeren Wohlstand, bei der Parkplatzsuche, bei Verlusten zum Wiederfinden des Gegenstandes, zur Energetisierung beim Autofahren oder Joggen, für liebevolle Begegnungen und die Aufwertung unserer Korrespondenz sowie für energetisch anziehende Visitenkarten und Briefköpfe. Unserer Fantasie sind keine Grenzen gesetzt!

Mein Reiki-Lehrerkollege Dr. Willy Fraefel wies mich auf einen interessanten Zusammenhang hin. Er stieß für das TKR-Symbol auf die Bezeichnung „kosmischer Radiergummi". Dieser Ausdruck stammt von Meister Saint-Germain, der so die violette Flamme bezeichnet, eine hochfrequente spirituelle Energie, die er leitet. Laut Saint-Germain leistet die violette Flamme, auch violetter Strahl genannt, einen sehr wichtigen Beitrag für den Übergang in die neuen Energien des Wassermannzeitalters. Sie ermöglicht und unterstützt die derzeit so nötige Transformation. Erzengel Zadkiel ist der violetten Flamme zugeordnet. Der violette Strahl beherrscht das zweite Chakra, den Sitz der Kundalini-Energie, die spiralförmig ist. Elizabeth Claire Prophet schreibt in ihrem Buch *Saint Germain und die Prophezeiungen des neuen Jahrtausends*, dass die violette Energie samstags besonders wirksam ist.

Die Kraft der Spirale

Eines dieser kosmischen Symbole, die wir im II. Grad lernen, ist eine abgewandelte Spirale. Schon in früher Zeit war die Spirale ein Symbol der Lebenskraft sowohl im Mikro- als auch im Makrokosmos. Wir finden zahlreiche Spiralen in der Natur: Galaxien, Hoch- und Tiefdruckgebiete, Wirbelstürme, Wasserstrudel, Farnkräuter, Schneckenhäuser, das Muster auf unseren Fingerspitzen und die Doppelhelix der DNA.

Spiralen begleiten uns auch durch die gesamte Kunstgeschichte. Sei es die bronzene Brosche als Doppelspirale aus der Megalithzeit, der Skarabäus-Käfer der alten Ägypter, das Auge des Horus, die keltische Doppelspirale, Spiralen auf keltischen Steinkreuzen, Tätowierungen der Maori sowie Tempelinschriften der Mayas und Azteken. Seit alters her gilt die Spirale als Symbol der Seelenreise und Symbol für Unsterblichkeit und ewiges Leben. Wir finden sie bereits als Ritzbild auf den riesigen Steinblöcken prähistorischer Gräber; vermutlich als Hinweis für die Reise ins Jenseits und die Rückkehr von dort.

Die Spirale verleiht dem Kreis Energie. Sie steht für Zeit, den Rhythmus der Jahreszeiten und den Zyklus von Geburt und Tod. Die yogische Schlange an der Wurzel des Rückgrats weist auf die schlafende Kundalini-Energie und das Potenzial für Erleuchtung hin. Sie steht auch für den Rhythmus des Atems und damit des Lebens selbst. Alle zyklischen Prozesse sind an die Zeit gebunden und damit spiralförmig, auch der Umlauf der Erde um die Sonne.

Friedensreich Hundertwasser hat, wie viele andere Künstler auch, die Spirale verehrt. Für ihn ist sie das Symbol des Lebens und des Todes. Er war überzeugt, dass der Schöpfungsakt sich in Spiralform vollzogen hat. „Quantität wird in Energie transformiert. Es handelt sich um ein Symbol des niemals endenden Zyklus, des sich immer erneuernden Lebens. Die Spirale repräsentiert das Mysterium der Schöpfung, voller Leben und Energie." Diese Erläuterung las ich in einer Hundertwasser-Ausstellung im Hundertwasser-Café in Hamburg-Ottensen.

Die Spirale, die sich entgegen dem Uhrzeigersinn (von außen nach innen betrachtet) dreht, symbolisiert die Rückkehr zum Zentrum und die Befreiung aus den Fesseln von Raum und Zeit. Sie steht für Manifestation von göttlicher Energie, Schöpfungskraft, Leben, spirituelles Wachstum, göttliche Kraft, Problemlösung zum Wohle des Ganzen, Kraft des Universums und Rückkehr zum Zentrum. Für Rudolf Steiner ist die Spirale, die gegen den Uhrzeigersinn läuft, ein Abbild für die Entwicklung des Menschengeistes. Rudolf Steiner schrieb 1906 in sein Notizbuch: „Am Beginn ist der Mensch Gott, am Ende ist der Mensch Gottes Ebenbild." Und: „Der Mensch soll eine Wirbelbewegung sein. Alles, was im Sinne der Wirbelbewegung vollbracht wird, ist Magie."

Mit dem Spiralsymbol des II. Grades aktivieren wir eine Energie jenseits der äußeren Form, die in allen Hochkulturen bekannt war, und die von alters her als Schlüssel zu Unsterblichkeit, zu ewigem Leben und als Symbol für spirituelles Erwachen galt. Das TKR-Symbol lädt uns ein, uns auf das Wesentliche zu konzentrieren, auf unseren spirituellen Kern, auf das, was in uns und im anderen ewig und unsterblich ist. Und so erwacht Gott im Menschen.

„In dieser Spirale ist jeder von uns auf dem Erdball wie ein Licht, das allmählich heller wird, bis es so viele sind und so stark, dass es *ein* Licht ist, das Licht kosmischen Bewusstseins." (Jill Purce: *Die Spirale – Symbol der Seelenreise*)

Das kretische Labyrinth zeigt uns die Reise zu unserem Zentrum. Im Zentrum treffen wir unsere verborgene Natur, auch unsere Schattenseiten. Indem wir die Gegensätze in uns akzeptieren und ausbalancieren, werden wir ganz. Wenn der Held den Minotaurus besiegt hat, verschmilzt er mit ihm und erlöst dadurch seinen Schatten. In England ist das kretische Labyrinth auch im Glastonbury Tor (einem Hügel, der als legendäres Heim des Heiligen Grals gilt und mit dem mystischen Avalon in Verbindung gebracht wird) in die Erde graviert.

Jedes unserer Energiezentren entfaltet sich in dem Prozess des Wachsens und Aufblühens spiralförmig von innen nach außen wie eine Blüte. Wir *sind* als ganzheitlicher Mensch der Äskulapstab: zwei Schlangen, gekrönt mit den Flammen der Weisheit und mit der Taube als Friedenssymbol. Die beiden Schlangen symbolisieren die solare Energie Pingala und die lunare Kraft Ida. Indem wir Reiki praktizieren, werden wir zum TKR-Symbol, bringen den Himmel auf die Erde, segnen die Erde mit Licht und lassen dabei unseren Lebensbaum spiralförmig nach oben und unten wachsen.

Sehr interessant und tröstlich finde ich den Hinweis von Alexander Ram in seinem Buch *Der Weg der göttlichen Mutter*: „Ein spirituelles Leben scheint sich oft nicht geradlinig, sondern eher spiralförmig zum Ziel zu bewegen – manchmal in einer recht weiten Spirale. Daher ist das, was einem Menschen ‚mittendrin' als eine Rückentwicklung nach einer Zeit des ‚Fortschritts' erscheinen mag, vielmals einfach der nächste Schritt in einem letztlich fortschreitenden transformativen Prozess."

Unsere Lebensspiralen führen durch tägliche Zyklen, Mondzyklen und Jahreszeitenzyklen. Situationen kehren immer wieder, bis wir gelernt haben, sie im Licht der vergangenen Fehler zu meistern. Diese Zyklen stellen einen Bezug dar für unsere Fähigkeit zu wachsen. Statt im „Kreisverkehr" hängen zu bleiben und Blockaden zu bekommen, gehen wir über die bekannte Umdrehung der Spirale hinaus, entwickeln uns kreativ weiter und wachsen so auf der Spirale unserer Seelenreise.

Symbolmeditation

Diese Meditation zur Vertiefung unserer Verbindung mit den Symbolen des II. Grades habe ich von Dr. Willy Fraefel erhalten:

„Entspanne dich völlig. Zähle rückwärts von 10 bis 1. Du bist nun auf einem Weg, der gerade vor dir liegt. Schau dir den Weg genau an. Er verläuft zuerst geradeaus und macht weiter hinten eine große Biegung. Du gehst nun diesen Weg entlang, nicht zu langsam, nicht zu schnell, einfach mit zügigem Wanderschritt. Beobachte die Umgebung links und rechts vom Weg, höre auf Geräusche, nimm Gerüche wahr.

Du kommst nun an eine Abzweigung und siehst eine lange Allee vor dir. Du gehst weiter bis zum Beginn der Allee. Halte inne und visualisiere ein großes TKR-Symbol in die Allee hinein. Du gehst nun weiter in die Allee und in das TKR. Während du weitergehst, visualisierst du ein SHK, das links und rechts über die Alleebäume reicht. Du schreitest weiter in dieses SHK hinein. Es ist wie ein Tunnel, der aus den Alleebäumen, dem SHK und dem TKR besteht. Während du weitergehst, siehst du im Hintergrund, am Ende der Allee, ein HSN. Dieses leuchtet immer heller. Es steht wie in Flammen. Du kommst dem HSN immer näher und näher, bis du es erreicht hast. Dann schreitest du durch das HSN wie durch ein aufgespanntes Papier. Hinter dem HSN ist helles Licht, das sehr intensiv ist, dich aber überhaupt nicht blendet.

Lass dieses Licht einfach auf dich einwirken und nimm wahr, wie du dich immer wohler und freier fühlst.

Danke nun dem Licht und allem, was du erlebt hast. Dreh dich um und komm wieder durch die Allee, das SHK und das TKR zurück. Du lässt die Allee hinter dir und näherst dich wieder der Abzweigung. Du bist nun wieder am Ausgangsort deiner Wanderung. Halte noch einen Moment inne.

Wenn du dann so weit bist, zähle langsam von 1 bis 10, kehre zurück ins Hier und Jetzt, ins Tagesbewusstsein und öffne die Augen.“

4.

Der IIIA-Grad – für persönliches Wachstum und Transformation

Keine Kraft, keine Macht im Leben ist so groß und wirkt sich so nachhaltig aus, wie eine Erkenntnis, die ein Mensch in seinem Leben verwirklicht. Alle schöpferischen Kräfte des Daseins stehen ihm dann zur Seite. Sie strömen in sein Wesen, in sein Leben, wie das Wasser aus den Höhen in des Tales Gewässer fließt, befruchtend und erneuernd. Ein solcher Mensch erlebt eine Befreiung, ein Wachsen ohnegleichen. Je mehr sich seine Persönlichkeit entwickelt, umso mehr wächst er über sich hinaus und wird von den schweren Fesseln und Banden seiner Begrenzung befreit. In immer höherem Grade umfasst er alles Lebendige mit Liebe und Verstehen, und er wird zu einem reinen, vollen Ton in der Symphonie des Weltalls.
Ebba Waerland (Sie widmete ihr Leben der Erforschung und Verbreitung einer gesunden Ernährung und Lebensweise.)

Mit diesen Worten möchte ich mein Kapitel über den III. Grad beginnen, weil sie in meinen Augen ausdrücken, worum es im III. Grad geht: Selbstbewusstsein, Manifestation des Göttlichen, den Himmel auf die Erde bringen, sein Potenzial ausschöpfen und verwirklichen.

Der IIIA-Grad, auch „Meister-Grad" genannt, stellt eine ganz besondere Stufe im siebenstufigen Reiki-System dar. Dieses Seminar dauert drei Tage. Während dieser Zeit vervierfacht (!) sich unsere Kapazität, mit Lichtenergie zu arbeiten, und wir werden zu Mitschöpfern von Licht – das heißt, wir bringen tatsächlich mehr Lichtenergie auf diesen Planeten. Wir lernen vier verschiedene Einstimmungen und ein neues, uraltes und kraftvolles kosmisches Symbol. Zwar benutze ich den Begriff „Meister" nicht für mich, aber wir sind mit dem IIIA-Grad tatsächlich Reiki-Meister geworden.

Wer wie ich skeptisch ist, dass sein Ego dies vielleicht zum Anlass nimmt, sich weiter aufzublähen und sich den Mitmenschen gegenüber als überlegen zu betrachten, muss diesen Titel ja nicht benutzen. Bisher haben relativ wenige meiner bisher etwa 8.500 Reiki-Schüler diese Stufe erklommen, wenn Sie diese Zeilen lesen, sind es etwa 480 Personen. Angesichts der fantastischen Möglichkeiten, die dieser Grad bietet, und dem wertvollen Beitrag zur Transformation der Energie auf diesem Planeten, den Praktizierende des III. Grades leisten, wünsche ich mir, dass in Zukunft sich noch mehr für diesen Quantensprung in ihrem Bewusstsein entscheiden. Es gibt besonders sensible Zeitgenossen, wie den Reiki-Lehrer Stephen Love, der an der Schwingung einer Stadt erkennt, ob dort IIIA-Praktizierende leben oder nicht. Ich bin nicht so feinfühlig, bestreite aber nicht, dass sensible Menschen so etwas wahrnehmen können. Stephen Love ist Lehrer der „Radiance Technik", einer Variante des authentischen Reiki. Stephen Loves Reiki-Lehrerin, Dr. Barbara Ray, ist auch meine Reiki-Lehrerin.

Im III. Grad bekommen wir „Zauberkraft", die uns dahin bringt, wie es Hermann Hesse in *Blicke ich zurück* beschreibt: „… wie ich allmählich dahin strebte, nicht mehr die Dinge, sondern mich selbst zu verwandeln. … Dies wäre der eigentlichste Inhalt meiner Lebensgeschichte."

Mit dem III. Grad gewinnen wir genug Selbstbewusstsein, *unseren* ureigensten Weg zu gehen. Wir bekommen die Kraft: „Wage deinen Kopf an den Gedanken, den noch niemand dachte. Wage deinen Schritt auf den Weg, den noch niemand ging, auf dass der Mensch sich selber schaffe und nicht gemacht werde von irgendwem oder irgendetwas." (Friedrich von Schiller)

Wir gewinnen mit dem III. Grad ein Selbst- und Urvertrauen, das uns niemand mehr nehmen kann und das uns nie verlässt. Manfred Kyber schreibt in seinem Gedicht „Genius Astri": „Geh in Grauen, Not und Schande, wandre aller Hoffnung bar, auch im allertiefsten Dunkel flammt das Licht, das ewig war. Unter Dornen, unter Rosen, unbeirrt seit Urbeginn, leuchtet über deiner Seele das urewige ‚Ich bin'."

Mit dem III. Reiki-Grad kommen wir an im Land der Fülle. Leben ist der intensive, pulsierende, schwingende Gipfel von Wissen, Wahrheit, Liebe, Schönheit und Glauben. Mit weniger werden wir uns nicht mehr zufrieden geben. Wir entwickeln den Drang, die oder der Allerbeste zu sein, die oder der man werden kann. Wer plant, weniger zu sein, als er sein kann, wird für den Rest seines Lebens zutiefst unglücklich sein. Mit dem III. Grad werden wir befähigt und motiviert, das Leben zu meistern, indem wir es zum Höchsten bringen wollen. In uns steckt viel mehr Kraft, als wir uns vorgestellt haben. Wir werden zu schöpferischen Individuen, die der Welt nicht mehr Schwierigkeiten aufladen, sondern mithelfen, sie zu überwinden.

„Die größte Verschwendung auf der Erde ist der Unterschied zwischen dem, was wir sind, und was wir sein können", sagte Dr. Ben Herbster, der erste Präsident der United Church of Christ. Neale Donald Walsch: „Wenn du wüsstest, wer du sein könntest, würde es dir den Atem verschlagen."

Und Rainer Maria Rilke schreibt in *Das Stundenbuch*:

„Ich glaube an alles noch nie Gesagte. Ich will meine frömmsten Gefühle befrein. Was noch keiner zu wollen wagte, wird mir einmal unwillkürlich sein."

Der IIIA-Grad öffnet neben dem Solarplexus-Zentrum vor allem das Innere Ohr und das Dritte-Auge-Zentrum.

Das DKM-Symbol oder 18-Muster-Kosmische-Symbol

Im IIIA-Grad-Seminar lernen die Teilnehmer ein uraltes und sehr kraftvolles Symbol kennen. Laut Professor Johannes Laube bedeutet die erste Silbe dieses Symbols „umfassend", „riesig" und „erhaben". Diese Silbe kann auch „Atmosphäre" sowie „ursprünglich" und „wesentlich" zum Ausdruck bringen. Zusammengefasst heißt diese Silbe *groß, großartig, gewaltig, alles durchdringend, Ausstrahlung und Weisheit des Buddha*. Die zweite, mit „K" beginnende Silbe bedeutet „Licht", „Hoffnung", „Ruhm", „helle Zukunft", „Aura" oder auch *Licht, das nach allen Seiten ausstrahlt.* Die beiden letzten Silben des Namens dieses Symbols, die mit „M" anfangen, bedeuten auf Japanisch so viel wie „Klarheit", „leuchtend", „Sicht", „Bestimmtheit", aber auch „sehr klar" und „sehr hell", zusammengefasst *zu klar, um es anzuzweifeln; das Licht, das durch die Fenster scheint (das göttliche, universelle Licht, das die dichteren Schichten von Energie erleuchtet); das große Licht.*

Man kann seine Hände auf sein Solarplexus-Zentrum legen und über das DKM-Symbol meditieren. Machen Sie als III. Grad-Praktizierender den „Tanz der Symbole", indem Sie das DKM-Symbol groß in die Luft malen und danach das TKR-Symbol malen und dann hineintreten in diesen gezeichneten Symbolraum und die Energie aufnehmen. Diese Übung ist sehr hilfreich bei Stimmungstiefs und ideal für seelische „Höhenflüge": sie lässt sich auch prophylaktisch einsetzen und dient zur Reinigung und Energetisierung von Räumen. Das DKM-Symbol kann als Schutz vor Negativität eingesetzt werden, zur Harmonisierung auf der seelischen Ebene, zur emotional-mentalen Heilung, bei Fernbehandlungen und auch bei Direktbehandlungen.

Wir können die Fernbehandlungen mit dem neuen Symbol intensivieren, indem wir es zwischen der Anwendung des HSN-Symbols, das den Kontakt auf den inneren Ebenen herstellt, und dem SHK-Symbol benutzen.

Bei der alternativen dritten Kopfposition, die die Amerikaner „Bliss Bomb" nennen (dabei wird eine Hand auf die Stirn, die andere auf den Hinterkopf gelegt) können wir das DKM-Symbol im Geiste oder mit der Hand vor die Stirn zeichnen, bevor wir dann ebenso das SHK-Symbol malen. In der Öffentlichkeit malen wir die Symbole generell nur im Geiste, da die Symbole vertraulich zu halten sind und wir auch nicht unnötig auffallen sollten.

Diese alternative dritte Kopfposition wirkt stimmungsaufhellend und beruhigend. Sie ist die beste Gelegenheit, mit Affirmationen (positiven Glaubenssätzen) zu arbeiten, weil diese direkt das Unterbewusstsein erreichen. Selbstverständlich können wir diese Position auch bei anderen anwenden. Das III.-Grad-Symbol lässt sich auch bei anderen Positionen sowie bei der Fernbehandlung nutzen.

Das DKM stellt sozusagen die höhere Oktave des SHK dar. Die Wirkung des SHK wird durch Anwendung des DKM wesentlich verstärkt. Die Heilung im psychischen Bereich geht mit dem DKM wesentlich schneller und sanfter vonstatten.

Zauberhafte Einstimmungen

Im IIIA-Grad lernt man erstmals in diesem Energiesystem, selbst Einstimmungen zu geben. Durch Einstimmungen wird die lebendige Energie der einzelnen kosmischen Symbole miteinander verbunden. „Das Ganze ist größer als die Summe seiner Teile“, sagt Aristoteles. Indem wir Einstimmungen geben, werden wie zu Mitschöpfern von Licht. Bei Reiki-Einstimmungen handelt es sich um einen alten Initiationsprozess. Einstimmungen bringen alle unsere Ebenen in Einklang mit der universellen Energie und lösen die „Wolken“ von Gedanken, Gefühlen und Verhaltensmustern auf, die noch das Licht unserer Seele verdunkeln.

Alle Chakren (Sanskrit für „sich drehende Lichträder“) werden durch die Einstimmungen miteinander harmonisiert. Die Energiebahn durch die Chakren wird so ausgedehnt, dass mehr Lichtenergie hindurch fließen kann. Wenn alle Chakren so aktiv geworden sind, dass sie zu einer einzigen Lichtsäule verschmelzen, spricht man von „Erleuchtung“. Bei Einstimmungen entsteht eine Menge an universeller Energie, die für einen Heilungsprozess auf allen Ebenen verwendet werden kann. Daher sollten die Einstimmungen respektvoll und mit Liebe und Achtsamkeit ausgeführt werden. Und auch bedächtig. „Wer die Einstimmungen schnell macht, hat nicht die innere Ruhe“, sagt mein australischer Reiki-Lehrerkollege Gary Samer.

Zu einem Teil des Einstimmungsprozesses habe ich Interessantes im Buch von John Diamond mit dem Titel *Die heilende Kraft der Emotionen* gefunden. John Diamond ist Arzt und einer der Begründer der Kinesiologie. Bei den Einstimmungen aktivieren wir Lebens- oder Heilenergie. Hippokrates nannte sie „vis medicatrix naturae“, die Heilkraft der Natur. Paracelsus sprach von ihr als „archaeus“. Lebensenergie wird auch Prana, Chi oder Spirit (engl. Geist) genannt. Aus dieser Lebensenergie heraus entsteht die wahre und einzige Art des Heilens: die von innen heraus. Wahre Heilung setzt immer eine tief gehende Veränderung der Einstellung eines Menschen zu sich selbst und zum Leben voraus.

Womit nehmen wir Lebensenergie in unseren Körper auf? Durch den Atem. Ist der Strom der Lebenskraft, die unsere Organe und Gewebe belebt, auf Dauer gestört, werden wir krank. Lebensenergie ist Atem, Lebensenergie ist Geist.

Bei den Einstimmungen versorgen wir den Organismus mit mehr Lebenskraft. „Spiritus" ist nach dem Oxford English Dictionary das belebende oder vitale Prinzip bei Mensch und Tier. Dieses Prinzip gibt den physischen Organen Leben und ist damit der Hauch des Lebens. Der englische Dichter John Milton spricht in seinem Buch *Paradise Lost* (Das verlorene Paradies) vom „reinen Atem des Lebens, dem Geist des Menschen". Auch in der Schöpfungsgeschichte gibt es einen Hinweis auf diesen Leben spendenden Faktor, der unser geistiges Wachstum anregt: „Dann schuf Gott einen Menschen aus dem Staub der Erde und hauchte ihm seinen Atem, den Atem des Lebens ein. So erwachte der Mensch zum Leben." Der Mensch lebt nicht vom Brot allein. Was uns am Leben hält, ist Geist.

In der Bibel finden wir zahlreiche Hinweise auf die Beziehung zwischen Geist und Atem. In Hesekiel 37,5 heißt es: „Ich werde dir Atem einhauchen und du sollst leben", und in den Korinthern 6,10: „Weißt du nicht, dass dein Körper der Tempel des Heiligen Geistes ist und der Geist Gottes Gabe an dich?" Shakespeare schreibt: „O Geist der Liebe, Geist der heilt." Wer gesund ist, strotzt vor Lebensenergie, göttlichen Geist und Liebe. Dieser Geist, der Seele und Körper durchströmt, ist die Kraft in uns, die heilt. Geist ist das Lebensprinzip an sich. Wir leben, wachsen und lieben, weil uns Geist eingehaucht wurde. Genau dasselbe geschieht bei den Einstimmungen. Wir hauchen den anderen dabei an mit dem „Odem des Lebens", machen ihn lebendig und erleuchten ihn dadurch.

Die Einstimmungen im authentischen Reiki

- bringen uns (mehr) in Kontakt mit der universellen Lebenskraft
- stimmen das Herzchakra und das Herz auf das Kronenchakra ein
- räumen Blockaden beiseite, die das Licht der Seele verdunkeln
- erweitern und vergrößern die Kraft der jeweiligen Grade

Es handelt sich dabei um einen uralten Initiationsprozess in ein „absteigendes" Energiesystem (= von oben nach unten, also vom Kopf bis in die untere Körperregion). In diesem Prozess wird Lichtenergie aktiviert, die die äußeren Ebenen der Gefühle und Gedanken sowie unseren Körper transformiert. Einstimmungen erweitern, bringen in Einklang und öffnen alle sieben Chakren.

Im IIIA-„Meister"-Grad lernen wir vier verschiedene Einstimmungen. Eine Kurzeinstimmung, die Menschen vorübergehend – für mindestens eine Woche bis zu 14 Tagen, je nach Stressbelastung – in den Gebrauch universeller Energie einstimmt. Diese Menschen können sich dann in dieser Zeit selbst behandeln, aber auch andere Menschen oder Tiere und Pflanzen. Bei den Gruppenbehandlungen, die ich in Hamburg und meine Organisatoren in verschiedenen Städten Deutschlands und in Tirol organisieren, bekommen Interessierte, die noch nicht in Reiki eingestimmt sind, eine solche Kurzeinstimmung. Dasselbe mache ich bei Reiki-Marathonsitzungen. Das sind Gruppenbehandlungen über mindestens einen Tag hinweg, die ich in Hamburg mehrmals im Jahr anbiete, und die auch einige meiner Organisatoren (bisher in Köln, Landshut und in Berlin) durchführen. Für Kurzeinstimmungen braucht die betreffende Person nicht anwesend sein. Wir können diese Einstimmung, wie auch jede andere, genau so gut „verschicken", also über die Ferne durchführen.

Wir lernen im IIIA-Grad auch eine Einstimmung für uns oder andere, die eine stimmungsaufhellende Wirkung entfaltet. Wenn wir oder andere in einer Spirale von negativen Gedanken und Gefühlen gefangen sind, hilft uns diese Einstimmung, wieder das Licht am Ende des Tunnels, das Positive zu erkennen. Diese Einstimmung wirkt oft minutenschnell.

Im IIIA-Grad lernen die Teilnehmer dann auch noch eine dauerhaft verstärkende Einstimmung in den I. Grad und eine dauerhaft verstärkende Einstimmung in den II. Grad. Diese Einstimmungen verstärken für immer unsere Kapazität, mit Lichtenergie zu arbeiten. Außerdem können wir mit diesen dauerhaft verstärkenden Einstimmungen in die jeweiligen Grade ganz gezielt an einem unserer Chakren arbeiten. Wer also mehr Erdung möchte und eine bessere Beziehung zu Materie und Geld, gibt sich selbst viele dauerhaft verstärkende Einstimmungen in den I. Grad. Wer mehr an seinem zweiten Chakra arbeitet, dem Sitz von Sexualität, Sinnlichkeit, Kreativität und Fortpflanzung im weitesten

Sinn, kann sich so viele dauerhaft verstärkende Einstimmungen in den II. Grad geben, wie er möchte. Natürlich kann man diese Einstimmungen auch verschicken oder sie bei jemandem anderen direkt durchführen. Wichtig dabei ist, dass die Person, die die Einstimmungen durchführt, auch tatsächlich die Kapazität des jeweiligen Grades besitzt.

Einstimmungen entfernen Blockaden, die das Licht der Seele behindern: alles wird mit Lichtenergie in Einklang gebracht. Wenn wir Einstimmungen über die Ferne durchführen, können wir entweder ein Foto von der Person oder dem Thema auf einen Stuhl legen oder einen Zettel mit dem Namen der Person oder mit der Definition des Themas. Wir können die Einstimmungen über die Ferne auch komplett nur in der Vorstellung vollziehen.

Es besteht auch die Möglichkeit, mehrere Personen oder Themen gleichzeitig einzustimmen. Bei größeren Gruppen suchen wir uns einen Stellvertreter oder Repräsentanten und verabreden, dass diese Person jetzt die Gruppe vertritt, und wir stimmen diese Person dann ein. Wenn es sich um kleinere Gruppen mit bis zu vier Personen handelt, können wir über die Stirn jeder Person alle vier Symbole zeichnen. Der Vorgang ist so wie bei einer Fernbehandlung in der Reihenfolge HSN-Symbol, DKM-Symbol, SHK-Symbol und TKR-Symbol. Dann gebe ich mir selbst eine Einstimmung, und alle weiteren Beteiligten bekommen gleichzeitig ebenfalls eine Einstimmung. Einer der Höhepunkte im IIIA-Grad ist neben der Gruppeneinstimmung für alle auch die Gruppeneinstimmung für die Erde. Mit dem III. Grad können wir uns sehr effektiv am „Lichtnetzwerk für den Weltfrieden“ und für die Transformation der Energie auf diesem Planeten engagieren. Beliebte Zeiten hierfür sind entweder um 12 Uhr oder um 21 Uhr, wenn viele sich in diesem Dienst für Mutter Erde vereinigen und ein kraftvolles Gruppen-Energiefeld erschaffen.

Wir können neben der Arbeit für die Erde auch Bäume und Tiere einstimmen, Adressenlisten oder unseren nächsten Zahnarzttermin. Es gibt im authentischen Reiki buchstäblich nichts und niemanden, dem wir nicht eine Fernbehandlung oder eine Einstimmung geben könnten.

Wir müssen vorher auch nicht die Einwilligung holen. Da die Energie von einer überpersönlichen Ebene, vom universellen Geist kommt, können wir nichts falsch machen und auch nichts manipulieren. Es geschieht genau das, was den authentischen Bedürfnissen derjenigen entspricht, denen wir das Reiki senden.

Besonders kraftvoll sind Gruppeneinstimmungen, die wir bei allen höheren Grad-Seminaren und auch bei Lehrerfortbildungen (ab dem III. Grad) praktizieren. Die Energie vervielfacht sich dadurch im Quadrat. Drei mal drei ist neun: wenn ich von drei Personen gleichzeitig eingestimmt werde, entspricht dies der Energie von neun Einzeleinstimmungen. Das meine ich, wenn ich im Folgenden davon spreche, „dass die Energie ins Quadrat geht".

Übungen

- Legen Sie eine Hand auf das Dritte-Auge-Zentrum, die andere auf den Hinterkopf. Stellen Sie sich das DKM-Symbol vor oder geben Sie sich eine Einstimmung.
- Legen Sie eine Hand auf den Hals, die andere auf das Herz. Stellen Sie sich dabei das DKM-Symbol vor oder geben Sie sich eine Einstimmung.
- Legen Sie eine Hand auf den Hals, die andere auf das Herz. Stellen Sie sich dabei das DKM-Symbol vor oder geben Sie sich eine Einstimmung.
- Legen Sie eine Hand auf das Solarplexus-Zentrum, die andere auf das Sakralchakra. Stellen Sie sich das DKM-Symbol vor oder geben Sie sich eine Einstimmung.

Diese Übung kann man gut im Liegen durchführen. Halten Sie beide Hände über Ihr Kronenchakra und visualisieren Sie das DKM etwa fünf Minuten lang. Halten Sie eine Hand über das Kronenchakra, die andere legen Sie auf das Dritte-Auge-Zentrum. Visualisieren Sie etwa fünf Minuten lang das DKM. Lassen Sie nun eine Hand auf dem Dritte-Auge-Zentrum ruhen, während Sie die die andere auf Ihr Halschakra legen. Visualisieren Sie wieder das DKM für etwa fünf Minuten.

Sie können sich jeden Tag mindestens eine Einstimmung in den I. Grad und eine in den II. Grad geben. Eine gute Idee ist es, einmal pro Woche so viele Menschen wie möglich in Ihrem direkten Umkreis einzustimmen – zum Beispiel den Babysitter oder Lehrer Ihrer Kinder, Ihren Arzt oder Heilpraktiker beziehungsweise Zahnarzt, Ihre Eltern und Geschwister, Nachbarn oder Arbeitskollegen; gern auch Personen aus dem weiteren Umkreis wie Politiker oder Prominente. Eine gute Möglichkeit sind auch die eigenen Haustiere, Pflanzen und Gärten. Wir können unser Essen einstimmen sowie bestimmte Heilsteine und unseren Schlafplatz. Der Fantasie sind keine Grenzen gesetzt. Das Wunderbare an der Energie, die wir bei den Einstimmungen aktivieren, besteht darin, dass sie niemanden verletzt. Es gibt keine Nebenwirkungen und wir bringen den Betreffenden mehr in Kontakt mit *seinen* wirklichen Bedürfnissen. Die Energie, die wir aktivieren, ist die Kraft bedingungsloser Liebe.

Wir arbeiten bei den Einstimmungen, wie bei allen Methoden des authentischen Reiki, ausschließlich mit der Kraft dieser bedingungslosen Liebe. Daher gibt es keinerlei Einschränkungen bei der Anwendung.

Meisterschaft im III. Grad haben Sie dann erreicht, wenn Sie sich selbst oder Ihren Gesprächspartner einstimmen können, während Sie mit ihm sprechen. Mein Lehrerkollege Dr. Willy Fraefel erinnert sich morgens beim Aufwachen daran, wem er in der Nacht, im Traum, Einstimmungen gegeben hat! Übung macht den Meister. Wer viel mit Symbolen und Einstimmungen arbeitet, hat die Chance, es ebenfalls zu einer solchen Meisterleistung zu bringen.

Die Aktivierung des Solarplexus-Zentrums

Das Solarplexus-Zentrum stellt unser „zweites Gehirn“ oder „Bauchhirn“ dar. Dieses Chakra führt uns, wenn es um Wahrheit, Integrität und tugendhafte Verhaltensweisen geht. Wenn Macht, Wille und Liebe vereint sind, geschehen wunderbare Dinge. Zur Stärkung des Solarplexus-Zentrums können wir bei Direkt- oder Fernbehandlungen folgende Affirmationen verwenden: „Ich beherrsche alles, was auf mich zukommt." „Ich habe den Mut, mich in der Welt zum Ausdruck zu bringen." „Ich bin bereit, die Fülle des Universums zu empfangen." „Ich habe alles, was ich brauche, und mehr." Zur Aktivierung des Solarplexus-Zentrums eignen sich feurige Stücke wie der „Bolero" von Maurice Ravel oder Stücke von Johannes Brahms und Gustav Mahler.

Die III.-Grad-Meditation „Unbegrenztes Potenzial"

Schließen Sie Ihre Augen und folgen Sie Ihrem Atem: ein, aus, ein, aus. Lassen Sie mit jedem Atemzug alle Spannungen los. Wenn Sie irgendwo in Ihrem Körper Blockaden oder Spannungen bemerken, atmen Sie dort einfach Lichtenergie hinein und lösen Sie sie dadurch auf. Werden Sie sich der Kraft des Atems bewusst, der Sie am Leben erhält. „Es" atmet uns.

Werden Sie sich jetzt bewusst, dass alles, was Sie sich in Ihrem Geist vorstellen, auch verwirklicht werden kann. Wir sind Mitschöpfer und dazu da, den Himmel auf die Erde zu bringen.

Sprechen Sie innerlich nach: „Ich bin jetzt voller Selbstbewusstsein und Kraft. Was andere von mir halten, interessiert mich nicht länger. Ich gehe meinen Weg mit dem sicheren Gefühl dafür, was für mich in jedem Augenblick das Richtige ist. Die Vergangenheit hat keine Macht mehr über mich. Ich lasse sie jetzt los. Ich liebe mich bedingungslos und bin überwältigt von meinem unbegrenzten Potenzial, der Göttlichkeit und der Macht meiner wahren Natur. Ich bin ein Wunder an Liebe in Bewegung und Stille. Mir ist klar, dass ich jeden Augenblick all das habe und bekomme, was ich wirklich brauche. Ich widme jetzt mein Leben der gesunden Eigenliebe und der Selbstakzeptanz. Mit Freude und Glück verkörpere ich jetzt meine wahre Natur, die unendliche Quelle reinster, bedingungsloser Liebe, die schon immer mein eigen war."

Achten Sie auf Ihren Atem. Werden Sie sich der tiefen Entspannung bewusst, die alle Ebenen Ihres Seins durchflutet. Werden Sie sich darüber klar, dass Sie mit Ihrem inneren Heiler in Verbindung stehen, weil Sie sich auf die Reise nach innen begeben haben. Halten Sie dieses Bewusstsein aufrecht, wenn Sie in das Alltagsbewusstsein zurückkehren.

Alle Weisheitslehrer sagen uns, dass wir in unserer Essenz göttlich sind. Wir sind alle etwas Besonderes. Wir sind etwas Wunderbares und unsere Mitmenschen auch. Jeder Einzelne ist einzigartig und ein Geschenk für andere. Wir sind Gottes eigene Schöpfung, ein Ausdruck des Göttlichen in menschlicher Form. Jeder Mensch ist auf seinem Weg und gibt sein Bestes. Auch Sie sind in dieser Hinsicht keine Ausnahme. Wenn Gott uns liebt, wie merkwürdig ist es, uns nicht auch selbst zu lieben? Wir sind bereits wertvoll. Unser Bewusstsein dafür, unser Selbstwertgefühl, wird durch das authentische Reiki und besonders den III. Grad immens gestärkt.

5.

Der IV. Grad – das Herz öffnen

Die Liebe ist der Endzweck der Weltgeschichte,
das Amen des Universums.
Novalis

Beim authentischen Reiki arbeiten wir mit der universellen Energie oder der Kraft bedingungsloser Liebe. „Wer in der Liebe bleibt, bleibt in Gott, und Gott in ihm", heißt es in der Bibel. Wer bedingungslos liebt, baut Ängste jeder Art ab. Lieben heißt, die Angst verlieren. Wir können nicht gleichzeitig lieben und Angst empfinden. Wer Reiki praktiziert, entwickelt seine Fähigkeit, bedingungslos zu lieben, vom Herzchakra aus. „Liebe! Und dann tue, was du willst", sagt Augustin. Diese Liebe schließt die gesunde Eigenliebe zu uns selbst ein. Wir entwickeln vom Herzen aus das Bewusstsein: „Ich liebe mich so, wie ich bin. Das bin ich." Indem wir uns selbst annehmen, wertschätzen und lieben, tun wir dies auch mit unseren Mitmenschen. Dadurch gewinnen wir tiefen und stabilen inneren Frieden.

Wahre Liebe verlangt nichts. Liebe ist kein Leim, der verklebt, sondern ein Magnet, der anzieht. Für den Dalai Lama ist Liebe die einzige Religion. Wer versteht, was und warum Menschen etwas tun, kann jeden lieben. Wir sollten so liebevoll und nachsichtig anderen gegenüber sein, wie wir uns wünschen, dass Gott und andere es uns gegenüber sind. Neale Donald Walsch meint: „Eine Freundschaft mit Gott zu haben, bedeutet, sich nie wieder zu fragen, warum man lieben soll. Sei Liebe, denn das bist du sowieso." Lieben Sie und lassen Sie es zu, geliebt zu werden, und Ihr Leben entfaltet sich mit Zauber und Magie.

Der IV. Grad ist für die Teilnehmer intellektuell „ein Spaziergang". Sie lernen in diesem Grad ein wunderschönes, für sie neues und gleichzeitig uraltes kosmisches Symbol. Dieses ist so eingängig, dass die meisten es schon nach einer halben Stunde Symbolmeditation beherrschen. Ansonsten ist keine neue Einstimmung zu lernen, denn diese gibt es erst wieder im V. Grad. Dafür schwelgen die Teilnehmer in der IV. Grad-Energie von bedingungsloser Liebe; sie machen Herzensmeditationen, Übungen zur Öffnung des Herzchakras und lernen den Sufi-Segen. Und erfahren ganz viel Stille. Jeder macht die konkrete Erfahrung, dass wir in unserer Essenz Liebe *sind*, genauso wie unser Gegenüber. Ich erinnere mich an den ersten IV.-Grad-Kurs, den ich in Hamburg gab. In unseren Blicken lag so viel Liebe, dass die Augen der meisten Teilnehmer am zweiten Tag mehr feucht als trocken waren.

Im authentischen Reiki, und besonders im IV. Grad, geht es um gesunde Eigenliebe. Wer sich wirklich selbst zu lieben beginnt, erkennt, dass er immer zur richtigen Zeit am rechten Ort ist. Er fühlt sich von göttlicher Liebe getragen. Ein tiefer Frieden stellt sich ein. Wir hören auf, uns nach einem anderen Leben zu sehnen und erkennen, dass alle Situationen Einladungen zum Wachstum sind. Wir leben immer weniger in der Vergangenheit und sorgen uns nicht um die Zukunft, sondern wenden uns liebevoll dem Hier und Jetzt zu. Neale Donald Walsch: „Ehre den Menschen, der du heute bist; verdamme nicht den, der du gestern warst, und träume von dem, der du morgen sein kannst." Wir lernen, mit dem Herzen zu denken und das Herz auf der Zunge zu tragen. „Man sieht nur mit dem Herzen gut", heißt es in dem Klassiker *Der kleine Prinz*. Liebe macht nicht blind, sondern sehend.

Der Maler Vincent van Gogh schrieb: „Alles, was mit Liebe getan wird, ist gut." Die Liebe findet immer einen Weg, mehr Liebe ist die Lösung für all unsere Probleme. In vielen Situationen empfiehlt es sich, den Verstand nicht zu beachten und der Stimme des Herzens zu folgen. „Liebe ist der Weg" heißt ein einfacher Kanon, den ich in Findhorn kennen gelernt habe, und den man immer wieder vor sich hin trällern kann. Die Noten finden Sie in meinem Buch *Die Fünf „Tibeter" mit Kindern*, das auch für Erwachsene eine Fülle schöner Übungen zur Entwicklung unserer Chakren enthält.

Der IV. Reiki-Grad entwickelt besonders unser Herzchakra. Durch die kraftvolle Einstimmung in den IV. Grad und das neue, uralte kosmische Symbol sind wir in der Lage, den Eispanzer, den sich viele aufgrund von sogenannten negativen Erfahrungen um das Herzchakra gelegt haben, aufzulösen. Wir werden weicher, lebendiger, mitfühlender und spontaner. Verzeihen und Vergeben werden zu einem inneren Bedürfnis. Indem wir mehr bedingungslose Liebe ausstrahlen, nehmen wir weniger Negatives auf und lassen uns weniger hinunterziehen.

Immer mehr lassen wir die Qualität bedingungsloser, erwartungsloser Liebe in das einfließen, was wir denken, sagen und tun. Je mehr wir mit dem IV. Grad und dem dazugehörigen Symbol arbeiten, desto mehr erfahren wir die Glückseligkeit universeller Liebe, die nicht einmal ein Objekt braucht. Wir verströmen diese Liebe wie eine Rose ihren Duft oder die Sonne ihr Licht und ihre Wärme.

Das Herzzentrum bildet ein sogenanntes Herzenergiefeld. Dies ist der Grund, warum wir uns in der Nähe von Menschen so wohl fühlen, die „im Herzen sind". Wir baden sozusagen in ihrer Herzenergie. Wussten Sie, dass es etwa 40 000 echte Gehirnzellen im Herzen gibt? Diese „Herzintelligenz" haben die Forscher vom HeartMath-Institut im amerikanischen Boulder Creek entdeckt. Von allen Organen ist das Herz am stärksten mit dem Geomagnetfeld der Erde verbunden, das stellte der Forscher Franz Bludorf fest. Wenn wir intensiver mit unserer Herzensenergie in Kontakt sind, können wir unsere innere Führung stärker spüren und leichter ein Leben voller Vertrauen, Mitgefühl und Schönheit führen.

Wer mehr in die Liebe kommen möchte, kann das Gefühl der Dankbarkeit mit vielen Segnungen kultivieren oder mit der Affirmation „Ich bin voll Liebe" arbeiten, auch während Direktbehandlungen. Mit Reiki verbinden wir uns mit einer höheren Quelle von Liebe, Weisheit und Kraft und lassen diese Energie immer mehr durch uns hindurch fließen. Liebe hat das Potenzial, uns und die Welt zu verwandeln.

Die Dichterin Bettina von Arnim hat das Folgende hinterlassen: „Wenn du die Hand ausstreckst und hast den Willen nicht, die Liebe zu erreichen, was hast du da?" Und der Theologe Eugen Drewermann stellt fest: „In der Liebe eröffnen wir dem anderen einen Einblick in die Sphäre einer absoluten Personalität und Liebe, die als Grund und Ursprung allen Seins erscheint." Wenn wir lieben, werden wir zu einem fruchtbaren Land, das Nahrung für die hungrigen Seelen schenkt, die nach Liebe und Zuneigung hungern. In der Bibel heißt es im „Hohelied der Liebe": „Wenn ich mit Menschen- und Engelszungen redete, hätte aber die Liebe nicht, so wäre ich nur ein tönendes Erz oder eine gellende Zimbel. ... Für jetzt bleiben Glaube, Hoffnung und Liebe, diese drei." Und in der Bergpredigt verlangt Jesus sogar: „Liebet eure Feinde." Wer seine Feinde lieben kann, hat keine mehr. „Wenn ihr liebt, die euch lieben, welchen Lohn habt ihr?" Wir sollen uns Reichtümer in den Himmeln erwerben, auf den höheren Bewusstseinsebenen, „denn wo dein Schatz ist, da wird auch dein Herz sein."

Im IV. Grad beginnen wir mit der Shanti-Übung, das heißt, wir begrüßen uns als unsterbliche Lichtwesen in der Energie bedingungsloser Liebe. Dann gebe ich den Teilnehmern die IV. Grad-Einstimmung zuerst einmal als Gruppeneinstimmung. Dazu spiele ich die sakrale Musik „Sanctus" von Charles Gonoud, weil sie uns sanft, aber bestimmt in die Energie bedingungsloser Liebe führt. Vielen Menschen sind so berührt, dass ihnen die Tränen kommen. Die IV. Grad-Einstimmung erweitert die Kapazität unseres Herzchakras. Wir werden eingestimmt auf die Energie des SKSK-Symbols, dem IV.-Grad-Symbol. Dieses Symbol bewirkt Wunder.

Wir können es in die Direktbehandlung von uns selbst oder anderen einfließen lassen, damit Einstimmungen bereichern oder es im Alltag geistig einsetzen, wenn jemand zum Beispiel traurig oder aggressiv ist. Mit der Zeit werden wir merken, dass sich problematische Beziehungen zu unseren Mitmenschen harmonisieren. Nicht, weil wir jemanden mit dem Symbol verwandeln oder „umdrehen" können, sondern weil der andere auf einer subtilen Ebene merkt, dass wir unsere Waffen gestreckt haben und den anderen akzeptieren. Das Ergebnis ist dasselbe. Wir säen auf der feinstofflichen, spirituellen Ebene und ernten auf der grobstofflichen.

Im IV. Grad mache ich gern eine Symbolmeditation. Wir schließen die Augen und stellen uns das TKR-Symbol vor. Wir gehen zur Quelle, tief in das Zentrum dieses Symbols. Das SKSK-Symbol stellen wir uns als Tür oder Tunnel aus Licht vor und atmen es in jede Zelle ein. Das HSN-Symbol visualisieren wir als züngelnde Flammen entlang der Wirbelsäule, das alle unsere Chakren miteinander verbindet. Das DKM-Symbol vom III. Grad entführt uns in das Land des Lächelns. Es geht wie eine Sonne über uns auf und schenkt uns ein inneres Lächeln und ein sonniges Gemüt.

Das IV.-Grad-Symbol ist für die Teilnehmer beeindruckend. Ich verteile laminierte Symbolzettel und achte darauf, dass die Schrift nach unten zeigt. Ich bitte alle, die Augen zu schließen und die Hände auf die Zettel zu legen. Dann fordere ich auf wahrzunehmen, wie die Energie erlebt wird: Wo spürst du sie in deinem Körper? Fast alle nehmen Wärme und Liebe wahr, die von diesem Symbol ausstrahlen. Bei dieser Gelegenheit bin ich dankbar, die Kopie der Handschrift von Hawayo Takata verteilen zu können, weil meine Lehrerin Dr. Barbara Ray direkt von ihr ausgebildet und eingeweiht wurde. Natürlich darf dann der Zettel mit dem Symbol umgedreht werden. Das IV.-Grad-Symbol wirkt sehr weich, harmonisch und weiblich. Anschließend machen wir eine Symbolmeditation mit dem neuen Symbol und tauchen tief in die Energie ein, während wir die Hände dabei auf unser Herzzentrum legen.

Einstimmungen, die wir im III. Grad gelernt haben, gewinnen eine neue Qualität, wenn wir vorher oder nachher die Hände auf die Herzposition legen und mit dem SKSK-Symbol arbeiten. Am zweiten Tag machen wir auf diese Weise Gruppeneinstimmungen, von denen alle sehr bewegt sind. Zu mehreren stimmen wir einander ein, wobei die Energie ins Quadrat geht und viel Energie für Heilung und Transformation auf allen Ebenen entsteht.

In einer Direktbehandlung integrieren wir das neue Symbol. Zuerst legen wir die Hände auf das Kronenchakra und das Dritte-Auge-Zentrum und visualisieren das DKM-Symbol und das TKR. Dann legen wir die Hände auf das Basiszentrum und das Sonnengeflecht und arbeiten mit dem DKM-Symbol und dem TKR. Danach legen wir die Hände auf die Herzposition und visualisieren das SHK-Symbol, gefolgt vom TKR. In einer Partnerübung legt einer dem anderen die Hände „als Sandwich" auf die Herzposition. Dabei arbeitet der Behandler fortwährend mit dem IV.-Grad-Symbol. Derjenige, der sitzt, denkt an eine ungelöste Situation in seinem Leben und stellt sich die Frage: „Was würde die Liebe in dieser Situation tun?" Manchmal findet sich so eine Lösung, an die vorher noch niemand gedacht hatte.

Die Übung „Herzen verschmelzen" bildet einen energetischen Höhepunkt im IV. Grad. Zwei Partner sitzen einander leicht versetzt gegenüber und legen die eine Hand auf das Herzchakra des Gegenübers, die andere auf die Hand des anderen. Dazu spiele ich die Musik „Fairy Ring“ von Mike Rowland, ein wahrer Herzöffner. Die ganze Zeit über stellen sich die Teilnehmer das SKSK-Symbol vor. Viele erleben Einheitsbewusstsein. Oft harmonisieren sich Atmung und Herzschlag, da die Auren miteinander verschmelzen.

In der Übung „Entfalten“ liegt der eine Partner verknotet und unbequem auf einer Decke. Der andere Partner entfaltet ihn liebevoll unter Einsatz des neuen Symbols. Dabei sind viel Sensibilität und Achtsamkeit nötig. Diese Qualitäten schenkt uns das SKSK-Symbol. Die Erfahrungen von liebevoller Unterstützung und Führung sind bewegend.

Der Sufi-Segen ist ein fester Bestandteil meiner IV.-Grad-Kurse geworden. Wir stehen einander paarweise gegenüber und singen uns an und vollziehen dabei bestimmte festgelegte Gesten: „Aus dir strahlt Gottes ewige Liebe, Gottes Frieden segnet dich. Seine Gegenwart erleuchtet jetzt dein Herz, nun und in Ewigkeit.“ Wenn jeder Seminarteilnehmer jeden auf diese Weise begrüßt und gesegnet hat, haben viele Tränen der Rührung in den Augen. Diese Übung kann man mit jedem machen, der dafür offen ist. Sie hat sich bewährt in Paarbeziehungen, um damit täglich die Herzensverbindung auszubauen und zu stärken, damit es nicht so leicht zu Dissonanzen kommt.

Auch mit uns selbst gehen wir nicht mehr so hart ins Gericht, sondern lieben uns immer mehr bedingungslos. Wenn wir einmal nicht in der Liebe waren, lieben wir uns auch dafür und erfahren dann wieder inneren Frieden. Wenn wir uns überlegen, dass wir auf der Erde sind, um bedingungslose Liebe zu lernen, können wir uns auch über kleine Fortschritte freuen und großzügiger mit unseren „Fehlern“ umgehen – und mit denen unserer Mitmenschen. Wir konzentrieren uns mit dem IV. Grad immer mehr auf das Wesentliche im Leben und pflegen eine liebevolle Beziehung zu uns selbst und anderen. Dafür werden wir mit einem Gefühl von Freude beschenkt. Immer mehr erfahren wir ein kosmisches Einheitsbewusstsein: Wir fühlen uns eins und verbunden mit allem, was lebt.

6.

Der V. Grad – aufrechter, wahrhaftiger und authentischer werden

Reiki ist Weisheit und Wahrheit.
Hawayo Takata

Im V. Grad des authentischen Reiki geht es um viel. Die Verbindung zwischen Herz- und Halschakra wird gefördert. Bedingungslose Liebe bestimmt jetzt immer mehr die Art, wie wir etwas ausdrücken; sie beeinflusst auch den Klang unserer Stimme. Unsere Kommunikation und unsere Beziehungen werden authentischer und gleichzeitig liebevoller. Wir er-innern uns daran, wozu unsere Stimme da ist: zu unterstützen, Wohlwollen auszudrücken, zu loben, zu bestärken. Wenn wir in den V. Grad eingeweiht sind, können wir unsere Stimme nicht mehr als „Waffe“ missbrauchen!

Als ich den V. Grad machte, war mein Sohn vier Jahre alt und in der Trotzphase. Er neigte damals zu Wutanfällen, was mir besonders in der Öffentlichkeit oft peinlich war. Früher habe ich ihn dann mit schriller Stimme zur Ordnung gerufen und möglichst bald den Ort gewechselt. Mit dem V. Grad ging das nicht mehr. Ich erinnere mich an folgendes Ereignis: Mein Sohn hatte in unserer Einkaufsstraße eine „Wackel-Ente“ bestiegen, in die man 50 Pfennige hineinwerfen musste. Er wollte dieses Wackel-Erlebnis unbedingt noch einmal genießen. Ich sagte „nein“ und wollte weiter. Er warf sich bäuchlings auf den Bürgersteig und schrie nach Leibeskräften. Ein paar ältere Damen blieben stehen und warfen mir tadelnde Blicke zu. Ich wollte meine Stimme erheben, um die Situation zu beenden: Es ging nicht! Ich brachte kein Wort hervor, krächzte nur unartikuliert vor mich hin. Meine Stimme versagte mir den Dienst, „wollte“ nicht als Waffe missbraucht werden. Diese Lektion habe ich gelernt, nachdem sie sich in ähnlichen Zusammenhängen wiederholt hatte. Der Ton macht die Musik. Wenn ich etwas missbillige, kann ich jetzt mit normaler, sanfter Stimme meine

Kritik äußern. Dann, und nur dann, kann Kritik vom Gegenüber auch angenommen werden.

Wir werden im V. Grad aufrechter. Das Halschakra steht auch für Wahrheitsliebe. „Der liebe Gott kennt nur Wahrheit oder Lüge, Notlügen sind eine menschliche Erfindung“, heißt es in einem Sprichwort. Durch die Energie des V. Grades werden wir „gezwungen“, ganz eng bei der Wahrheit zu bleiben. Ein Beispiel: Als ich gerade den V. Grad gemacht hatte, hielt ich einen Reiki-Vortrag in Landshut. Einige Fallbeispiele schmückte ich dabei etwas aus. Das Ergebnis: Nach dem Vortrag war meine Stimme blockiert! Sie funktionierte für mehr als eine Stunde überhaupt nicht mehr, ich bekam kein einziges Wort heraus. An ein geselliges Beisammensein mit meiner Organisatorin war unter diesen Umständen natürlich nicht zu denken. Wer das einmal erlebt hat, begreift den Zusammenhang und lernt aus der Erfahrung. Sie ist einfach zu peinlich, als dass man sie wiederholen müsste.

Wer aufrecht ist, bekommt Charisma, eine ganz besondere Ausstrahlung. „Charisma“ bedeutet „Gnadengabe“. Wer authentisch ist und sich selbst treu bleibt, bei dem durchtränkt das Licht der Wahrheit seine gesamte Persönlichkeit. Wir werden durchlässig für Lebensenergie. Wir leben unsere wahre Identität und unsere Bestimmung. Diese Ausstrahlung kann man sich nicht wie eine Rolle zulegen. Sie ist ein kostbares Geschenk, das einem zuteil wird, wenn man den Weg der Selbstverwirklichung erfolgreich meistert.

Zum Thema Aufrichtigkeit sagt Theodor Fontane: „Und, Herze, willst du ganz genesen, sei selber wahr, sei selber rein! Was wir in Welt und Menschen lesen, ist nur der eigne Widerschein.“ Jeder Mensch erschafft sich seine eigene Wirklichkeit. Lame Deer, Medizinmann der Sioux, sagt: „Wir müssen wieder lernen, wir selbst zu sein.“ Der Philosoph Ralph Waldo Trine schreibt: „Habe keine Angst, die Halbwahrheiten beiseite zu schieben und nach dem Ganzen zu greifen.“ Dazu ermuntert uns der V. Grad. Der indische Philosoph und spirituelle Lehrer Jiddu Krishnamurti bezeichnet die Suche nach Glück, Gott und Wahrheit als tiefsten Lebenssinn.

Durch den V. Grad werden wir uns unseres Potenzials immer bewusster und entwickeln immer mehr Mut, es zu leben. Nach Erich

Fromm ist es „die Tragödie des Lebens, dass die meisten von uns sterben, bevor sie ganz geboren sind." Dies ist auch die Ansicht von Carl Gustav Jung, dem großen Psychoanalytiker. Wenn wir das authentische Reiki praktizieren, erkennen wir: Unser Weg führt uns. Wir bestehen immer mutiger den „Kampf des Lebens", wie es Paramahansa Yogananda nannte. Erinnern wir uns, was Marcus Aurelius sagte: „Ihr seid so jung wie euer Glaube, so alt wie euer Zweifel, so jung wie euer Selbstvertrauen und eure Hoffnung, so alt wie eure Niedergeschlagenheit." Wir entwickeln immer mehr den Mut, Fehler zu erkennen und zuzugeben. Wir lernen aus ihnen und sind mehr und mehr bereit, Fehler bei anderen großzügig zu übersehen. Neale Donald Walsch: „Auch in deinem Leben hofft gerade jemand inständig darauf, dass du seine Fehler, seine Schwächen und seine jüngsten Verfehlungen übersiehst. Beobachte genau, wie die anderen sich entscheiden, aber verurteile sie nicht."

Wir entscheiden uns, immer bereit zu sein, unsere eigene Meinung infrage zu stellen. Unsere Kommunikation wird liebevoller und authentischer. Kommunikation erschafft die (unsere) Welt in jedem Augenblick. Wir erkennen mit Hermann Hesse: „Nach Sprache sehnt sich alles Leben." Wahre Dichtung ist in der Lage, Himmel und Welt für einen Augenblick in vollkommener Musik zusammenklingen zu lassen. Wir sind alle potenzielle Künstler!

Unsere Beziehungen profitieren ebenfalls vom V. Grad, auch und gerade die zu uns selbst. Wer wirklich – das heißt bedingungslos – liebt, sagt: „Ich wähle für dich das, was du für dich wählst." Jeder sucht nach einer Person, die uns das haben lässt, was wir vom Leben haben wollen. Wer so lieben kann, wird nie verlassen. Wer jeden annehmen kann, wie er ist, erntet inneren Frieden, Stille und Lebendigkeit und findet das, was er im Objekt seiner Liebe gesucht hat: sich selbst. Nach Khalil Gibran „bestellen wir unseren Garten und schmücken wir selbst uns die Seele mit Blumen, statt darauf zu warten, dass andere uns Kränze flechten." Nach Phil Bosmans „sind wir für die Freude gemacht." Wer sein Potenzial ausschöpft, erntet tiefes Glück.

Der V. Grad bewirkt durch die Einstimmung und das neue, sehr klare und geradlinige kosmische Symbol nicht nur mehr Aufrichtigkeit auf der charakterlichen, sondern auch auf der körperlichen Ebene. Wir richten uns mehr auf, dadurch werden ein eventuell vorhandener Rundrücken oder ein Hohlkreuz ausgeglichen und gemildert. Indem Energie freier entlang der Wirbelsäule fließen kann, verschwinden auch Rückenschmerzen. Sobald ich merke, dass ich eine schlechte Haltung einnehme, brauche ich nur an das V.-Grad-Symbol zu denken und richte mich automatisch besser auf. In der Menopause werden wir mit der V. Grad-Energie erleben, dass Wissen sich zunehmend in Weisheit verwandelt und die Kundalini-Energie das Dritte-Auge-Zentrum aktiviert.

Oft haben Menschen in der zweiten Phase ihres Lebens Rückenbeschwerden aufgrund einer Blockade. Sie haben unbewusst Angst vor dem, was durch diese Energie geschieht. Mit dem V. Grad und dem SF-Symbol läuft die zweite Lebenshälfte ganz anders ab. Wir haben eine größere Chance, Altersweisheit zu erlangen. Wer in jüngeren Jahren mit dem SF-Symbol arbeitet, entwickelt früher Weisheit und integriert sie in sein Leben. Wissen wird zu Weisheit. Die Bibel drückt es so aus: „An den Früchten werdet ihr sie erkennen."

Das Seminarprogramm

Nach der Begrüßung gebe ich den Teilnehmern eine Gruppeneinstimmung in den V. Grad. Dann machen wir zusammen eine Meditation. Dabei fragen wir uns: „Was ist der Grund, warum ich jetzt hier gerade mit diesen Menschen zusammen bin? Was ist die wichtigste Lektion, die ich hier lernen will? Ist es Selbstausdruck, Wertschätzung, Kommunikation, Kreativität, Gerechtigkeitssinn, Harmonie in Beziehungen oder Wahrheitsliebe?" Die Teilnehmer suchen sich davon eine oder mehrere Qualitäten aus.

Die Einstimmung in den V. Grad verbindet das Kehlkopfchakra mit der Erdenergie. Wir erfahren eine tiefere Erdung. Das Kehlkopfchakra hat eine besondere Beziehung zu unserer Wirbelsäule und zu unserem Nervensystem. Im V. Grad wird sanft und gefahrlos die Kundalini-Energie angeregt und aktiviert. Die Kundalini-Energie ist die „zusammengerollte Schlange" der Lebensenergie, die am Ende der Wirbelsäule darauf wartet, erweckt zu werden. Fließt die Energie frei durch unser Chakrensystem, sind die Hauptenergiezentren zu einer Lichtsäule verschmolzen, spricht man auf der Chakrenebene von „Erleuchtung". Das V.-Grad-Symbol SF aktiviert das Halschakra, stärkt die Wirbelsäule und aktiviert die Kundalini-Energie.

Wie verwende ich das SF-Symbol?

Bei Einstimmungen behalten wir auf jeden Fall die Reihenfolge der Symbole bei. Wir können vor der Einstimmung die Hände über den Nacken halten und das SF-Symbol sowie das TKR-Symbol visualisieren und dann mit der Einstimmung beginnen. Oder wir gehen nach der Einstimmung an die Seite der Person. Eine Hand halten wir vor den Nacken, die andere vor den Hals und visualisieren das SF-Symbol sowie das TKR-Symbol.

Bei Fernbehandlungen gibt es verschiedene Möglichkeiten. Wir zeichnen das HSN-, das DKM-, das SHK- und das TKR-Symbol und dann das SF-Symbol oder wir malen in Gedanken das SF-Symbol über das Halchakra, während wir die Hände auf die vierte Kopfposition, die Halsposition, legen. Dann richten wir die Energie aus und senden sie in die Ferne. Oder wir nutzen die Symbole, um Energie jenseits von Zeit und Raum auszurichten, legen die Hände auf die Halsposition und visualisieren das SF-Symbol, gefolgt vom TKR-Symbol.

Bei Direktbehandlungen ist die Reihenfolge der Symbole egal, ich empfehle aber, das TKR-Symbol als letztes zur Verstärkung zu benutzen. Wir können bei uns selbst oder anderen mit Erfolg das SF-Symbol über das Halschakra zeichnen, gefolgt vom TKR-Symbol. Vor dem Beginn der Behandlung und/oder zum Abschluss können wir ein großes SF-Symbol entlang der Wirbelsäule über alle Chakren malen oder uns auch nur vorstellen.

Wenn wir über das SF-Symbol meditieren, können wir in Kontakt mit unserem Höheren Selbst treten und Inspirationen empfangen bezüglich unseres Berufes, unseres weiteren geistigen Wegs und unserer wahren Bestimmung. Mit diesem Symbol können wir auch die Botschaft der Liebe und Güte zu allen Lebewesen schicken. Vor einer wichtigen Besprechung oder einem Gespräch legen wir die Hände auf die „Hals-Sandwich“-Position und malen im Geiste das SF-Symbol und das TKR. Unsere Kommunikation wird dadurch harmonischer, aufrechter und klarer.

Im Seminar machen wir eine 15-minütige Meditation, in der wir unsere Hände auf unser Halschakra legen und dabei mit dem neuen Symbol und dem TKR-Symbol zur Verstärkung arbeiten. Bei dieser Übung sind einige beeindruckt von der Kraft und Klarheit des für sie neuen Symbols. Viele spüren ein Kribbeln oder Wärme auf der Höhe des Halschakras.

In einer Meditation für das Kehlkopfchakra visualisieren wir das SF-Symbol und das TKR-Symbol. Während einer Meditation im Liegen legen wir eine Hand auf unser Kronenzentrum, die andere Hand von hinten auf das Wurzelzentrum. Dabei stellen wir uns das HSN-, das SF- und das TKR-Symbol vor. Das HSN- und das SF-Symbol haben einen besonderen Bezug zur Wirbelsäule, zur Kundalini-Energie und sind in der Lage, uns stärker mit der Erdenergie zu verbinden. Nur wer gut geerdet ist, erlebt Krisen als Herausforderung und kann sich den Luxus erlauben, seine geistigen Antennen in die höheren Sphären auszudehnen. Viele Teilnehmer spüren in der Meditation, wie Energie ihre Wirbelsäule entlang zirkuliert oder nehmen Hitze auf der Höhe des Steißbeins wahr.

Am zweiten Tag beginnen wir mit einer geführten Meditation, während ein Partner seine Hände um sein Halschakra hält und kontinuierlich mit dem SF-Symbol arbeitet. Wir können diese Übung auch allein machen, indem wir die vierte Kopfposition einnehmen und dabei abwechselnd mit dem V.-Grad-Symbol arbeiten und uns mit den folgenden Themen beschäftigen:

Selbstausdruck: „Was drückst du bisher nicht oder nicht genügend aus, was willst du in Zukunft mehr zum Ausdruck bringen?“

Kommunikation: „Was hast du bisher nicht oder nicht ausreichend gesagt, und was willst du in Zukunft mehr sagen?“

Selbstwertschätzung: „Was magst du nicht an dir und was magst du?

Und woher kommt das, was du nicht an dir magst? Wie willst du das in Zukunft ändern?"

Wahrheit: „Lebst du irgendeine Lüge? Wenn ja, welche? Oder erzählst du eine? Wenn ja, welche? Bist du bereit, dies zu ändern?"

Der Austausch zu zweit und in der Gruppe ist sehr intensiv, und es werden oft neue Weichen für das Leben gestellt. Ein Teilnehmerin, eine pensionierte Lehrerin aus Berlin, sagte zu dieser Übung: „Der V. Grad ist ja viel profunder, als ich erhofft hatte." Durch die Einstimmung in den V. Grad und das V.-Grad-Symbol erfahren die Teilnehmer eine ganz besondere energetische Unterstützung für eine vielleicht notwendige Neuorientierung in ihrem Leben.

Manchmal machen wir auch eine ganz einfache Partnerübung. Der eine sitzt, der andere legt seine Hände mit Abstand (im Energiefeld) um das Halschakra des Partners und visualisiert kontinuierlich das SF- und das TKR-Symbol. Nach einem Wechsel der Rollen tauschen sich die Partner aus. Viele berichten von neuen Erkenntnissen und dem Gefühl, mehr Wahlfreiheit im Leben zu haben.

Eine profunde Partnerübung ist regelmäßig Teil des zweiten Tages eines V.-Grad-Seminars. Einer der Partner liegt ausgestreckt, der andere behandelt ihn. Zuerst zeichnet der Behandler fünf Minuten lang das HSN-, das SF- und das TKR-Symbol groß über den Rücken des Liegenden. Dann praktiziert er nacheinander alle vier Rückenpositionen von oben nach unten für jeweils fünf Minuten und visualisiert dabei fortlaufend das SF- und das TKR-Symbol. Angenehm ist es, wenn die Paare bei dieser Übung auf einer Reiki-Liege arbeiten können. Danach ist Partnerwechsel und dann Erfahrungsaustausch, erst zu zweit und dann in der ganzen Gruppe. Viele Teilnehmer spüren viel mehr Energie als zuvor und nehmen den Energiestrom entlang der Wirbelsäule deutlich wahr.

Eine weitere Übung besteht darin, sich zuerst das HSN-Symbol über der Erde vorzustellen. Dann visualisieren wir das HSN-Symbol über unserer eigenen Stirn. Schließlich stellen wir uns vom Kronen- bis zum Basischakra das HSN-Symbol, das SF-Symbol des V. Grades und das TKR-Symbol vor. Damit verbinden wir uns direkt mit dem Erdenergiegitter und stärken unsere Beziehung zur Erde. Diese Übung kann sitzend oder liegend durchgeführt werden, drinnen oder draußen.

Die Teilnehmer lernen im V. Grad dauerhaft verstärkende Einstimmungen in den III. und IV. Grad zu geben, die die Kapazität oder Aufnahmefähigkeit dieser Grade vertiefen. Auch die bisher gelernten Einstimmungen werden wiederholt. Diese Einstimmungen trainieren wir paarweise miteinander und am zweiten Tag in Gruppeneinstimmungen von drei bis fünf Personen. Dabei legen wir zum Abschluss der Einstimmung die Hände wie einen Schal um das Halschakra desjenigen, der eingestimmt wird, und visualisieren das V.-Grad-Symbol und das TKR-Symbol. Bei Gruppeneinstimmungen geht die Energie, wie auch bei Gruppenbehandlungen, ins Quadrat. Sie sind daher besonders kraftvoll. Viele erleben so viel Liebe, dass ihnen die Tränen kommen.

Am Ende werden die Teilnehmer mit der Frage entlassen, die sie sich künftige bei ihren Aktivitäten stellen sollen: „Macht es mir Freude? Dient es dem Licht?" Gefühle sind die Sprache der Seele. Wenn wir auf unsere Gefühle achten und hören, sind wir in Kontakt mit unserer Seele und damit mit unserer Bestimmung.

Übungen zur Stärkung des Halschakras

Wir können unsere Hände auf das Halschakra legen und die folgende Affirmation laut oder leise sprechen: „Ich lasse meine Worte aus dem Herzen kommen und bleibe bei der Wahrheit." Oder: „Ich sage, was ich denke und fühle." Oder: „Ich nutze die Kraft des Wortes, um Gutes zu bewirken."

Während wir die Halsposition praktizieren, können wir uns vorstellen, dass beim Ausatmen hellblaue Strahlen von unseren Händen in das Herzchakra fließen.

Weitere Möglichkeiten zur Aktivierung des Halschakras sind:

- Drücken Sie Ihre Gedanken und Gefühle in Worte aus.
- Schreiben Sie Gedichte oder Geschichten.
- Nehmen Sie Unterricht in anthroposophischer Sprachgestaltung oder nehmen Sie Gesangsunterricht.

- Lernen Sie eine neue Sprache oder werden Sie Mitglied in einem Chor oder gründen Sie selbst einen.
- Meditieren Sie über die Farbe Blau, schauen Sie in den nachtblauen Himmel oder blicken Sie aufs Meer.

Zu Hause können Sie Ihre Arbeit mit dem Halschakra intensivieren, indem Sie Ihre Wohnung zum Beispiel mit blauen Blumen oder Kissen dekorieren. Essen Sie blaue Früchte wie Heidelbeeren und Acai-Früchte (nähere Informationen finden Sie in meinem Buch *Heilkraft aus den Tropen*).

Sie können auch Mantras (heilige Klänge) zum Lobe Gottes singen oder Vokale intonieren. Rufe Sie eine Volksliedergruppe ins Leben und singen Sie beim Wandern und Autofahren. Lernen Sie ein Instrument oder frischen Sie Ihre Fähigkeit, eines zu spielen, auf. Drücken Sie sich durch Musik aus.

Seien Sie mutig. Sagen Sie Ihre Meinung und bleiben Sie freundlich dabei. Bleiben Sie bei der – Ihrer – Wahrheit. Hören Sie Vokalmusik wie Gregorianische Choräle. Eine meiner Lieblings-CDs ist *Canticles of Ecstasy* mit Musik von Hildegard von Bingen.

7.

Der VI. Grad – mehr Einsicht, Weisheit und Intuition im Leben

Liebe ist das einzige, was wächst,
wenn wir es verschwenden.
Ricarda Huch

Der VI. Grad wirkt subtil und gleichzeitig kraftvoll. Die Einstimmung erweckt unser Drittes-Auge-Zentrum und stärkt die Verbindung aller Energiezentren im Kopf. Unsere Verbindung zum Universum wird energetisch verstärkt und wirkt auf das Bewusstsein. Unser Energiefeld erweitert sich erheblich. Dies fördert unser geistiges Erwachen. Damit öffnen sich unsere feineren Sinne, von Hellsichtigkeit bis Hellfühligkeit. Unser Zugang zur Intuition wächst. Wenn wir in den VI. Grad eingeweiht sind, neigen wir mehr zu einer ganzheitlichen Sichtweise, indem wir erkennen, dass das Wohl des Ganzen auch unser eigenes mit einschließt. Wir werden empfänglicher für Visionen und kommen immer mehr in Kontakt mit unseren Aufgaben, die wir uns für diese Inkarnation vorgenommen haben, ob beruflich, ehrenamtlich oder im Rahmen unserer Familie. Damit machen wir den Weg frei für dauerhafte Erfüllung.

Der VI. Grad aktiviert vor allem das Dritte-Auge-Zentrum. Die Belebung dieses Energiezentrums zwischen unseren Augenbrauen wird auch als „Weg der Weisheit" bezeichnet. Wir übernehmen Herrschaft über unser Leben. Innere Schau, Erkenntnis, Intuition und Inspiration werden gefördert. Ein Visionär zu sein, bereichert die Welt. Viele Menschen erlangen mit dem VI. Grad berufliche Erfüllung, indem sie ihre Berufung erkennen und sie leben: Wer seine Arbeit liebt, braucht nie mehr zu arbeiten. Andere entscheiden sich für eine Arbeit mehr im Stillen als „Frequenzhalter", um die Schwingung auf dem Planeten zu erhöhen.

William Shakespeare vergleicht in seinem „Sonett XXXIII" die Strahlen des erweckten Brauenzentrums – das Dritte Auge – mit der

Morgensonne und alltägliche Gedanken wie Sorgen, Unzufriedenheit und Ablenkungen mit Wolken, die die Sonne verdecken. Shakespeare schließt mit einem Hinweis auf eine Stunde Meditation. Mit dem authentischen Reiki meditieren wir und kommen in Kontakt mit unserer Wesensmitte.

Bei Shakespeare heißt es: „So sandte glorreich die Sonne auf meine Stirne ihre Morgenstrahlen, doch ach, sie war nur eine Stunde mein, bis Wolken mir den frohen Anblick stahlen. Ich zürne nicht, denn wenn das Himmelslicht erlöschen kann, währt das der Erde nicht."

Durch den VI. Grad werden die Grenzen des Verstandes transzendiert. Unsere telepathischen Fähigkeiten und damit die Kapazität, Informationen ohne Verwendung von Sprache und Gehör zu empfangen und zu vermitteln, werden gestärkt. Wir lernen mehr im Augenblick – im Hier und Jetzt – zu leben. Ein Mensch, dessen Energie im Stirnchakra frei fließt, ist sich seines geistigen Wesens voll bewusst und ruht in seiner Mitte. Nichts kann ihn mehr verunsichern oder gar ängstigen.

Die Angst vor Unbekanntem hält viele Menschen davon ab, das Geheimnisvolle zu erkunden. Dazu Rainer Maria Rilke: „Aber nur, wer auf alles gefasst ist, wer nichts, auch das Rätselhafteste nicht, ausschließt, wird die Beziehung zu einem anderen als etwas Lebendiges leben und wird selbst sein eigenes Dasein ausschöpfen."

Friedrich Schiller dichtet in „Poesie": „Was sich bewegt im Himmel und auf Erden, was die Natur tief im Verborgenen schafft, muss *mir* entschleiert und entsiegelt werden." Phil Bosmans: „Wenn du tief genug vordringst zum Kern der Dinge, dann bekommst du Augen, um unsichtbare Dinge zu sehen, und Ohren, um unhörbare Dinge zu hören."

Mit dem VI. Grad werden wir uns immer weniger von unserem Weg ablenken lassen, sondern klar Prioritäten für unseren weiteren spirituellen Weg setzen. Wir gewinnen immer mehr Kontakt zu unserer eigenen Stärke und damit eine grenzenlose Freiheit.

Der VI. Grad bringt auch viele gesundheitliche Vorteile mit sich. Im Lukas-Evangelium heißt es: „Wenn dein Auge gesund ist, dann wird dein ganzer Körper hell sein." Das Stirnchakra ist für die Sehkraft der Augen mit verantwortlich. Eine mangelnde Aktivität dieses Energiezentrums kann sich in Vergesslichkeit und verworrenen Gedanken äußern.

Menschen mit einem gut entwickelten Stirnchakra sind geistig klar, haben ein ausgezeichnetes Gedächtnis und auch noch im hohen Alter ein ausgeprägtes Konzentrationsvermögen sowie funktionierende Sehkraft und ein gutes Gehör. Es gibt viele Menschen, die mit dem VI. Grad ihre Augenprobleme, Ohrenbeschwerden wie Tinnitus oder auch Kopfschmerzen dauerhaft loswerden.

Der VI. Grad hat einen günstigen Einfluss auf unsere Zirbeldrüse. Obwohl die Zirbeldrüse mit dem Gehirn verbunden ist, wird sie nicht durch die sie umgebenden Nervenzellen aktiviert, sondern scheint mit „Botschaften" versorgt zu werden, die sie über die Augen erreichen. Einer alten indischen Tradition zufolge stellt die Zirbeldrüse eine Art mystisches Organ dar, ein Fenster zu unserem geistigen Leben und ein Schlüssel zu unseren Geisteskräften. Die Zirbeldrüse nimmt Lichtenergie auf und bildet Melatonin. Melatonin ist nicht nur der Hautfarbstoff, sondern auch das Schlafhormon und ein sehr wichtiges Antioxidans zur Bekämpfung von freien Radikalen (aggressiven Sauerstoffverbindungen). Viele Menschen, die im Winter zu wenig Licht bekommen, entwickeln eine Winterdepression. Die Zirbeldrüse besitzt einen Einfluss auf die Schilddrüse und die Gefühlslage des Menschen. Es gibt eine Theorie, wonach die Zirbeldrüse eine Art eingebauter kosmischer Strahlenempfänger ist und die Anpassung des Körpers auf kosmische Strahlung steuert. Auf jeden Fall ist die Wissenschaft noch weit davon entfernt, das Geheimnis der Zirbeldrüse vollständig zu lüften.

Douglas Baker schreibt in seinem lesenswerten Buch *Das Öffnen des Dritten Auges*, dass über eine „Regenbogenbrücke", auch Antakarana genannt, die Verbindung zwischen Persönlichkeit und Seele gestärkt wird. Damit sind wir wieder direkt an die Quelle allen Seins angeschlossen.

Durch Meditation (oder Reiki), Dienst am Menschen und Verfeinerung des Atems (zum Beispiel mit der indischen Pranayama-Technik) kommt die Energie im Dritten Auge zum Fließen und zugleich wird unsere Aura, das feinstoffliche Lichtkleid, verstärkt. Im VI. Grad praktizieren wir verschiedene sanfte Pranayama-Übungen. Pranayama wird in Teil IV, Kapitel 2, „Mit dem authentischen Reiki zum Schöpfer werden", ausführlich erklärt.

Wenn wir in den VI. Grad eingeweiht sind, erkennen wir, dass es viel mehr zwischen Himmel und Erde gibt, als wir uns bisher vorgestellt haben und unser Verstand sich überhaupt vorstellen kann. Wir erkennen: Mehrere Wirklichkeiten unterschiedlicher Schwingungsfrequenz existieren gleichzeitig und ineinander. Mit der Zeit können wir sogar die Klänge der Natur und den Klang des Kosmos wahrnehmen. Viele Schüler sehen nach Einweihung in den VI. Grad Engel oder Devas (Pflanzenwesen), einige schon während der VI. Grad-Einstimmung.

Sind Herz- und Stirnchakra aktiv, sind wir fähig, Menschen, Tieren und Pflanzen starke Heilenergien allein durch die Kraft unserer Gedanken zu vermitteln. Unsere positiven Gedanken werden mit spiritueller Energie aufgeladen und damit wesentlich wirksamer. Durch das Stirnchakra empfangen wir zunehmend Inspirationen und Visionen für unsere eigene Entwicklung und zur Unterstützung des Geschehens auf unserem Planeten, auch im Hinblick auf die große Zeitenwende, die für den Dezember 2012 vorausgesagt ist. Wir hören auf, unsere Intuition aus Angst vor Autoritäten oder aus Angst, sich zu blamieren, zu unterdrücken. Durch die Intuition steht uns ein Wissen jenseits unseres Verstandes zur Verfügung. Wir wissen das, was wir eigentlich nicht wissen können. Wenn wir in Kontakt mit unserer Intuition sind, sind wir mit unserem göttlichen Selbst verbunden. Das geistige Auge und das Scheitelzentrum sind für die Entwicklung unseres göttlichen Selbst verantwortlich. Gott ruft uns in den Büchern von Neale Donald Walsch auf: „Hör auf, auf ein ‚Zeichen' von den ‚Göttern' zu warten. Dein Zeichen ist deine Intuition, gehüllt in deine Sehnsucht." Göttliche Eingebung ist das Geburtsrecht jedes Menschen. Inspirationen sind Geschenke des Himmels, die unsere Wertschätzung verdienen und umgesetzt werden sollten. Gott sagt zu Neale Donald Walsch: „Ich spreche zu euch durch die Wahrheit eurer Seele, durch die Gefühle eures Herzens, durch die Stille eures Geistes. Ich spreche zu allen, die ganze Zeit. Die Frage ist nicht, zu wem ich spreche, sondern wer mir zuhört."

Um die Stimme unserer Intuition deutlich wahrnehmen zu können, müssen wir gedanklich still werden. Die Stimme der Intuition ist sehr leise. Mit dem VI. Grad entwickeln wir die Hingabe, den Mut und die Liebe, unserem Innersten die Gelegenheit und die Zeit zu lassen, eine

Antwort für ein Alltagsproblem zu finden. Wir geben sozusagen unserer Seele Gelegenheit, uns „an die Hand zu nehmen" und uns auf den richtigen Weg zu führen. Unsere Intuition ist ein Ausdruck der Weisheit des Herzens. Sie spricht aus unserer eigenen Tiefe und ist daher immer auf unserer Seite. Mit dem authentischen Reiki schaffen wir den nötigen Raum der Stille, um die Stimme der Intuition deutlich zu vernehmen. Je mehr wir unserer Intuition folgen, desto vernehmlicher wird sie. Chuck Spezzano schreibt in seinem Buch *100 Geheimnisse der Liebe* über die Intuition: „Sie ist die Fähigkeit, mit unserem höheren Geist zu kommunizieren. Gemäßigt durch Vernunft ist Intuition eine unfehlbare Methode, um die Wahrheit zu entdecken."

Mit Hilfe des VI. Grades können wir immer mehr unsere Gedanken manifestieren. Wir erleben, dass wir oft mühelos zum Ziel kommen und erkennen immer mehr unsere wahren Bedürfnisse. Damit werden wir zu Mitschöpfern. Indem wir unser Bewusstsein entwickeln und uns mehr und mehr mit der Energie des Herzzentrums verbinden, kreieren wir die Energie, die zu bewussten Manifestationen führt. Unsere Gedanken und Wünsche werden sich so immer spontaner erfüllen, weil sie im Einklang mit dem Ganzen beziehungsweise mit unserem Wohl und dem Wohl anderer sind.

Ein offenes, durchlässiges Dritte-Auge-Zentrum bedeutet, dass wir uns in einer sich rasant ändernden Welt inneres Gleichgewicht, Zuversicht, Glauben und Hoffnung bewahren und die dazu nötige Stärke entwickeln. Projektionen und Vorurteile verlieren ihre Macht über uns, indem wir sie als solche durchschauen. Wir erkennen immer mehr die Schönheit der inneren Qualitäten eines jeden Menschen. Jede Begegnung wird uns heilig, indem wir durch Hingabe und Präsenz einen Raum schaffen, in dem die Erfahrung von Einheit und Verbundenheit möglich wird. Egal, ob in einer flüchtigen Begegnung mit einer Kassiererin im Supermarkt, einem zufälligen Mitfahrer im Bus oder unserem Lebenspartner. Wenn wir denken, reden oder schreiben, merken wir immer öfter, dass unsere Wortwahl und die Schwingung hinter den Worten mehrere Wirklichkeiten gleichzeitig erfassen, und wir hören uns Dinge sagen oder schriftlich niederlegen, die wir zuvor noch nicht einmal gedacht haben.

Das Seminarprogramm

Das Herzstück beim VI. Grad ist, wie bei jedem Reiki-Grad, die Einstimmung. Durch die Einstimmung erweitert sich unser Energiefeld. Es werden zwei „Pyramiden" im Kopf „installiert": zwischen dem Dritte-Auge-Zentrum, Kronenchakra und Alta-Mayor- oder Gateway-Zentrum (die Stelle zwischen dem obersten Halswirbel und dem Schädel), und einem weiteren Nebenchakra etwa 42 Zentimeter oberhalb unseres Kopfes, das „Transpersonaler Punkt" (TP) genannt wird. Das Alta-Major-Zentrum stellt eines der wichtigsten Nebenchakren dar und dient als Energieempfänger höchster Qualität. Wir werden durch die Einweihung in den VI. Grad also zu Pyramidenbauern. Hellsichtige sind in der Lage, diese kristallinen Pyramiden zu sehen.

Der Transpersonale Punkt wird von einigen auch als achtes Chakra bezeichnet. Wir können es wahrnehmen, wenn wir die Hand über unseren Kopf strecken. Durch dieses feinstoffliche Energiezentrum manifestiert sich die Seele in die materielle Ebene. Das Zentrum beherbergt die individuellen Gründe einer Person, sich in diesem Leben zu inkarnieren. Im Englischen heißt es deshalb auch „Soul Star" (Seelen-Stern) oder „Heavenly Chi" (Himmlisches Chi). Der TP wird als Filter und Anker für alle Chakren angesehen und speist besonders das Kronenchakra, das Halschakra und Dritte-Auge-Zentrum mit Energie. Ist dieses Zentrum aktiv, sind wir mit dem Göttlichen fest verbunden. Im VI.-Grad-Seminar praktizieren wir Übungen allein, zu zweit und zu dritt, um die Verbindung zu diesem Zentrum und ebenso die Verbindung der Kopfchakren untereinander zu stärken.

In der Bibel wird im Zusammenhang mit dem TP von „Silberschnur" gesprochen. Laut Dr. Leland Kaiser inkarniert sich der Geist durch diese Schnur in den Körper und tritt im Tod wieder aus ihm heraus. Der TP ist der Kontaktpunkt für höhere Wesenheiten wie Engel und für den Christusgeist beziehungsweise Heiligen Geist. In der Bibel wird die Silberschnur auch „Jakobsleiter" genannt.

Im VI.-Grad-Seminar wird eine dauerhaft verstärkende Einstimmung in den V. Grad gelehrt und praktiziert. Diese erweitert die Kapazität des V. Grades und aktiviert dessen Qualitäten wie Aufrichtigkeit,

Gradlinigkeit, Kreativität, Mut und eine authentische und liebevolle Kommunikation sowie eine authentische und liebevolle Beziehung zu sich selbst und anderen.

Übungen zur weiteren Aktivierung des Dritte-Auge-Zentrums sind Affirmationen, in denen wir uns dafür bedanken, dass wir durch Inspiration das Wissen der Vollkommenheit erlangen. Die Betrachtung des tiefblauen, sternenübersäten Nachthimmels stärkt die Energie im Stirnchakra. Man kann ein Lichttagebuch führen, in dem regelmäßig Träume, Offenbarungen und Visionen eingetragen werden sowie innere Bilder bei der Meditation oder Reiki-Behandlung, aber auch Zitate und Gedichte, die uns mit unserem Höheren Selbst in Verbindung bringen. Ein solches Tagebuch kann ein Empfangskanal für Führungen und Rat seitens des Höheren Selbst werden.

In der Meditation „Sieben Sterne“ visualisieren wir ein TKR-Symbol an den Fußsohlen, das langsam durch den ganzen Körper wandert. Auf der Höhe jedes Chakras lassen wir das Symbol eine Weile spiralförmig wirken. Dann visualisieren wir sieben goldene Sterne oberhalb des Kopfes auf einer vertikalen Linie. In Gedanken weben wir mit Licht und verbinden die höheren Chakren, beginnend mit dem Transpersonalen Punkt.

Im VI. Grad geht es auch um die mystischen Symbole für das Dritte Auge-Zentrum. Zu ihnen gehören das Einhorn, der Gott Merkur und der Schmetterling. Das Einhorn ist ein Symbol für das geöffnete Dritte Auge. Im königlichen Wappen Großbritanniens sehen wir links einen Löwen und rechts ein Einhorn und den Spruch „Dieu et mon droit“ (Gott und mein Recht). Nach einer alten britischen Mythologie rangen das Einhorn (Symbol für die Intuition) und der Löwe (Symbol für die Persönlichkeit) um die Krone (Symbol für den erwachten Menschen). „Der Löwe und das Einhorn kämpften um die Krone, der Löwe trieb das Einhorn rund um die Stadt.“ Das bedeutet, dass die Persönlichkeit des heutigen Menschen sein Bewusstsein beherrscht. In einer Variante dieser Mythologie durchbohrt das Einhorn das Herz des Löwen, ein Hinweis auf den letztendlichen Sieg des Bewusstseins in der Seele des spirituell erwachten Schülers. Das heißt, die Herzenergie fließt in das Dritte-Auge-Zentrum. Im Christentum symbolisiert das Einhorn Kraft, Reinheit und Liebe. Das Horn auf der Stirn steht für geistige Stärke.

Der geflügelte Merkurstab ist ein Symbol für die Zirbeldrüse, die dem Dritten Auge zugeordnet wird. Merkur als Götterbote mit geflügeltem Helm und Flügeln an den Schuhen symbolisiert den Flug des Bewusstseins und die Kommunikation mit dem Göttlichen. Der Heilige Gral weist als Kelch auf das göttliche Gefäß für das spirituelle Feuer hin. Douglas Baker schreibt in seinem Buch *Das Öffnen des Dritten Auges*: „Das Dritte Auge ist der Heilige Gral der Artussage", das Auge der inneren Wahrnehmung.

Der Gral gilt als Symbol für die innere Suche des Menschen nach Vollkommenheit und Einheit mit Gott. Im Tarot steht der Gral als Inbegriff der Suche nach Erleuchtung. Er verwandelt jene, die nach ihm suchen, in spirituelle Wesen. Auch der Schmetterling wird in der Mythologie und von Künstlern häufig als Symbol für die Seele und für das Dritte Auge verwendet. Das griechische Wort „Psyche" bedeutet sowohl Seele als auch Schmetterling und weist auf Seelenwanderung und Metamorphose hin. Das Auge des Horus in der altägyptischen Mythologie entspricht dem Dritten Auge. Douglas Baker sieht die Dreifaltigkeit als Hinweis auf die Integration der drei Kopf-Energiezentren Drittes Auge, Alta Major und Kronenchakra als Voraussetzung für die Öffnung des Dritten Auges.

In einer Übung, die man im Sitzen oder Liegen machen kann, verbinden wir das Dritte-Auge-Zentrum mit dem TP. Als Partnerübung ist diese Erfahrung besonders intensiv. Wenn zu zweit an einer sitzenden Person gearbeitet wird, können TP, Alta-Major-Zentrum, Kronenchakra und Drittes-Auge-Zentrum miteinander verbunden werden. Einige fühlen dabei intensives Kribbeln, Gedankenleere oder ein helles Leuchten ihres Schädels. Wir können in dieser Übung den TP mit dem Alta-Major-Zentrum, den TP mit dem Kronenchakra und den TP mit dem Dritten Auge verbinden und so die „Pyramiden" im Kopfbereich stärken.

Während einer intensiven Gruppeneinstimmung, in der die Grade III, IV und V mit den entsprechenden kosmischen Symbolen dauerhaft verstärkt werden und bei der eine Person gleichzeitig von drei bis vier Teilnehmern eingestimmt wird, geht die Energie ins Quadrat. Bei der III. Grad-Einstimmung legen wir die Hände um das Dritte-Auge-Zentrum und visualisieren das DKM-Symbol. Bei der IV. Grad-Einstimmung legen wir dann die Hände auf das Herzchakra und visualisieren das SKSK-Symbol. Die dauerhaft verstärkende Einstimmung in den V. Grad wird dadurch gekrönt, dass alle Teilnehmer ihre Hände um das Halschakra des Behandelten halten und dabei das SF-Symbol visualisieren (mindestens drei Mal anwenden); zum Schluss wird dann noch das TKR-Symbol visualisiert. Viele sind bei dieser Übung zu Tränen gerührt, so tief ist diese Erfahrung.

Während einer Meditation erkunden wir unsere Seele als blaue Flamme am Grunde eines Teiches. Viele erleben dabei tiefe Glücksgefühle und fühlen sich inspiriert und erneuert. Einige gewinnen Einsicht in ein neues Verständnis ihres Lebenssinns und ihrer Bestimmung. In einer anderen Meditation erkunden wir mit dem Lichtstrahl aus unserem Dritten Auge die Sphären jenseits von Raum und Zeit und treffen Seelen aus Vergangenheit und Zukunft.

8.

Der VIIA-Grad – Krönung und Verantwortung für das Ganze

Die Wahrheit kam nicht nackt zur Welt, sondern sie ist gekommen in Symbolen und Bildern. Die Welt kann sie nicht anders empfangen. Der Bräutigam muss durch das Abbild eingehen in die Wahrheit.
Aus dem Philippus-Evangelium

Manchmal „warne“ ich scherzhaft Interessierte davor, den VII. Grad im siebenstufigen Energiesystem des authentischen Reiki zu absolvieren. Der Grund: dieser Grad bringt uns (noch) mehr in Kontakt mit der Verantwortung für das Ganze, die wir mit all den Einstimmungen, Behandlungen und kosmischen Symbolen bekommen haben. Mein Kollege Dr. Willy Fraefel sagt: „Mit dem VII. Grad hast du lebenslänglich.“ Das klingt drastisch. Gemeint ist: Wir *können* nicht mehr so tun, als hätten wir all diese Möglichkeiten nicht. Und: Es geht nicht mehr, diese Kapazität und diese Methoden nur für uns selbst und unsere Liebsten und Allerliebsten zu nutzen. Dr. Willy Fraefel schreibt dazu: „Dieser Satz bezieht sich nicht nur auf dieses Leben, also das Leben in dieser Inkarnation, sondern auf das Seelenleben.“ Das heißt im Klartext: Wer in das authentische Reiki eingestimmt ist, nimmt diese Energie automatisch in jede folgende Inkarnation mit. Damit hat die Seele eine ganz andere Startposition als dies bei Nichteingestimmten der Fall ist. Wir werden quasi „mit Reiki wiedergeboren“, haben die Energien als Geburtsgeschenk in uns. Damit ist das authentische Reiki eine Investition in die Ewigkeit.

Wir erkennen mit dem VIIA-Grad: Das Wohl des Ganzen schließt auch unser Wohl mit ein. Wir nehmen unsere innere Verpflichtung wahr und an, der Welt bei ihrem Aufstieg, bei der großen Zeitenwende zu helfen. Entweder als „Frequenzhalter“, der Lichtarbeit im Stillen praktiziert, oder als Lehrer des authentischen Reiki der verschiedenen

Grade, der damit andere zu effektiven Lichtarbeitern ausbildet. Mit dem VB- und VIIB-Grad sind wir dann selbst in der Lage, Reiki-Lehrer auszubilden. Etwas Befriedigenderes gibt es in meinen Augen nicht. Das authentische Reiki ist vielleicht die effektivste, auf jeden Fall aber die einfachste Methode, sein Bewusstsein zu aktivieren, seine Ausstrahlung zu verbessern und gleichzeitig einen wertvollen Beitrag für die Transformation auf diesem Planeten zu leisten.

Mit dem VII. Grad leben wir noch in der Welt, sind aber nicht mehr „von der Welt". Hermann Hesse drückt es in einem Gedicht so aus: „Und wer sich einmal, ein einziges Mal hingegeben hatte, nur einmal das große Vertrauen geübt und sich dem Schicksal anvertraut hatte, der war befreit. Er gehorchte nicht mehr den Erdgesetzen, er war in den Weltraum gefallen und schwang im Reigen der Gestirne mit."

Mit dem VII. Grad erkennen wir den süßen Geschmack der Freiheit in der Hingabe und im Dienst am Ganzen. Diese Verantwortung wird nicht mehr als Last empfunden, sondern als Segen. Wir wollen nicht mehr die Dinge, sondern uns selbst verwandeln und damit die Welt. Wir lernen, für unser Leben in dieser spannenden, aufregenden Zeit dankbar zu sein. Und wir sind dankbar dafür, uns an unsere Aufgaben für dieses Leben mithilfe des authentischen Reiki er-innert zu haben.

Mit dem VII. Grad erkennen wir immer klarer Prioritäten und konzentrieren uns immer mehr auf das Wichtige und Wesentliche. Wir gehen noch verantwortlicher mit unseren Gedanken, Gefühlen und Taten um. Dieser Grad ist der der Selbst-Meisterschaft. Egoistische Ziele treten in den Hintergrund. Unser Ego wird abgebaut, stattdessen erleben wir Hingabe, Einswerdung und Gegenwärtigkeit. Ist das Kronenchakra voll entwickelt, verschmilzt unsere Aura mit dem universellen Energiefeld und wir sind eins geworden mit unserem göttlichen Ursprung.

Mit der Entwicklung des siebten Chakras, dem Kronenchakra, das auch Scheitelchakra genannt wird, stellen wir eine intensive Verbindung zwischen diesem Chakra und den anderen Energiezentren her. Das siebte Chakra hat einen besonderen Bezug zur Zirbeldrüse oder Epiphyse, die unter anderem Lichtenergie aufnimmt und transformiert, sodass sie für unseren Körper und unser Drüsensystem zur Verfügung steht.

Das siebte Chakra ist das Zentrum vollkommenen Verstehens jenseits des Intellekts und auch jenseits von Subjekt und Objekt. Es führt uns aus der Dualität. Wir erleben immer mehr vollkommene Stille und reines Sein. Wenn sich das Kronenchakra entwickelt, lösen sich eventuell noch vorhandene Blockaden in den anderen Chakren auf. Wie ein Leuchtturm senden wir durch das Kronenzentrum Licht nach allen Seiten aus und werden in stürmischen Zeiten auch für andere zum Orientierungspunkt. Dieses Licht berührt die Herzen aller, denen wir begegnen. Jedes Gefühl der Trennung wird nach und nach aufgehoben, wir erleben die Fülle des Seins und Glückseligkeit.

Im VII. Grad geht es auch und vor allem um Hingabe. Um Hingabe an sein Höheres Selbst, an die göttliche Stimme in uns, an den wahren Kern unseres Wesens. Für die meisten Menschen wird dieser wahre Kern erst in der Todesstunde befreit. Wir lernen im VII. Grad zu „sterben", während wir leben. Unser Wunsch, Gott und der Menschheit zu dienen, wird stärker. Uns wird wichtig, auch anderen zu zeigen, wie sie Gott in ihrem eigenen Inneren finden, ihrer eigenen Göttlichkeit begegnen können. Das „Himmelreich" ist in uns – immer. Wenn wir die Göttlichkeit im Inneren als Ursprung bedingungsloser Liebe erfahren, erkennen wir immer mehr, was wahre Freiheit bedeutet und sind nicht länger in unseren Gefühlen verstrickt. Mahatma Gandhi sagt: „Das Gesetz der Liebe wirkt wie das Gesetz der Schwerkraft wirkt, ob wir es anerkennen oder nicht. … Es schenkt mir einen Frieden, den ich nicht beschreiben kann."

Wir werden mit der Einweihung in den VII. Grad nicht automatisch erleuchtet. Brenda Davies schreibt in ihrem Buch *Chakras: Tore zur Seele* zum Thema Erleuchtung: „Es ist ein unendlicher, sich stets erweiternder, niemals vollendeter, unsagbar wunderbarer Zustand … du hast einen besseren Weg gefunden, um mit mehr Liebe im Herzen zu leben, nämlich menschlicher *und* himmlischer, und du weißt zu viel, um jemals wieder zurück zu gehen." Im VII. Grad geht es um Neugeburt und Tod von Altem, Überflüssigem. Erich Fromm schreibt: „Das Ziel des Lebens ist es, ganz geboren zu werden, und seine Tragödie, dass die meisten von uns sterben, bevor sie ganz geboren sind."

Mit dem VII. Grad wird unsere Sehnsucht nach unserer – geistigen –

Heimat verstärkt. Josef von Eichendorff hat diese Sehnsucht in „Mondnacht" so beschrieben: „Und meine Seele spannte weit ihre Flügel aus, flog durch die stillen Lande, als flöge sie nach Haus."

Das kosmische Symbol, das wir bei der Einweihung in den VII. Grad lernen, verbindet uns mit der Unendlichkeit und hebt die Begrenzungen von Raum und Zeit auf. Noch deutlicher als zuvor werden wir uns unseres unendlichen Potenzials bewusst. Es bringt uns in die Energie von Hingabe. Nedra Carol drückt es in „Morgengebet" schön aus: „Ich atme Gottes Atem, und ich weiß, wie du uns liebst, und ich wünsche, dass dein Wille der ist, der geschieht." Überhaupt wachsen wir mit dem VII. Grad in das Bewusstsein hinein: „Herr, nicht mein Wille, sondern deiner geschehe."

Das VII.-Grad-Symbol (GW-Symbol) bekommt durch die Einstimmung in den VII. Grad einen erweiterten Inhalt. Seine Wirkung ist damit viel intensiver. Das Symbol steht für Vollendung, Ganzheitlichkeit, Hingabe, Vollkommenheit, den ewigen Kreislauf und den Zyklus allen Seins. Das GW-Symbol war schon den alten Ägyptern bekannt. Es steht auch für Tod und Geburt sowie grenzenloses Potenzial. Vergangenheit und Zukunft treffen sich im Jetzt. Dieses kosmische Symbol vereint die Energien von Yin und Yang und wir finden es in der Natur. Der Sioux-Medizinmann Lame Deer geht von Folgendem aus: „Der große Geist will, dass alle Geschöpfe dieser Erde selbstständig handeln, ihrem Wesen gemäß und ihren inneren Kräften gehorchend." Und für Albert Einstein besaßen die religiösen Genies aller Zeiten eine kosmische Religiosität, die „keine Dogmen und keinen Gott kennt, der nach dem Bild des Menschen gedacht wäre."

Das GM-Symbol gilt als heilig. Es lädt uns ein zur Selbsterkenntnis und zur Heldenreise in die eigene innere Tiefe zu unserer spirituellen Identität. Es führt uns immer wieder in unsere Mitte, an den Ort der Stille. Auf dieser Reise erreichen wir ein Feld aus Liebe und intuitiver Spontaneität. Wir tauchen aus alten Mustern auf wie Phönix aus der Asche und haben den Raum des unbegrenzten kreativen Bewusstseins erreicht. Wir erleben tiefes Vertrauen und Geborgenheit. Wir fühlen uns wie neugeboren und haben den starken Wunsch, alles um uns herum zu erleuchten. In alle Bereiche strahlen wir Liebe, Mitgefühl,

Verständnis, Frieden und Vertrauen aus. Unser Geist ist beflügelt und unser Tun beseelt. Wir finden ungeahnte Lösungen aus der Liebe zum anderen und dem Gefühl einer tiefen Einheit mit allem, was lebt.

Auch im Tarot spielt dieses Symbol eine Rolle. Der Mensch mit diesem Symbol repräsentiert jemanden, der das Gleichgewicht in sich gefunden hat und dadurch mühelos in der Mitte seiner Welt steht. Wer von diesem Symbol gekrönt wird, hat die göttliche Einheit der Welt, das Gute in und hinter allem erkannt. Das Eine ist auf ewig mit dem Anderen verbunden. Bewertungen, Verurteilungen und Kampf sind einem solchen Menschen fremd. Das GW-Symbol ist das Symbol für die Integration der beiden Gehirnhälften. Wer mit diesem Symbol bestimmte Übungen durchführt, verbessert Merkfähigkeit und Konzentration und entspannt Nacken und Augen. Wir können dann auch besser hören. Als Übung malen wir im Seminar das Symbol groß auf ein Blatt Papier. Nach einer Weile schließen wir die Augen. Teilnehmer berichten immer wieder über tiefe Glücksgefühle, ein Gefühl der Weite und eine tiefe Geborgenheit.

Wir lernen im VII. Grad bestimmte Lektionen als Ausdruck von inneren Seelenqualitäten. Als erstes geht es um Achtsamkeit und Aufmerksamkeit. Wir lernen, ganz bewusst zu leben und zu handeln, unsere Gedanken und Worte bewusst zu gestalten. Als zweite Lektion spielt im VII. Grad Selbst-Meisterung eine Rolle. Wir lassen jede Art von Abhängigkeit von Lehrern oder Meistern los. In der dritten Lektion geht es um Dienen. Wir haben nicht mehr unseretwegen den Wunsch, spirituell zu wachsen. Der Fokus ist auf die Schöpfung oder das Göttliche ausgerichtet. Als vierte Lektion kommen wir noch mehr mit Demut und Bescheidenheit in Kontakt. Wir sehen uns als Instrument oder Werkzeug göttlicher Kraft und nehmen bewusst das Ego als Stolperstein auf dieser Ebene wahr. Folgt man diesen Prinzipien oder Lektionen, lässt man sein Höheres Selbst sein Leben regieren. Wir leben nach dem Prinzip: „Ich mache Platz für eine Kraft, die größer ist als ich."

Bo Yin Ra schreibt: „Das enge Haus der Sinne fasst den Menschen nicht. Er ist ein König und sein Reich ist Licht." Dieses Bewusstsein entwickeln wir mit dem VII. Grad. Swami Vivekananda fordert uns auf: „Sage dir stets: ich bin ER. Dies sind die Worte, die die Schlacken im

Geist verbrennen werden, die Worte, die jene ungeheure Kraft hervorbringen, die bereits in dir vorhanden ist – die unendliche Kraft, die in deinem Herzen schlägt.“ Mit dieser Kraft bringt uns jeder Reiki-Grad und besonders der VII. Grad in Kontakt.

Das Seminarprogramm

Der VIIA-Grad beinhaltet drei kraftvolle Einstimmungen und ein zusätzliches Symbol. In diesem Grad lernt man eine dauerhaft verstärkende Einstimmung in den VI. und VII. Grad, die man sich selbst und anderen geben kann und die die Kapazität und die Qualität dieser Grade dauerhaft erweitert. Die Energiezentren im Kopf, Dritten Auge, Kronenzentrum und Alta-Major-Zentrum arbeiten durch die Einstimmung in den VII. Grad wie eine Pyramide zusammen und öffnen uns weit für höhere Energien.

Das Herzstück des VIIA-Grades sind die drei Einstimmungen. Sie erweitern das Bewusstsein und die Kapazität, mit Lichtenergie zu arbeiten. Viele Teilnehmer sehen dabei Licht, fühlen sich mit dem Höchsten verbunden oder nehmen eine Pyramide aus Licht wahr, die sich zwischen den Kopf-Zentren entwickelt.

Wir legen beim Üben mit dem neuen Symbol eine Hand auf das Kronenzentrum, die andere auf das Alta-Major-Zentrum an der Schädelbasis und visualisieren das GW-Symbol mindestens drei Mal, dann folgt das TKR-Symbol. Diese Übung können wir im Sitzen oder Liegen praktizieren und auch als Partnerübung. Teilnehmer berichten von Licht im Kopf, einem Gefühl von grenzenloser Weite oder einem Kribbeln auf der Höhe des Kronenchakras.

In einer weiteren Übung legen wir die Hände auf die Schläfenposition und zeichnen das GW-Symbol ganz langsam in das Energiefeld, damit es seine Wirkung voll entfalten kann. Dann verbinden wir mit den Händen das Kronen- und das Wurzelzentrum und visualisieren wieder das VII.-Grad-Symbol. Das GW-Symbol manifestiert Energie. Je mehr wir es zeichnen oder visualisieren, desto mehr Lichtenergie wird aufgebaut. Dieses Symbol spricht besonders die Kopfzentren an, darunter auch das Alta-Major-Zentrum. Dieses Zentrum und das Kronenzentrum „schlafen" noch bei den meisten Menschen und warten darauf, geweckt zu werden.

In einer Erzengel-Meditation verbinden wir uns mit unserer göttlichen Natur und stärken unsere Identifikation damit. Ein Satz daraus lautet zum Beispiel: „ICH BIN bedingungslose Liebe, Güte und Barmherzigkeit, mit der ich meinem Nächsten entgegentrete, um ihn so zu segnen." Oder: „Ich erkenne die Liebe meines Vaters, der mich in seine Obhut genommen hat und mit allem und jedem versorgt, was ich für mein Weiterkommen benötige." Mit diesen laut ausgesprochenen Bekräftigungen wachsen wir noch mehr in das Füllebewusstsein. Für meinen Kollegen Dr. Willy Fraefel ist das Wichtigste am authentischen Reiki, dass wir immer mehr vom Mangel- ins Füllebewusstsein gelangen.

Im VII. Grad machen wir tief greifende Übungen mit dem GW-Symbol. Wir besprechen ausführlich all seine Bedeutungen und gewinnen viele authentische Erfahrungen mit seiner Wirksamkeit. Zuerst legen wir einen Zettel mit dem gezeichneten Symbol vor uns hin und richten den Blick darauf, wobei wir immer wieder kurz die Augen schließen. Das machen wir einige Male, dann schließen wir erneut die Augen und stellen uns das Symbol zwischen unserem Kronen- und unserem Wurzelchakra vor. Während wir uns mit der zweiten Kopfposition behandeln, malen wir das GW-Symbol ganz langsam im Geist, damit es seine Wirkung optimal entfalten kann. Danach verbinden wir das Kronen- mit dem Wurzelzentrum und visualisieren das GW-Symbol über dem Kronenchakra. Diese Übung hilft auch bei Rückenschmerzen. In einer anderen Übung gehen wir durch den Raum und zeichnen dabei mit den Armen immer wieder dieses Symbol.

Alle Übungen mit dem GW-Symbol dienen der besseren Vernetzung unserer beiden Gehirnhälften. Sitzend oder stehend zeichnen wir darum mit beiden Armen groß immer wieder das Symbol mit ineinander fließenden Bewegungen. Wir legen uns auch manchmal auf den Rücken und malen das Symbol mit den Beinen. Oder wir stehen und formen die Richtung des Symbols mit den Hüften nach.

Bei einer anderen Übung legen wir eine Hand auf das Dritte-Auge-

Zentrum, die andere Hand auf das Alta-Major-Zentrum oder GW-Zentrum. Dabei zeichnen wir drei Mal hintereinander das GW-Symbol, gefolgt vom TKR. Zusammen bewirken diese beiden Symbole Standfestigkeit und Flexibilität. Als Partnerübung lässt sich diese Symbolmeditation auch sehr gut durchführen. Die eine Person sitzt, die andere steht und hält eine Hand vor das Dritte-Auge-Zentrums des Partners, die andere Hand auf oder vor das GW-Zentrum. Dabei stellt sich der Behandler die beiden Symbole vor, der Sitzende genießt und fühlt einfach. Diese Übung kann man auch zu dritt mit zwei Partnern machen. Eine Person hält die Hände vor das Dritte-Auge- und Alta-Major-Zentrum, der andere Partner hält eine Hand über das Kronenchakra auf der Höhe des TP. Beide malen im Geiste drei Mal das GW-Symbol, gefolgt vom TKR. Diese Übung ist sehr intensiv. Viele erleben dabei völlige Gedankenleere und die Glückseligkeit des reinen Seins. Je öfter man das GW-Symbol zeichnet, desto mehr Lichtenergie wird aktiviert.

Bei einer Lakitajappa-Übung, die aus dem Buddhismus kommt, verbinden wir alle Symbole, die wir jetzt kennen, miteinander. Diese Symbolmeditation mit Wachsmalkreide und Buntstiften bringt uns tief in die Energie der Symbole. Wir erfahren ihre Gemeinsamkeiten und kommen in Kontakt mit der Ganzheitlichkeit und der Zeitlosigkeit dieses Energiesystems. Wir malen bei dieser Übung die Symbole langsam und meditativ mit den verschiedenen Stiften auf Papier. Ab und zu schließen wir die Augen.

Lakitajappa machen wir auch in einer gesonderten Übung nur mit dem GW-Symbol. Dieses malen wir auf ein großes Blatt Papier und haben dabei die Augen geschlossen. Im Hintergrund läuft Meditationsmusik. Auch diese Übung wird als sehr intensiv empfunden und bringt uns tief in Kontakt mit der Essenz dieses Symbols.

Im VIIA-Grad lernen die Teilnehmer eine dauerhaft verstärkende Einstimmung in den VI. und in den VII. Grad kennen. Diese Einstimmungen sind sehr kraftvoll und erweitern dauerhaft die Kapazität dieser Grade. Als Praktizierende des VII. Grades haben wir alle dauerhaft verstärkende Einstimmungen aller Grade zur Verfügung und können uns entscheiden: „Möchte ich heute mein Herzchakra weiter entwickeln?"

Dann geben wir uns eine dauerhaft verstärkende Einstimmung in den IV. Grad. Oder wir fragen uns: „Will ich heute an den Themen Aufrichtigkeit und Mut arbeiten?“ In diesem Fall empfiehlt sich eine dauerhaft verstärkende Einstimmung in den V. Grad. Wer mehr Erdung braucht oder sein Verhältnis zum Thema Verantwortung optimieren will, kann sich schwerpunktmäßig dauerhafte Verstärker in den I. Grad geben. Wer mehr an seiner Kreativität und Schaffenskraft arbeiten möchte, gibt sich dauerhaft verstärkende Einstimmungen in den II. Grad. Für wen mehr Selbstbewusstsein oder Angst vor Kontrollverlust noch Themen sind, konzentriert sich vielleicht auf die verstärkenden Einstimmungen in den III. Grad.

Wer noch mehr Zugang zu seiner Intuition gewinnen und hellsichtiger werden möchte, kann sich viele dauerhaft verstärkende Einstimmungen in den VI. Grad geben. Wer seine Aufgaben als Lichtarbeiter noch klarer erkennen und mit noch mehr Enthusiasmus erfüllen will, ist gut beraten, sich viele dauerhaft verstärkende Einstimmungen in den VII. Grad zu geben. So haben wir mit dem VIIA-Grad eine ganze Palette an effektiven Möglichkeiten, weiter an unserem Chakrensystem und unserer ganzheitlichen Entwicklung bis zur Erleuchtung zu arbeiten.

Zum VII-Grad gehören auch einige sehr profunde Meditationen. In einer der Meditationen fokussieren wir uns darauf, der Menschheit und der Schöpfung zu dienen. Wir entwickeln dabei eine Motivation, in der nicht so sehr unsere eigene spirituelle Entwicklung im Mittelpunkt steht, sondern wir unser Wachstum transpersonal als Ausdruck der Liebe und der Schöpfung wahrnehmen. Wir begreifen „ICH BIN“ unter dem Aspekt des Dienens. In der Bibel heißt es: „Herr, mache mich zum Werkzeug deines Friedens.“

Wir meditieren auch über weitere Themen des VII. Grades wie „Demut und Bescheidenheit“, „Bewusstsein und Achtsamkeit“ und „Selbst-Meisterung“. Diese Prinzipien sind ein natürlicher Ausdruck der Qualitäten unserer Seele. Folgt man ihnen, regiert mit der Zeit unser Höheres Selbst unser Leben und nicht mehr das Ego.

Im VIIA-Grad-Seminar führe ich mit den Teilnehmern nicht nur Meditationen zur Bewusstwerdung und Entwicklung des Kronchakras durch, sondern auch zur Er-Innerung, wer wir wirklich sind. Eine Meditation nach Anthael, dem Engel der Zukunft, beginnt mit folgenden Worten: „Jetzt ist die Zeit gekommen, wo wir unsere Augen öffnen und das Licht der Liebe in unsere Herzen lassen, wir alle! Öffnet eure Herzen und erkennt, wer ihr wirklich seid: Jeder und jede ist ein göttliches Wesen. Jede und jeder Einzelne von uns ist verbunden mit der unendlichen Macht des Einen, der in uns seine Erfahrung und seine Erfüllung sucht!" Jeder ist Teil Gottes, und in jedem manifestiert sich seine Freude über das Sein. Eine „Erzengel-Meditation" ist in der ICH-BIN-Form gesprochen, um uns an unsere wahre Natur zu erinnern und die Worte in unserem „göttlichen Funken", der Gottesgegenwart in uns, aufnehmen und verinnerlichen zu können. Darin heißt es unter anderem: „ICH BIN Freude und dankbar für die Gnade der Schöpferkraft Gottes, die durch mich in mein Dasein fließt und dieses veredelt und mit Licht erfüllt. ... ICH BIN das Licht des Lebens und damit wahr und ewig. So ist es, Dank sei Gott."

In einer Symbolmeditation schließen wir die Augen und stellen uns das GW-Symbol und das TKR zuerst fünf Mal über dem Kronenchakra und dem GW-Zentrum vor. Dann malen wir diese beiden Symbole über das Kronenchakra und das Dritte-Auge-Zentrum und danach über das GW-Zentrum und das Dritte Auge. Damit aktivieren wir die „Pyramide", die Lichtverbindung zwischen den Energiezentren im Kopf und werden so zu „Pyramidenbauern".

Eine Chakra-Übung mit allen Symbolen ist sehr kraftvoll. Um mit allen sieben kosmischen Symbolen des Energiesystems des authentischen Reiki arbeiten zu können, brauchen wir den VIIA-Grad. Diese Übung wird neben den kraftvollen Gruppeneinstimmungen, die wir im VIIA-Grad unter Einbeziehung von Symbolen machen, als ein Höhepunkt des Seminars erlebt.

Jede Position, im Sitzen oder Liegen ausgeführt, dauert fünf Minuten. Diese Übung können wir auch als Partnerübung durchführen. Zuerst legen wir beide Hände auf das Kronenchakra und visualisieren das GW-Symbol. Dann legen wir eine Hand auf die Stirn, die andere auf das Alta-Major-Zentrum und visualisieren das DKM- oder 18-Musterkosmische-Symbol. Nun legen wir die Hände auf die Halsposition, als

Partnerübung machen wir das „Hals-Sandwich", und stellen uns das SF-Symbol vor. Danach wandern wir zur Herzposition und visualisieren das SHK-Symbol. Wenn die Hände weiter zum Solarplexus-Zentrum wandern, stellen wir uns das HSN-Symbol vor. Danach legen wir unsere Hände auf das Sakralchakra und arbeiten mit dem SHK-Symbol. Schließlich wandern die Hände zum Wurzelchakra und wir stellen uns das TKR-Symbol vor.

Ein Ausblick auf die Möglichkeiten der Lehrerausbildungen IIIB-„light", IIIB, VB und VIIB, die auch für das persönliche Wachstum genutzt werdend können, schließt das VIIA-Grad-Seminar ab. Die Teilnehmer bekommen eine laminierte Karteikarte, auf der alle gelernten Einstimmungen in Kurzform stehen. Per E-Mail wird der Kontakt untereinander und mit mir gehalten. Wir wissen: Das Ende des Seminars ist der eigentliche Beginn. Unser „Werkzeugkoffer" für unsere weitere spirituelle Entwicklung ist für die Zukunft bestens gefüllt mit Lichtwerkzeugen.

9.

Der Grad IIIB-„light“ und der IIIB-Grad – dauerhaft einstimmen und Lichtarbeiter ausbilden

Eure Arbeit kann nur dann erfolgreich genannt werden, wenn sie auf irgendeine Weise euren Mitmenschen dient.
Paramahansa Yogananda, *Das Gesetz des Erfolges*

Den IIIB-Grad gibt es im Gegensatz zu den weiteren Lehrer-Graden VB und VIIB in zwei Versionen, dem IIIB-„light“ und dem kompletten IIIB-Grad. Alle Teilnehmer bekommen die sehr kraftvolle Lehrer-Einstimmung in den IIIB-Grad, die von vielen als ein Quantensprung in ihrem Bewusstsein erlebt wird. Damit einher geht wieder ein Wachstumsprozess der Ausstrahlung. Eine charismatische Ausstrahlung ist das Entscheidende im Leben für privaten und beruflichen Erfolg.

Viele Menschen sind mit ihrem bisherigen Beruf nicht zufrieden und suchen eine sinnvolle, befriedigende Alternative, die wirklich Menschen hilft und einen Unterschied in ihrem Leben bewirkt. Es gibt andere, die in ihrem Beruf weiter arbeiten möchten oder sich schon zur Ruhe gesetzt haben, die aber gern Menschen in ihrem Umkreis dauerhaft in den I. oder auch II. Grad einstimmen möchten. Eine Grundschullehrerin aus Hannover hat den Lehrer-Grad gemacht, um ihren „schwierigen“ Schülern noch mehr und dauerhaft helfen zu können. Sie hat damit einen solchen Erfolg, dass ihr jetzt eine Klasse mit besonders vielen verhaltensauffälligen Kindern anvertraut wurde, die sonst niemand unterrichten mag. Alle wundern sich, aber bei ihr sind die Kinder „lammfromm“.

Einige Zuhörer fragen mich in Vorträgen: „Wenn Reiki so viele positive Wirkungen hat, warum ist es nicht schon weiter verbreitet?“ Vielleicht liegt es daran, dass es noch nicht so viele Reiki-Lehrer gibt, die

„hochwertiges" Reiki vermitteln können. Ich habe seit 1984 bislang 64 Reiki-Lehrer ausgebildet und unterrichte selbst bundesweit und in Tirol. Natürlich ist auch meine zeitliche Kapazität begrenzt.

Als Reiki-Lehrer lernt man andere zu befähigen, Lichtarbeiter zu werden und Lichtenergie weiterzugeben. Etwas Sinnvolleres und Schöneres kann ich mir in dieser Zeit der Transformation nicht vorstellen. Der Multiplikationseffekt ist atemberaubend. Falls die jetzige Wirtschaftkrise nicht die letzte gewesen sein soll: Dieser Beruf ist krisensicher, weil gerade in materiell schwierigen Zeiten Menschen auf innere Werte und die Entwicklung ihrer Persönlichkeit bauen. Das authentische Reiki mit seinen sieben Graden ist noch recht wenig verbreitet. In fast allen meinen Seminaren habe ich Quereinsteiger, die in anderen Reiki-Richtungen nicht das gefunden haben, was sie suchten. Jeder kann davon profitieren, der Bedarf ist daher so gut wie unbegrenzt. Qualität spricht sich herum.

Wer nicht weiß, ob der IIIB, IIIB-„light" oder der Beruf des Reiki-Lehrers der richtige Schritt auf seinem spirituellen Werdegang ist, kann diesem Thema einfach Energie und Einstimmungen schicken. Wenn man mag, kann man die gleichen Techniken anwenden, damit sich der Plan, der sich „stimmig" anfühlt, mühelos verwirklicht. Wenn wir in unserem Ziel klar sind, wird das Universum uns unterstützen. Ich hatte 1984 nicht die gesamte Summe von damals 34.600 Mark verfügbar, die zu diesem Zeitpunkt eine Lehrerausbildung bei der *TRTAI (The Radiance Technique® Association International)* kostete. Ich schickte Energie für dieses Thema und sprach mit einigen über meinen Berufswunsch. Meine Zwillingsschwester startete eine Sammel-Initiative bei gemeinsamen Freunden, die mir in kürzester Zeit genug Geld für die Ausbildung bescherte. Innerhalb von nur neun Monaten konnte ich alles zurückzahlen.

Dr. Mikao Usui verlangte ein Jahresgehalt eines Lehrers für die Reiki-Lehrerausbildung. Das wären in heutiger Währung etwa 60.000 Euro. Die Ausbildung als Reiki-Lehrer IIIB kostet nur einen Bruchteil davon, nämlich 5.200 Euro (Stand: 2010), die der Lehrerausbildung IIIB-„light" nur die Hälfte davon. Schon nach wenigen Seminaren hat sich diese Investition amortisiert. Eine Investition in sich selbst bringt auf allen Ebenen die höchste Rendite, nicht nur auf der materiellen, sondern auch auf der immateriellen Ebene. Für mich und viele andere ist der Beruf des Reiki-Lehrers der schönste der Welt. Auch wir profitieren sehr von den kraftvollen Einstimmungen, die wir in Seminaren geben und sehen diesen Beruf als wunderbare Möglichkeit für intensives weiteres persönliches Wachstum.

Der Grad IIIB-„light"

Viele, die „nur" den IIIA-Grad absolviert haben, kommen eines Tages an den Punkt, an dem sie nicht mehr jede Woche ihre „Sorgenkinder" – Projekte, Menschen, Tiere und so weiter – neu mit einer Kurzbehandlung einstimmen wollen. Das Positive an den Einstimmungen in den I. und II. Grad, die man auch beim IIIB-„light" lernt, ist, dass sie wesentlich kraftvoller als die Kurzeinstimmungen sind. Und: sie wirken dauerhaft, für alle Zeiten! Wir können sie direkt geben oder auch über die Ferne senden, beides ist genauso wirksam. Wir können uns außerdem mit dem IIIB-„light" die vier Einstimmungen in den I. Grad und die II. Grad-Einstimmung so oft es geht selbst geben. Wer fragt, „Warum denn das? Wir haben doch bereits den I. und II. Grad!", für den ist hier die Antwort: Diese Einstimmungen sind – wie alle, die man in der B-Linie für Lehrer lernt – wesentlich intensiver in der Wirkung. Wir können diese Einstimmungen damit wunderbar für unser weiteres spirituelles Wachstum nutzen. Sie haben natürlich auch einen qualitativen Aspekt.

Wer insbesondere mit der Energie des Wurzelchakras arbeiten möchte – die Themen sind Verantwortung annehmen, sich besser geerdet und mehr auf der materiellen Ebene „zu Hause" fühlen (dazu gehört auch, besser mit Geld umgehen können) sowie ganz allgemein besser im Leben klarzukommen – kann sich mehrmals täglich die vier Einstimmungen in den I. Grad geben. Wer eher an seinem Zentrum für Kreativität und Tatkraft, dem zweiten Chakra, arbeiten möchte, kann sich beliebig viele II. Grad-Einstimmungen selbst geben. In den Erfahrungsberichten können Sie lesen, wie kraftvoll die Lehrerausbildung auch als „verschlankte" Version (IIIB-„light") ist und welche profunden Erfahrungen damit möglich sind.

Die Teilnehmer des IIIB-„light" lernen auch, Seminare im kleinen Kreis zu halten, zum Beispiel für Freunde und Verwandte. Vielen macht das so viel Freude, dass sie sich entschließen, nach einer Weile den vollständigen IIIB-Grad-Kurs zu absolvieren. Sie brauchen dann nur noch die Differenz zu bezahlen. Diejenigen, die sich zu diesem Schritt entschließen, haben erkannt, welche Freude und Befriedigung es verschafft, effektive Lichtarbeiter auszubilden und sie möchten diese Tätigkeit weiter in die Öffentlichkeit tragen und daraus einen Neben- oder sogar Hauptberuf machen. Wie bei allen Einstimmungen, die man in den Lehrer-Graden IIIB-„light", IIIB, VB und VIIB lernt, profitieren wir für unsere eigene spirituelle Entwicklung immens davon, dass wir anderen diese kraftvollen Einstimmungen geben. Einstimmungen sind immer ein energetisches „Win-Win-Spiel".

Der IIIB-Grad

Die IIIB-Grad-Ausbildung ermöglicht in kurzer Zeit ein tief greifendes persönliches Wachstum. Wir bekommen nicht nur eine kraftvolle Lehrer-Einstimmung und lernen, erfolgreich Kurse für den I. und II. Grad zu geben. Die „Visitenkarte" für unseren Beruf, der Einführungsvortrag, wird mit einem Rhetorik-Professor aus Murnau per Videoanalyse wohlwollend, aber auch sehr effektiv trainiert. Professor Rolf Osterhoff ist ein international renommierter Coach und Persönlichkeitstrainer und in verschiedene Grade des authentischen Reiki eingeweiht. Positive Kritik steht bei seinem Training im Vordergrund. Nach dem Seminar haben die Teilnehmer ein etwaiges Lampenfieber verloren und können erfolgreich Reiki-Vorträge mit persönlicher Note halten.

Teilnehmer des IIIB-Grad-Seminars profitieren von dem Training mit Professor Osterhoff auch in ihrem privaten und beruflichen Alltag. Die Kurse mit diesem Rhetorik-Experten bringen das Beste im Einzelnen hervor und bewirken einen wahren Schub in der Persönlichkeitsentwicklung, insbesondere was die Bereiche Selbstwertgefühl, Präsenz und Kommunikationskompetenz betrifft. Wir erkennen, was wir mit entsprechender Körperhaltung, Gestik, Mimik, Stimme und Wortwahl im Positiven erreichen können und verzichten in Zukunft auf negative Worte und anderes, was unsere Wirkung schwächt.

Indem wir unsere Kompetenzen verbessern, verlieren wir nicht etwa unsere Authentizität oder Ausstrahlung, sondern steigern diese Qualitäten. Statt Gleichmacherei werden die einzigartigen Eigenschaften jedes einzelnen herausgearbeitet und in den Vordergrund gestellt. Jeder Mensch ist eine kleine „Ich-AG“ und im Privatleben wie auch im Beruf darauf angewiesen, seine Mitmenschen zu überzeugen und für sich zu gewinnen. Das lernen wir erfolgreich im IIIB-Grad-Seminar. Viele, die sich für den IIIB-„light“ angemeldet haben, entscheiden sich daher spontan noch während des Seminars für die Fortsetzung des Seminars, also für den kompletten IIIB-Grad.

Die Teilnehmer des IIIB-Grad-Seminars wissen am Ende des Seminars außerdem, wie man sich erfolgreich eine berufliche Existenz als Reiki-Lehrer aufbaut – einschließlich Didaktik, Organisation, Öffentlichkeitsarbeit, Anmeldung beim Finanzamt und noch mehr. Als Unterstützung für den Anfang bekommen sie alle Seminarunterlagen einschließlich des offiziellen Reiki-Handbuchs.

„Wahre Meister haben die Wahl getroffen, ein Leben zu erschaffen, nicht einen Lebensunterhalt zu verdienen“, sagt Neale Donald Walsch. Es ist in meinen Augen völlig in Ordnung, für eine Tätigkeit, die einem viel Freude schenkt, Geld zu verlangen. In manchen esoterischen Kreisen gilt es als „unanständig“, für etwas, was man gern macht, ein gutes Einkommen zu erzielen. „Als würde die Dienstleistung irgendwie ihre Lauterkeit verlieren, wenn du Geld dafür nimmst“, sagt Neale Donald Walsch. Wenn Reiki-Lehrer also Ihr Traumberuf ist, dann bleiben Sie dabei, verlieren Sie Ihr Ziel nicht aus den Augen, verwirklichen Sie Ihren Plan, das zu tun, was Sie lieben. Nichts und niemand kann Sie davon abhalten, nur Sie selbst. Das Universum unterstützt immer die Position, die wir einnehmen.

Das Seminarprogramm

Das Programm des IIIB-Grad-Seminars ist klar: die Kompetenz zum Lehren durch die IIIB-Einstimmungen gewinnen. Unser Beruf hat einen wichtigen spirituellen Aspekt. „Als Fackelträger verbreiten wir Licht in der Dunkelheit unserer Zeit", so mein Reiki-Lehrerkollege Dr. Willy Fraefel.

Im IIIB-Grad-Seminar erfolgt der Unterricht über den Aufbau des I.-Grad-Kurses sowie des II.-Grad-Kurses. Für diejenigen, die den vollständigen IIIB-Grad absolvieren, steht noch der Aufbau eines Info-Abends beziehungsweise eines Einführungsvortrages auf dem Programm.

Beim Einführungsabend oder Informationsvortrag ist es wichtig, eine gute Willkommensatmosphäre zu schaffen. Wir erzählen kurz etwas zur Geschichte des Reiki, definieren Reiki und universelle Energie, geben einen Überblick, was in einem Reiki-Kurs geschieht und informieren über die Wirkungen eines solchen Seminars an Hand von Fallbeispielen. In einer Frage- und Antwort-Runde gehen wir auf persönliche Fragen ein. Wer von den Teilnehmern möchte, kann eine kurze Probebehandlung und damit eine erste authentische Erfahrung mit universeller Energie bekommen.

Im Lehrerseminar werden alle bisher gelernten Einstimmungen wiederholt und die Einstimmungen in den I. und II. Grad vermittelt. In vielen kraftvollen Meditationen schulen wir das Bewusstsein, in Zukunft Reiki-Lehrer zu sein und tauchen tief ein in die universelle Energie und in die bedingungslose Liebe. Im Rahmen der Ausbildung vermittele ich den Teilnehmern meine Konzepte für den I. und II. Grad. Anschließend bereiten diese in Kleingruppen selbst I.-Grad-Kurse und II.-Grad-Kurse vor und führen sie durch. Zwischendurch gibt es immer wieder Gruppeneinstimmungen und Vertiefungs- sowie Partnerübungen.

Ziel ist es für alle, dauerhaft und kompetent in den I. und II. Grad einstimmen und erfolgreich selbst Seminare für den I. und II. Grad geben zu können. Zu allem gibt es ausführliche Unterlagen. Auch die geschäftlichen Aspekte wie Teilnehmergebühren, Ermäßigungen, die

Spiritualität des Geldes und der Wert eines angemessenen Energieaustausches werden ausführlich besprochen. Es gibt Hinweise, wie man geeignete Organisatoren findet, erfolgreiche Öffentlichkeitsarbeit macht und steuerliche Fragen klärt. Etliche haben schon vor der Lehrerausbildung die ersten Kurse geplant und können dann nach dem Seminar sofort „loslegen".

10.

Der VB-Grad – Quantensprung im Bewusstsein und fortgeschrittene Lehrerstufe

Der Unterschied zwischen Transformation durch Zufall und Transformation durch ein System ist wie der Unterschied zwischen einem Blitz und einer Lampe. Beide geben Licht, aber eines ist gefährlich und unzuverlässig, während das andere in eine bestimmte Richtung weist und sicher und verfügbar ist.
Marilyn Ferguson, *Die sanfte Verschwörung*

Der VB-Grad ist eine ganz besondere Stufe im Lehrerberuf und eröffnet eine neue Dimension der Lehrtätigkeit. Wir lernen im VB-Grad, noch wesentlich kraftvollere Lichtarbeiter auszubilden, die mit den neu gewonnenen Qualifikationen zu Mitschöpfern von Licht werden! Sie verteilen nicht mehr nur Lichtenergie, sondern erschaffen welche, die für alle Zeiten im Universum präsent ist und wirkt. Dies ist für den Verstand kaum nachvollziehbar und trotzdem wahr. Durch die Grade, die wir im VB-Grad zu unterrichten lernen, leisten wir einen wertvollen Beitrag zur Bewusstseinsentwicklung auf diesem Planeten.

Eckhart Tolle sagt, dass das Erwachen der Menschheit das erste Mal in der Menschheitsgeschichte kein Luxus mehr sei, sondern eine Notwendigkeit für das Überleben als Spezies. Im VB-Grad lernen wir, wichtige Grade zu vermitteln, die Menschen für ihre Transformation und persönliches Wachstum gerade jetzt so dringend brauchen. Durch die Vermittlung der höheren Grade befähigen wir die Teilnehmer, zu „Frequenzhaltern" zu werden, die eine hohe Schwingung aufrechterhalten und im kleinen Kreis ihr Licht leuchten lassen oder in der Öffentlichkeit einen Bewusstseinswandel initiieren. Wir lernen im VB-Grad nicht nur, den IIIA-„Meister"-Grad sowie den „Herzöffner", den IV. Grad, zu unterrichten, sondern auch Lehrer für den I. und II. Grad auszubilden.

Im VB-Grad bekommen wir eine weitere sehr kraftvolle Einstimmung. Teilnehmer berichten oft von einem erneuten Quantensprung in ihrem Bewusstsein. Durch diese Einstimmung wird uns die Kapazität verliehen, als Lehrer den IIIA-Grad und den IV. Grad sowie den Lehrer-Grad IIIB zu unterrichten. Wir lernen den Kursaufbau für die Seminare einschließlich aller Einstimmungen in diese Grade.

Der IIIA-„Meister"-Grad ragt dabei in gewisser Weise aus allen Graden der A-Linie heraus. Im IIIA-Grad lernen die Teilnehmer vier verschiedene Einstimmungen und ein neues kraftvolles Symbol. Sie bekommen eine einzigartig kraftvolle Einstimmung, die die dauerhafte Kapazität, mit Lichtenergie zu arbeiten, mindestens vervierfacht. Die IIIA-Grad-Einstimmung und das Symbol des III. Grades aktivieren besonders das Solarplexus-Zentrum, den Sitz unseres Selbstwertgefühls. Es steht in besonderer Verbindung zu den höheren Chakren und insbesondere zum Dritte-Auge-Zentrum. Die Teilnehmer des IIIA-Grad-Kurses lernen eine „Lichtdusche", eine Kurzeinstimmung für Menschen, die noch nicht in Reiki eingestimmt sind, sowie eine verstärkende Einstimmung in den I. und II. Grad. Außerdem werden im IIIA-„Meister"-Grad dauerhaft verstärkende Einstimmungen in den I. und II. Grad vermittelt, die die Qualität dieser Grade vertiefen. Das neue Symbol ist sehr kraftvoll als Schutz vor Negativität jeder Art und zur Harmonisierung auf der psychischen Ebene.

Wir lernen im VB-Grad-Seminar auch, den IV. Grad zu unterrichten. Dieser Grad beinhaltet ein neues Symbol und eine Einstimmung, mit deren Hilfe wir in der Lage sind, den Eispanzer, den sich viele um ihr Herzchakra gelegt haben, zum Schmelzen zu bringen. Die Teilnehmer lassen immer mehr die Frequenz bedingungsloser Liebe in alles, was sie denken, sagen und tun, einfließen. Ausführlich finden Sie die Beschreibung der Grade IIIA und IV im jeweiligen Kapitel zu diesem Thema.

Die Einstimmungen in den III. und IV. Grad können sich VB-Absolventen jederzeit beliebig oft selbst geben. Sie können damit ihre dauerhafte Kapazität für mehr Selbstwertgefühl und bedingungslose Liebe ständig erweitern. Diese Einstimmungen und die kraftvolle VB-Einstimmung sind der Grund, warum etliche den VB-Grad anstreben für persönliches Wachstum und Transformation.

Der VB-Grad beinhaltet darüber hinaus, den IIIB-Grad-Kurs geben und damit Lehrer für den I. und II. Grad ausbilden zu können. Damit bilden wir nicht nur effektive Lichtarbeiter aus, sondern befähigen andere, selbst Lichtarbeiter auszubilden! Wer den VB-Grad erworben hat, kann also die Reiki-Grade I, II, IIIA, IIIB sowie IV unterrichten.

Das Seminarprogramm

Das Seminar beginnt mit einer Eröffnungsmeditation und einem Erfahrungsaustausch. Wir beschäftigen uns mit folgender Frage: „Was ist der Zweck und das Ziel, den VB-Grad zu absolvieren?" Nach der dann folgenden VB-Einstimmung sitzen die Teilnehmer 15 bis 30 Minuten in der Stille, damit die Einstimmung nachwirkt. Viele haben besondere Erlebnisse wie Lichterscheinungen und spirituelle Erkenntnisse.

Wir wiederholen alle bisher gelernten Symbole auf Papier und als Tanz der Symbole. Bei diesem Tanz bewegen wir uns und malen dabei die Symbole mit den Händen in die Luft und treten danach in die unsichtbare Energie hinein, um sie zu absorbieren. Außerdem werden alle Einstimmungen noch einmal als Partnerübung und als Gruppeneinstimmung praktiziert. Als Einzel- oder Partnerübung machen wir die alternative dritte Kopfposition, von den Amerikanern „Bliss Bomb" genannt, 15 Minuten lang. Dabei legen wir eine Hand auf das Dritte-Auge-Zentrum, die andere auf dem Hinterkopf während wir geistig mit dem DKM-Symbol arbeiten. In einer anderen Übung legen wir jeweils für mindestens fünf Minuten unsere Hände auf das Kronenchakra, das Dritte-Auge-Zentrum und auf das Alta-Major-Zentrum, während wir uns das DKM-Symbol vorstellen.

Ich zeige die IIIA-Grad-Einstimmung oft und lasse sie viele Male praktizieren. Der Aufbau eines IIIA-Grad-Kurses wird besprochen und geübt. Um energetisch in die IV.-Grad-Energie zu kommen, legen alle Teilnehmer ihre Hände auf das Herzchakra und lauschen nach innen, hin zu ihrer „Herzensmusik". Wir behandeln uns selbst und andere mindestens 15 Minuten lang mit dem IV.-Grad-Symbol auf der Herzposition. Die Übung „Herzen verbinden" wird angeleitet und geübt, ebenfalls der Sufi-Segen und die Übung „Entfalten". Der Aufbau des IV.-Grad-Kurses wird vorgestellt und von den Teilnehmern durchgeführt.

Zur Vorbereitung der Qualifikation, selbst den Lehrerkurs IIIB geben zu können, machen wir eine Lehrermeditation und einen Erfahrungsaustausch über unsere Erfahrungen mit der Weitergabe des I. und II. Grades. Wir besprechen die Anforderungen, die an Lehrer gestellt werden. Als Motivation, diesen Weg zu gehen, sollten wir einen intensiven Ruf von innen vernommen haben. Ein Lehrer sollte ein geordnetes, harmonisches Leben führen und für diese verantwortungsvolle Tätigkeit die nötige psychologische Reife mitbringen. Der Wunsch, dem Licht zu dienen, sollte im Vordergrund stehen. Alle Lehrerkandidaten müssen den I., II. und III. Grad in unserem System des authentischen Reiki erlernt haben.

Um die „Richtigen" für die Lehrerausbildung zu finden, hat es sich bewährt, die Energie auf dieses Thema auszurichten. Auf diese Weise haben sich bei mir immer nur diejenigen für eine Lehrerausbildung interessiert und beworben, die sich im Nachhinein als dafür fähig und begabt herausgestellt haben. Nie brauchte ich auf diese Art und Weise jemanden ablehnen. Manchmal hat sich erst während der Ausbildung oder gar im Nachhinein herausgestellt, welche großartige Kapazität der Bewerber hat. Durch die Lehrerausbildung findet oft ein erneuter Quantensprung in der Persönlichkeitsentwicklung statt.

Es werden in der Ausbildung, den IIIB-Grad zu unterrichten, natürlich alle Einstimmungen wiederholt und ausführlich die Kursinhalte für beide Grade besprochen. Die Teilnehmer zeigen ihr Können. Im I. Grad werden die Auswirkungen der einzelnen Positionen auf der Ebene von Körper, Seele und Geist vertieft und im II. Grad werden die Einführung in den Symbolismus und die Anwendung der Symbole ausführlich dargestellt und praktiziert. Wie bei allen Seminaren gibt es wieder ausführliche Unterlagen, sodass die Teilnehmer nach dem Seminar gleich mit ihrer erweiterten Lehrtätigkeit beginnen können. Bei etlichen warten schon ehemalige Seminarteilnehmer auf die neue Qualifikation ihres Reiki-Lehrers, damit sie endlich bei ihm den IIIA-Grad oder IV. Grad machen können.

11.

Der VIIB-Grad-Kurs – „Krönung“ und Kapazität, alle Einstimmungen zu geben und alle Grade zu unterrichten

Eins zu sein mit dem, was ist, bedeutet nicht,
dass du dich nicht verändern oder zu neuen Ufern
aufbrechen musst. Aber die Motivation, etwas zu
unternehmen, entspringt nicht mehr dem Egoverlangen
oder der Egofurcht, sondern kommt aus größerer Tiefe.
Eckhart Tolle, *Eine neue Erde*

Der VIIB-Grad ist die höchste Stufe in der Lehrerausbildung des authentischen Reiki. Wir sind durch diesen Grad in der Lage, alle Seminare der A-Linie ausschließlich für persönliches Wachstum und Transformation zu geben, also die Grade I, II, IIIA, IV, VA, VI und VIIA. Außerdem sind wir eingestimmt und ausgebildet, sämtliche Lehrer-Grade – von Grad IIIB über VB zu VIIB – zu unterrichten. Diese Ausbildung versetzt uns in die Lage, äußerst effektive Lichtarbeiter auszubilden.

Die Schwierigkeiten, in denen die Welt zurzeit steckt, sind nicht durch politische, wirtschaftliche und erst recht nicht militärische Mittel zu lösen, da es sich um ein spirituelles Problem handelt. Nur ein weltweiter Bewusstseinswandel kann uns „retten“. Nur wer authentisch Frieden ausstrahlt, Frieden IST, kann Frieden schaffen. Neale Donald Walsch sagt: „Die Zukunft der Welt hängt davon ab, was die Menschen über sich selbst, über Gott und über das Leben denken. Je mehr ihr darüber wisst, wie ihr euch selbst zerstören könnt, desto mehr müsst ihr darüber wissen, wie ihr euch selbst retten könnt.“

Es wird in nächster Zeit ein großer Bedarf herrschen an Menschen, die einen inneren Weckruf vernehmen und auch den Mut haben, ihn zu verkünden. Neale Donald Walsch: „Die Welt wird viele Stimmen brauchen, die die Worte der Wahrheit und der Heilung aussprechen, nach denen sich Millionen Menschen sehnen."

Die Ausbildung zum VIIB-Grad-Lehrer des authentischen Reiki und das Wirken auf dieser Stufe, ob öffentlich oder im Stillen, ist sicher eine der effektivsten Möglichkeiten, zu diesem Erwachen beizutragen. Die Welt braucht „Führer", die im Dienst am Höchsten vorangehen. Ein wahrer Führer ist der, der die meisten Führer ins Leben ruft. Ein wahrer Lehrer freut sich über jeden Schüler, der über ihn hinauswächst. Die Dunkelheit unserer Welt braucht gerade Sie, und zwar nicht, um vernichtet, sondern um von Ihnen transformiert zu werden. Mit Reiki haben Sie alle Möglichkeiten dazu, und mit dem VIIB-Grad steht Ihnen der gesamte „Werkzeugkoffer" eines Lichtarbeiters in diesem bewährten Energiesystem zur Verfügung.

Die Einstimmung in den VIIB-Grad ist sehr kraftvoll und ermöglicht einen weiteren Quantensprung in unserem Bewusstsein. Noch mehr als bisher werden wir uns unserer Aufgabe bewusst, dem Höchsten zu dienen. Einige lassen sich in die Lehrer-Grade einstimmen, weil sie sich möglichst schnell und weit spirituell entwickeln wollen. Sie planen, als Frequenzhalter eine hohe Schwingung zu erzeugen und aufrechtzuerhalten und im kleineren Kreis ihr Licht leuchten zu lassen. Da mit dem VIIB-Grad alle dauerhaften Einstimmungen in alle sieben Grade beherrscht werden, dienen die Einstimmungen ab diesem Zeitpunkt als kraftvolle Möglichkeit der eigenen Bewusstseinsentwicklung. Egal, an welchem Chakra wir gerade intensiv arbeiten, wird uns die Einstimmung in den jeweiligen Grad sehr bei unserer Ganzwerdung unterstützen.

Unsere Aufgabe ist es, unser Licht in die Welt leuchten zu lassen, damit sie weiß, wer wir wirklich sind. Durch unser leuchtendes Beispiel wissen dann auch andere, wer sie in Wirklichkeit sind. Neale Donald Walsch: „Während dieser Zeit des Lichts sei du die Quelle für alle, die Freude erfahren wollen."

Wir lernen, im VIIB-Grad den V. Grad zu unterrichten, einschließlich der kraftvollen Einstimmung und dem dazu gehörenden Symbol. Dieser Grad bewirkt vor allem eine harmonische Entwicklung des Halschakras und verstärkt die Verbindung zwischen Herz- und Halschakra. Dieses Energiezentrum steht für Ausdruck, Beziehungen, Kommunikation, Aufrichtigkeit, Gerechtigkeitssinn und Wahrheitsliebe. Im V. Grad wird die dauerhaft verstärkende Einstimmung in den III. und IV. Grad vermittelt. Dieser Grad aktiviert auf sanfte und harmlose Weise die Kundalini-Energie. Der V. Grad kann Wissen in Weisheit verwandeln.

Im VIIB-Grad lernen wir darüber hinaus, den VI. Grad zu unterrichten. Dieser Grad erweitert unser Energiefeld und stärkt unsere Verbindung zum Universum, und zwar sowohl auf energetischer Ebene als auch auf der Ebene des Bewusstseins. Der VI. Grad fördert eine Art „geistiges Erwachen" mit einer sanften Öffnung des Dritte-Auge-Zentrums, was auch als „Weg der Weisheit" bezeichnet wird. Wir entwickeln eine verfeinerte Wahrnehmung, und unsere Gedanken manifestieren sich mühelos und spontan. Vor allem lernen wir im VI. Grad, ganzheitlicher zu schauen und bei allem, was wir tun, das Wohl des Ganzen im Auge zu behalten. Wir werden empfänglicher für Visionen und kommen mehr in Kontakt mit den Aufgaben, die wir uns für diese Inkarnation vorgenommen haben. Mit dem VI. Grad erleben wir Begegnungen immer mehr als heilig, indem wir durch Präsenz und Hingabe einen Raum schaffen, in dem die Erfahrung von Einheit möglich wird.

Im VIIB-Grad lernen wir auch, den VIIA-Grad zu unterrichten. Dieser VII. Grad beinhaltet drei Einstimmungen und ein zusätzliches Symbol. Er entwickelt und aktiviert vor allem das Kronenchakra, den Sitz des höchsten Bewusstseins. Die drei Kopf-Energiezentren arbeiten durch die VII.-Grad-Einstimmung wie eine Pyramide zusammen und öffnen uns weit für höhere Energien. Mit diesem Grad können wir klarer Prioritäten erkennen und konzentrieren uns immer mehr auf das Wesentliche. Dieser Grad ist die Stufe der Selbst-Meisterschaft. Wir bauen unser Ego ab und erleben stattdessen immer mehr Hingabe, Einswerdung und Gegenwärtigkeit.

Ein Meister wünscht nicht, er wählt. Wenn das siebte Chakra entwickelt ist, strahlen wir vom Kronenchakra aus Licht nach allen Seiten aus und werden in stürmischen Zeiten wie ein Leuchtturm zum Orientierungspunkt für andere. Das Gefühl der Trennung ist aufgehoben, und wir erleben die Fülle des Seins. Das Symbol des VII. Grades verbindet uns mit der Unendlichkeit und hebt die Begrenzungen von Raum und Zeit auf. In dieser Stufe werden wir uns unserer Verantwortung, einen einzigartigen Beitrag für den Bewusstseinswandel auf diesem Planeten zu leisten, voll bewusst. Wir empfinden diese Verantwortung nicht als Belastung, sondern als Geschenk und Freiheit sowie als Ausdruck unseres göttlichen, unendlichen Potenzials.

Im VIIB-Grad lernen wir außerdem, den VB-Grad und den VIIB-Grad zu unterrichten. Der VB-Grad beinhaltet die Kapazität und Fähigkeit, Menschen in den IIIA-Grad und den IV. Grad sowie Lehrer in den I. und II. Grad einzustimmen und auszubilden, einschließlich aller Einführungsvorträge und Seminare. Der VIIB-Grad befähigt uns darüber hinaus, alle Grade einschließlich der Lehrer-Grade geben zu können, also die Grade VA, VB, VI, VIIA und VIIB inklusive der dazugehörigen Einstimmungen und der verstärkenden Einstimmungen in die jeweiligen Grade. Die Einstimmungen in die jeweiligen Grade können wir für unser eigenes beschleunigtes persönliches Wachstum nutzen. Und auch unsere Lehrertätigkeit gewinnt eine neue, wundervolle Dimension. Durch den VIIB-Grad sind wir in der Lage, Lichtarbeiter im System des authentischen Reiki auf allen Ebenen ausbilden zu können. Dieses Wirken ist sehr befriedigend und erfüllend. Gleichzeitig stellen wir unsere Lehrtätigkeit auf eine optimale Basis, indem wir unsere Schüler bei allen Graden, die sie anstreben, kompetent unterrichten und begleiten können. Für unser eigenes Wachstum und für das persönliche Wachstum unserer Mitmenschen haben wir mit dem VIIB-Grad fantastische Möglichkeiten, von denen wir bisher nur träumen konnten. Der VIIB macht diese Träume wahr.

III. Teil

Erfahrungen mit allen sieben Graden und den Lehrerausbildungen

1.

Allgemeines

Der Spiegel der Wahrheit ist die Einfachheit.
Hermetische Weisheit

Viele Teilnehmer schreiben begeisterte Dankesbriefe, wie das authentische Reiki ihr Leben transformiert und bereichert hat. Ich gebe diesen Dank „nach oben“ weiter, weil ich mich nur als Vermittlerin dieser Methode sehe. Die Erfahrungsberichte habe ich nicht journalistisch bearbeitet, um ihnen ihre Authentizität und volle Wirkung zu lassen. Ich finde, einige Aussagen treffen mitten ins Herz. Mir sind jedenfalls beim Lesen etliche Male die Tränen gekommen.

Melanie aus Berlin betrachtet die Reiki-Grade „als Luxus für Körper, Herz und Seele“. Marion, ebenfalls aus Berlin, kann ihren Dank „nicht in Worte fassen“: „Mir ist bewusst, was du und Reiki alles für mich getan habt.“

Eine Praktizierende des III. Grades berichtet, dass Reiki ihr mehr Kraft und innere Ruhe gibt und dass sie nun besser weiß, was sie möchte. Außerdem ist sie „nicht mehr so schnell angreifbar und den Tränen nahe“.

Ein Heilpraktiker aus Berlin erlebt mit Reiki „Heilung, Linderung, Schutz, Zentrierung und immer positive Reaktionen der Klienten“.

Verena Cypran erklärt: „Nach dem I. Grad kam viel Ordnung. Ich bin klarer. Ich erkenne, was ich brauche und sorge für mich. Seit dem II. Grad komme ich in Kontakt mit einer leisen, aber klaren inneren Stimme. Ich folge mir selbst. Ich erkenne: Es geht nicht um Form, es geht ums Sein. Vor allem mit meinen Kindern wache ich nun auf: Ich bin behutsamer, sanfter, freundlicher.“

Wie Maria Ober aus Zams (Tirol) erleben viele eine Harmonisierung von Körper, Seele und Geist: „Ich sehe die Dinge positiver als bisher. Ich fühle mehr Energie als früher. Das Leben mit meinen Kindern ist viel harmonischer geworden. Körperliche Beschwerden, wie zum Beispiel tägliche Kopfschmerzen, gehören dank Reiki der Vergangenheit an. Ich bin viel ruhiger und gelassener. Mein Selbstvertrauen ist stark gewachsen. Mir fallen immer wieder Dinge auf, die mir nicht mehr passen. Im Gegensatz zu früher gehe ich jetzt aber hin und sage klipp und klar, was mir nicht gefällt."

Insbesondere für viele Frauen ist es wichtig, ihre Bedürfnisse zu erkennen und sie zu erfüllen. Das authentische Reiki stärkt die gesunde Eigenliebe. Dazu gehört auch, manchmal „nein" zu sagen.

Jens Zieglow aus Berlin berichtet über die Zunahme von Lebensqualität nach den Reiki-Kursen: „Ich bin seit dem I. Grad vor 13 Jahren keinen einzigen Tag auf Grund von Krankheit arbeitsunfähig gewesen. Schlafprobleme habe ich auch nicht mehr, und der Blutdruck ist wieder völlig normal. Ich bin jetzt optimistisch und habe fast nie mehr schlechte Laune. Außerdem werde ich nicht mehr so schnell müde. Seit dem II. Grad richte ich mir selbst die Energie aus und bin begeistert von der Wirkung vor allem auf der psychischen Ebene." Der II. Grad wirkt besonders harmonisierend auf der seelischen, das heißt mental-emotionalen Ebene.

Linda Evenberg aus Lauenburg berichtet begeistert: „Ich bereue es keine einzige Sekunde, Grad I und II gemacht zu haben. Du ahnst nicht, wie oft dieser Satz in meinen Tagebüchern steht. Diese Energie krempelt mein Innerstes nach außen. Sehr gut! Ich habe dank Reiki einen rundum erneuerten Glauben an Gott gewonnen. Meine früher meist rabenschwarzen Gedanken bleiben immer öfter freundlich. Bei regelmäßiger Anwendung verstärkt sich der Reiki-Fluss. Je mehr Reiki, desto besser. Dadurch wächst man allmählich von 1,5 Volt auf 240 Volt, ohne dass irgendwelche Sicherungen durchbrennen. Ein Leben ohne Reiki kann ich mir nicht mehr vorstellen. Unzählige Male habe ich meinen

‚Geistern' gedankt, dass sie mich in deine Seminare ‚verschlagen' haben. Das einzige, was ich bedauere, ich hätte zwanzig Jahre früher kommen können. Ohne Reiki hatte ich früher jeden Winter mindestens eine Erkältung. ‚Auf-nimmer-Wiederfühlen' – dank Reiki. Ich liebe Reiki. Danke, danke, danke …"

„Die Investition in sich selbst", so schreibt sogar das Manager-Magazin, „ist die beste Investition mit der höchsten Rendite." Der Rhetorik-Professor Osterhoff, stellt bei den Reiki-Lehrerausbildungen gern die folgende Frage: „Können Sie sich erlauben, *kein* Seminar des authentischen Reiki zu besuchen?"

Karin Schubert aus Köln berichtet: „Meine Power ist um ein Vielfaches angestiegen. Meine Morgenmüdigkeit, die seit Jahren einen täglichen Kampf mit dem Aufstehen bedeutete, ist völlig verschwunden. Ich habe das Gefühl, mein Leben hat endlich richtig begonnen. Ich habe angefangen, es in die eigenen Hände zu nehmen. Wo ich früher versuchte, mich um jede Verantwortung zu drücken, nehme ich sie nun einfach an. Ich habe mehr und mehr das Gefühl, dass ich endlich beginne, das zu machen, warum ich hier bin." Mit dem authentischen Reiki verändern wir uns in eine Richtung, dass wir „mehr wir selbst" und damit auch authentischer werden.

Birgit aus Flensburg drückt ihre Dankbarkeit für die Segnungen von Reiki poetisch und auch etwas dramatisch aus: „Mit Reiki hast du mir einen Schatz in die Hände gelegt. Ein Leben ohne Reiki? Wie habe ich das früher nur ausgehalten? Unvorstellbar. Du bringst mit Reiki-Einstimmungen Licht in die Menschen. Bei mir war es eine kleine Flamme in absoluter Finsternis. Dank dir und Reiki wächst sie allmählich zu Licht. Meine Seele ist geblendet und hofft zu Recht auf Rettung. Ich hielt sie so lange im Dunkeln gefangen. Durch Reiki finde ich zu meinem wahren Selbst. Danke schön."

Wir können nichts vermissen, was wir nicht kennen. Einerseits ist dies gnädig. Andererseits sind wir mit viel zu wenigem zufrieden. Erst wenn unser Leben „durchlichtet" wird, erleben wir, welche Bereicherung und Zuwachs an Lebensqualität möglich ist.

Eine junge Lehrerkandidatin aus dem Kölner Raum, Elena Koch-Wagner, berichtet: „Es ist toll, in der Lage zu sein, sich selbst jederzeit mit so viel Liebe, Energie und Kraft zu unterstützen, wie man braucht. Es ist ein Segen, etwas ‚tun' zu können durch Senden von Lichtenergie, ob bei Schreckensmeldungen in den Nachrichten, beim Erleben von Ungerechtigkeiten und vielem mehr. Statt Vogel-Strauß-Politik zu praktizieren, können wir uns mit dem authentischen Reiki vor allem ab dem II. Grad energetisch engagieren und einen Beitrag für eine bessere Welt leisten."

Kirstin aus Berlin freut sich: „Eine belastende Situation mit dem Vater meiner Kinder ist zwar immer noch nicht aus der Welt geräumt, jedoch aus der Stagnation in Bewegung gekommen. Dinge, die ich noch nicht gemacht habe, verursachen deutlich weniger negative Gedanken und die Gewissheit bleibt, dass ich sie noch erledigen werde!" Mit dem authentischen Reiki verändern wir unsere Einstellung und damit die gesamte Situation.

Eine Lehrerin aus Leverkusen berichtet: „Meine Gedanken werden klarer in Bezug auf Dinge, die ich möchte oder auch nicht möchte. Die Beziehungen zu meinen Mitmenschen sind herzlicher geworden, gepaart mit mehr Geduld und Akzeptanz. Der Sinn meines Lebens auf dieser Erde und in dieser besonderen Zeit wird mir immer deutlicher, und damit wird mein Lebensweg immer geradliniger." Erst wenn wir erkennen, warum wir hier sind, können wir wahre Erfüllung erleben.

Ein junger Heilpraktikerschüler aus München schreibt: „Reiki fördert eine Ausstrahlung der gegenseitigen Achtung, der Lebensfreude, des Dankes. Heilige Taten schaffen Freiheit und in ihrer Wirkungsentfaltung ein Gefühl von Dankbarkeit. Reiki stärkt meine Intuition und meine Fähigkeit, mit geistigen Energien umzugehen. Mit Reiki kann ich alle meine Lebensthemen bewältigen." Ein tiefes Vertrauen, dass alles gut ist, schwingt in vielen Erfahrungsberichten wider. Dankbarkeit ist der Schlüssel zum Glück.

Eine Reiki-Lehrerin sagt: „Jeden Tag danke ich dafür, dieses wunderbare Instrument der Selbst- und Freundes- sowie der Fremdbehandlung in die Hände bekommen zu haben.“ Sie hat mit Hilfe des authentischen Reiki den Unfalltod ihrer Tochter verarbeitet und wirkt jetzt ehrenamtlich als spirituelle Sterbebegleiterin: „Häutungen vollziehen sich ständig und machen mein Herz weit und mitfühlend für mich selbst und meine Umgebung. Danke, liebes Universum, dass du mich dahin geführt hast, zu erkennen, wer ich wirklich bin.“ Mit dem authentischen Reiki können wir mit der Zeit authentisch Traumata verarbeiten und negative Erlebnisse sogar für einen Bewusstseinssprung nutzen. Wir sind damit wieder „ganz entspannt im Hier und Jetzt“.

Katrin Brodersen aus Lübeck „konnte jetzt endgültig meine Trauer über meinen vor 28 Jahren weggegangenen Ehemann verarbeiten. Das hat mir ein großes Stück Selbstbewusstsein zurückgegeben, und darüber bin ich froh. Ich habe mir bei meinem II.-Grad-Seminar eine riesige Menge Kraft geholt. Früher hatte ich einmal eine Herzgeschichte, eine schwere Gallenkolik und eine schlimme Thrombose. Bei einem Gesundheits-Check stellte die Ärztin fest, dass meine sämtlichen Werte, auch die Blutwerte, in Ordnung und meine Lungen- und Herzfunktionen die eines Hochleistungssportlers sind.“

Immer wieder berichten Teilnehmer von gesundheitlichen Verbesserungen bei sich und anderen, die sie per Direkt- oder Fernbehandlung erzielt haben. Ingedore Kleinske schreibt, dass ihre Migräne, unter der sie jede Woche seit dem 14. Lebensjahr litt, verschwunden ist: „Mein ganzes Wohlbefinden hat sich gebessert.“

Mia, eine Reiki-Lehrerin in Frankreich, ist seit dem IIIA-Grad ihre chronischen Durchfälle los. Ihre Liebe zu sich selbst und zu ihrem Körper ist gestiegen: „Ich erlebe Hingabe, Urvertrauen in das Leben und ins Universum. Ich habe das Gefühl, dass das Leben für mich erst beginnt.“

Ganzheitliche Entwicklung schließt auch die spirituelle Ebene ein. Marion aus Berlin: „Reiki gibt mir Kraft und ist mein spiritueller Führer. Durch Reiki kann ich mich ausgleichen, harmonisieren und Probleme transformieren.“ Durch die Anwendungen kommen wir immer mehr in Kontakt mit unserem Höheren Selbst oder mit „Gott in uns“.

Viele Teilnehmer erleben einen Zuwachs an Kreativität. Ingelore Kleinschmidt fing an, sich mit Kunst zu beschäftigen und begann mit Bildhauerei und Ikonenmalerei. Andere schreiben wunderschöne Gedichte, wie Susan ò Sullivan, eine Reiki-Lehrerin mit dem VIIB-Grad aus Australien, die derzeit in Hamburg lebt und bald nach Irland auswandert. Sie hat auch die Serviettentechnik neu entdeckt und kreiert damit wunderschöne kleine Kunstwerke. Immer mehr haben wir mit dem authentischen Reiki das Bedürfnis, unsere Kreativität in jeder Beziehung auszuleben und unser Potenzial zu entfalten. Die Erfahrung ist, dass ein „Künstler“ in jedem Menschen steckt. Wir brauchen nur Selbstwertgefühl und die nötige Energie, um latente Talente zur Entfaltung zu bringen. Eine Künstlerin aus Paris hat mit Reiki erlebt, dass sie sich der Malerei und ihrer Intuition hingeben sollte, ihre Bilder sind seither sehr gefragt.

Hella aus München schreibt: „Durch die Ganzbehandlungen ist es mir auf sanfte Weise möglich, Stress auf allen Ebenen und Sorgen jeglicher Art loszulassen. Die Anwendungen machen mich ausgeglichen und zugleich energiegeladen und kreativ. Ich habe den Mut, lang gehegte Wünsche zu realisieren. Ich habe zum Beispiel begonnen, im Atelier zu malen und meine Begabung und Freude, Sprachen zu lernen, wiederentdeckt.“

Viele berichten, dass sie jetzt Dinge sofort erledigen, die sie früher aufgeschoben haben. Sie lassen sich tiefer auf zwischenmenschliche Beziehungen ein und erleben dadurch eine sehr positive Resonanz. Andererseits trennen sie sich leichter von Menschen, die ihnen nicht wirklich entsprechen, und treffen „zufällig“ immer die richtigen Menschen. Sie werden „offener und toleranter“ und „authentischer“. Eine Berlinerin berichtet: „Ich trete dadurch überzeugender auf und wirke glaubwürdig.“

Das Mitgefühl wächst und dies spricht sich energetisch herum. „Inzwischen kommen Freunde, die sich ausgelaugt und krank fühlen oder verletzt sind, gern zu mir“, schreibt eine Lehrerkandidatin. Viele fühlen sich mehr im Einklang mit ihrer Umgebung, sie schaffen Harmonie und verweigern Streit. Zwar erleben sie mehr Mitgefühl, lassen aber die Probleme anderer nicht mehr so nah an sich heran. Das ist wichtig vor allem für Menschen in sozialen Berufen wie Lehrer, Ärzte, Krankenschwestern usw.

Anita, eine IIIA-Grad-Absolventin aus Harburg, schreibt: „Ich bin heute öfter fähig, Dinge einfach zu glauben und hinzunehmen. Mein zweifelnder Verstand hat nicht mehr die Oberhand. Heute glaube ich zum Beispiel, dass es etwas Göttliches gibt, ohne einen Beweis dafür zu fordern. Meine Selbstkritik hat nachgelassen und ich bin offener geworden. Ich bin auf einem guten Weg, immer mehr Gefühle in meinem Leben zuzulassen.“

Einige Seminarabsolventen lassen mich über die Jahre hinweg an ihrem spirituellen Wachstum teilhaben. Eine Australierin verlor ihren Koffer und war nicht einen Moment traurig, da ihr beim Ausrichten der Energie klar wurde, dass Äußeres nie dauerhaftes Glück schenkt: „Manches, was ich nicht bekomme, wie meinen Koffer, zeigt mir als größeres Geschenk, was wirklich wichtig und wesentlich für mich ist. Das Universum erhält und ernährt mich. Ich finde, es ist ein großes Geschenk, mich im Fluss mit dem Universum zu fühlen – in Kontakt mit meiner inneren Meisterin.“ Im Koffer war auch ein Jahresvorrat an Schmerztabletten aus dem Ausland, die einzigen, die sie verträgt … und loslassen durfte: „Es ergibt keinen Sinn, Schmerzen, die Blockaden im Energiefluss sind, mit ‚Ersatzmitteln‘ zu behandeln, anstatt an die Ursache zu gehen.“

Es ist eine Freude und ein Geschenk für mich, den Entwicklungsprozess meiner Schüler zu verfolgen, die in vielem meine Lehrer geworden sind. Eine Reiki-Lehrerin beobachtete, dass ihre spirituelle Reise ein Labyrinth ist, das aus Spiegeln besteht: „Ich dachte, ich müsse die Welt ändern und Dinge und Menschen verbessern. Dabei helfen sie mir!“ Und:

„Alles geschieht *zu unserem Besten*, nicht einfach so." Sie hat gelernt, ihre Reaktionen auf der physischen Eben als einen Prozess der Transformation anzunehmen. Das wahre Ziel der Praxis erkennt sie darin, das innere Licht zu verwirklichen. Sie hütet sich darum immer erfolgreicher, sich in Ablenkungen zu verzetteln.

Vielen Erfahrungsberichten gemeinsam ist die Änderung der inneren Einstellung meiner Reiki-Schüler. Das transformiert die gesamte Situation. Probleme werden immer mehr als Herausforderungen betrachtet, um zu wachsen und zu lernen und zu zeigen, wer wir wirklich sind. Wir erkennen mit dem authentischen Reiki immer mehr, dass wir Drehbuchautor, Regisseur und Hauptdarsteller unseres eigenen Lebens sind und jeden Augenblick unser Leben neu erschaffen.

Ich kann niemandem versprechen, mit Reiki keine Probleme mehr zu haben. Wir gehen aber anders damit um. Im Kalender 2010 von Neale Donald Walsch habe ich zu diesem Thema am 23. Mai ein schönes Zitat gefunden: „Hindernisse stehen dir nicht im Weg, sondern führen dich nur ganz sanft auf den richtigen Weg. Es ist wichtig, das, was dir im Weg steht, nicht als deinen ‚Feind' zu betrachten. Oft ist es dein bester Freund, der dich nur auf einen Umweg um das herumleitet, was möglicherweise dein größter Stolperstein gewesen wäre. Daher solltest du für alles dankbar sein, was sich dir im Moment ‚entgegenstellt'. Im Leben geschehen alle Dinge aus einem guten Grund. Darin kannst du Gott vertrauen."

Wir sind in unserer Essenz Frieden, Freude und Licht. Daran erinnert uns das authentische Reiki. Ich möchte dieses Kapitel mit den Worten von Dr. Mikao Usui, dem Wiederentdecker dieser uralten Methode zur Aktivierung universeller Lebenskraft, beenden, die durch die in diesem Kapitel und weiteren Kapiteln zitierten Erfahrungsberichte bestätigt werden: „Der Hauptzweck von Reiki ist nicht nur das Heilen von Krankheiten, sondern die Verstärkung vorhandener Talente, das Gleichgewicht des Geistes, die Gesundheit des Körpers und damit das Erlangen von Glück."

2.

Erfahrungen mit dem I. Grad – die Basis für alles

Es ist unglaublich, wie viel Kraft die Seele dem Körper zu leihen vermag.
Wilhelm von Humboldt

Für mich ist der I. Grad der wichtigste im Energiesystem des authentischen Reiki, weil er uns ein für alle Mal in Kontakt mit der universellen Energie bringt. Die Erfahrungen, die die Teilnehmer schon nach dem I. Grad machen, sind profund. Je regelmäßiger sie sich oder andere behandeln, desto größer sind ihre Fortschritte.

Körperliche Ebene

Eine Teilnehmerin berichtet, dass sie keine Schilddrüsenprobleme mehr habe, seit seit sie den I. Grad praktiziere. Durch die Tiefenentspannung reagiert die Hirnanhangsdrüse offenbar nicht mehr so sensibel auf Stress und stellt die richtige Menge von Hormonen (TSH) zur Verfügung, aus der die Schilddrüse die Schilddrüsenhormone T3 und T4 produziert. Arztbesuche werden immer seltener, weil wir sie nicht mehr brauchen. Eine Lehrerkandidatin aus Leipzig schreibt: „Mit dem I. Grad verbesserte ich meine Gesundheit und gewann Urvertrauen. Nur noch der gelegentliche Gang zum Zahnarzt ist seither nötig.“

Hellmuth Hasselmann aus Harburg bekam mit dem I. Grad seine schweren Leberprobleme in den Griff. Es bestand eine alte Erkrankung an Hepatitis C. Er hatte auch eine Lungensarkoidose (Morbus Boeck). Nach dem I. Grad waren seine Leberwerte wieder völlig normal (sie liegen mir vor), und er konnte wieder ohne Ermüdung joggen und Auto fahren.

Florian Peters aus Berlin berichtet: „Neulich habe ich einer Kundin fünf bis zehn Minuten lang beide Hände auf ihren schmerzenden Arm gelegt. Sie plagte sich schon länger mit einer Sehnenscheidenentzündung herum. Die Frau wurde dabei ganz ruhig, was sie normalerweise nicht ist. Nach einer Woche habe ich sie dann wieder getroffen und sie erzählte mir, dass ihr Arm am Abend heiß geworden sei und stark wehgetan hätte. Am nächsten Tag sei der Arm allerdings völlig beschwerdefrei gewesen. Ich finde das toll, hatte ich ihr doch nur fünf bis zehn Minuten die Hände aufgelegt!"

Michaela Beermann aus Berlin ist begeistert: „Ich hatte bis zu dem Wochenende, an dem ich in den I. Grad eingeweiht worden bin, den ganzen Winter über eine zugeschwollene Nase. Ich habe schon richtigen Medikamentenmissbrauch betrieben und über Wochen hinweg nur noch mit Nasentropfen schlafen können, und auch tagsüber schwoll mir manchmal ohne erkennbaren Grund die Nase zu. Am Freitag und Samstag habe ich die Nasentropfen beim Kurs noch gebraucht. Seitdem nicht einen Tag mehr! Auf ähnlich wunderbare Weise verflüchtigt sich meine uralte Wetterfühligkeit. Vor allem, wenn das Wetter von schlecht auf schön umschlägt, bin ich für gewöhnlich mit starken Kopfschmerzen durch die Gegend gelaufen bis hin zu Augenflimmern und Schwindelgefühlen. Mittlerweile sind die Beschwerden verschwunden, ich kann es gar nicht fassen!"

Auch Susanne Jentsch litt unter Wetterfühligkeit: „Seit den Einweihungen in den I. Grad erfolgte nicht eine einzige auf Föhn zurückzuführende Migräne-Attacke mehr. Bis kurz vor dem I. Grad litt ich zwischen ein und drei Mal die Woche unter wetterbedingtem Kopfweh. Das gehört der Vergangenheit an! Es ist unglaublich! Auch seelische Probleme wie depressive Verstimmungen sind völlig verschwunden."

Eine I.-Grad-Absolventin behandelte eine Frau mit Schlaf- und Gedächtnisstörungen, die außerdem Wasseransammlungen in den Augen hatte. An drei aufeinanderfolgenden Tagen bekam sie eine intensive Reiki-Behandlung von eineinhalb Stunden. Behandlerin und Behandelte nahmen dabei einen „himmlischen“ Duft wahr, blumig und rein, sowie einen leichten Windhauch. Die Schlaf- und Gedächtnisstörungen verschwanden nach dieser Behandlungsserie wie auch die Wasseransammlungen.

Hellmuth Hasselmann berichtet über einen Heilerfolg durch eine Ganzbehandlung. Eine mit ihm befreundete Prana-Heilerin hatte eine heftige Blasen- und Nierenentzündung. Sie konnte nicht mehr ohne Schmerzen gehen: „Etwa eine halbe Stunde lang wandte ich ausschließlich die dritte Rückenposition an. Nach dieser Behandlung konnte die Prana-Heilerin schmerzfrei Luftsprünge machen. Die Beschwerdefreiheit blieb.“

Kerstin Krüger aus Köln berichtet begeistert von ihren Erfahrungen mit dem I. Grad: „Ich bin entspannter und habe morgens keine verquollenen Augen mehr. Vorgestern stellte ich etwas Erstaunliches fest: Ich hatte in den letzten Monaten stressbedingt an einer hässlichen Neurodermitis an beiden Händen gelitten. Die Hand war übersät von Rissen und kleinen juckenden Bläschen. Stellenweise war die Hand so trocken, dass die Haut allein durch Bewegungen aufsprang. Cortison half immer einmal, war aber keine Dauerlösung für mich. Diese Hautveränderungen traten immer dann auf, wenn ich unter starker psychischer Belastung stand und einen inneren Konflikt hatte. So, als wolle mir mein Körper sagen: Lass die Hände von dieser Sache. … Die Neurodermitis ist nun komplett weg! Ich habe keine Behandlungen durchgeführt, um diese Hautveränderungen zu lindern, es ging von ganz allein und fiel mir nur durch Zufall auf.“ Und das nach nur einer Woche mit dem I. Grad. Kerstin hat mir Fotos von ihrer nun makellosen Haut per E-Mail geschickt.

Eine Teilnehmerin an einem Reiki-Marathon, einer intensiven Gruppenbehandlung über einen ganzen Tag hinweg, kann über eine Spontanheilung berichten: „Es ist unglaublich, was die Behandlung bei mir ausgelöst hat. Ich hatte 2005 einen Fersenbeinbruch am rechten Fuß. Bei Belastung, zum Beispiel langem Stehen, war der Fuß abends am Knöchel oft stark angeschwollen, und leichte Schmerzen hatte ich eigentlich fast immer. Als ich am Montag im Zug nach Köln saß und meine Beine ausstreckte, wunderte ich mich, dass der Fuß so ‚normal‘

aussah, und Schmerzen hatte ich auch keine. Und das ist bis heute so geblieben. Ich kann es kaum glauben. Wunderbar!" Bei Gruppenbehandlungen steigt die Energie enorm an, sie geht ins Quadrat.

Eine Teilnehmerin aus Oberhausen hatte sich mit der Schweinegrippe infiziert: „Ich legte mich mit Fieber ins Bett und gab mir eine Behandlung. Da kam diese sehr starke Energie plötzlich wieder in mir hoch, rotierte durch meinen Körper, hielt besonders an den Stellen, die sich am meisten zerschlagen anfühlten, und anschließend war ich geheilt. Ich hatte zwar noch eine leichte Erkältung mit einem Schnupfen, der noch zwei Tage anhielt, aber ansonsten ging es mir prima. Es gab auch keine Komplikationen wie Husten oder ähnliches."

Eine Diabetikerin hatte sich eine offene blutende Wunde beim Treppensteigen zugezogen. Bei einer langjährigen Diabeteserkrankung ist das problematisch. Eine I.-Grad-Praktizierende aus Harburg, die die Frau mit Reiki behandelte, schreibt: „Diese Diabetikerin hatte schon vor drei Jahren bei einer ähnlichen Verletzung am anderen Fuß zwei Zehen verloren. Ich behandelte die Wunde direkt jeweils einmal täglich für 15 Minuten mit Reiki. Schon am zweiten Tag bildete sich eine zarte dünne Haut. Ich setzte die Behandlung fort. Nach wenigen Tagen brauchte kein Verband mehr angelegt zu werden."

Eine Teilnehmerin am I.-Grad-Seminar aus Landshut behandelte den geschwollenen Arm ihrer Tochter, der nach einer Brustoperation spannte: „Nach fünf Behandlungen war der Arm wieder in Ordnung. Auch verschwanden fünf Warzen am Bein." Ihren Sohn konnte die Landshuterin durch Reiki-Behandlungen vom Rauchen entwöhnen.

Olivera aus Thüringen schreibt: „Unsere jüngste Tochter hatte fünf Monate lang eine hartnäckige Windeldermatitis und wir haben alles versucht, um diese zu lindern. Wechsel der Windelmarke, Verwendung von Baumwollwindeln, verschiedene Salben, verschiedene Homöopathika und, da die Kleine voll gestillt wird, das Weglassen jeglicher Säure bildender Nahrung in meinem Speiseplan. Alles ohne Erfolg. Dann besuchten meine älteste Tochter und ich deinen Reiki-Kurs in Berlin, und du hast die ganze Familie in den I. Grad eingestimmt. Einige Tage später war die Haut unserer Tochter völlig geheilt und so ist es seitdem auch geblieben. Die Reiki-Energie hat heilsam gewirkt!“

Seelische Ebene

Michaela G. aus Aschau (Tirol) hat vielen Menschen Direktbehandlungen gegeben: „Die Behandlungen wurden als angenehm empfunden. Manche Menschen spürten eine große Erleichterung, als würde ihnen eine Last von den Schultern genommen.“ Michaela G. berichtet von der durchweg positiven Veränderung ihrer Klienten: „Sie schauen mehr auf ihre Gesundheit und pflegen ihre Freundschaften.“

Pia Möhringer aus Chemnitz ist von Reiki begeistert: „Es ist ein herrliches Gefühl, in seine eigene Kraft zu kommen. Gleichzeitig wächst das Vertrauen, dass alles gut ist, so wie es ist. Ich kann mich mehr dem Fluss des Lebens hingeben, den Geschichten ihre eigene Zeit und Dynamik lassen. Kann abwarten, werde innerlich ruhiger. Es ist, wie ein Stück bei mir selbst angekommen zu sein. Von dort aus agiert es sich natürlicher, klarer, energiegeladener im Alltag. Ein Geschenk!“

Frank Sohr aus Hamburg: „Gestern fühlte ich mich den ganzen Tag von einer geradezu unglaublichen Lebensfreude und einem ständigen Glücksgefühl durchströmt. Zu einer Freundin habe ich sogar gesagt, dies sei der glücklichste Tag der letzten mindestens tausend Jahre. Vor genau vier Wochen war ich zum Lehrgang bei dir und du hast damals prophezeit, dass sich das Leben wunderbar verändern wird, wenn wir vier Wochen mit der täglichen Selbstbehandlung durchhalten. Eine tolle Erfahrung.“

Andreas Petersen aus Hamburg ist ruhiger und gelassener. „Ich kann mich viel besser konzentrieren, seit ich Reiki mache. Mein Gedächtnis funktioniert auch wieder bestens.“

Eine frischgebackene Reiki-Lehrerin weihte ihre Tochter in den I. Grad ein: „Ich finde, sie strahlt viel mehr Ruhe, Gelassenheit, Freude und Selbstsicherheit aus."

Eine Grundschullehrerin aus Hannover ist vom I. Grad begeistert: „Es hat seit dem I. Grad eine so wunderbare Entwicklung eingesetzt, die mir hilft, Schuldgefühle abzubauen. Ich bin ein Scheidungskind und ohne Vater aufgewachsen."

Regine Kramer aus Gera schreibt: „Ich habe seit dem I. Grad viele gute Erfahrungen mit Reiki erleben können. Meine Tiere – Meerschweinchen und ein Wellensittich – sind ganz zutraulich geworden und genießen die ‚Licht-Streicheleinheiten'. Meine Pflanzen treiben neu aus, und in meiner Familie hat Reiki auch gute heilsame Wirkungen."

Persönlichkeitsentwicklung

Ann D. aus Berlin: „Ich habe mich persönlich stark verändert, mein Glaube, meine Weltanschauung und mein Verhalten haben sich mit Reiki gewandelt." Wir kommen mit dem authentischen Reiki mehr in Kontakt mit inneren Qualitäten wie heitere Gelassenheit, bedingungslose Liebe und innerer Friede und strahlen diese Qualitäten auch immer mehr auf unsere Umgebung aus. Außerdem schreibt Ann D.: „Ich sehe bei Behandlungen Farben und spüre verstärkt, was der Körper am meisten braucht."

Elena Kasianova aus Berlin schreibt: „Ich bin viel ausgeglichener geworden und habe mehr Kraft für mich selbst und andere. Seitdem ich Reiki praktiziere, begleitet mich ein Gefühl von Sicherheit, Wärme und Liebe."

Hellmuth Hasselmann erlebte nach der Einweihung in der I. Grad ein völliges Gleichgewicht seiner Chakren, was der bekannte Geistheiler Horst Krohne bestätigte. Vorher waren besonders die unteren beiden

Chakren inaktiv und der Energiefluss oft gestört. Hellmuth Hasselmann hat Folgendes entdeckt: Wenn er bei den verschiedenen Positionen die Farbe des jeweiligen Chakras, das behandelt wird, visualisiert, empfindet er die Wirkung von Reiki noch intensiver.

Brigitte L. aus Hamburg ist erfreut: „Durch die Einstimmung in den I. Grad hat sich bei mir sehr viel verändert. Es kommen ganz neue Ideen, die mich mit innerlicher Freude erfüllen. Ich sehe die Menschen in meiner direkten Umgebung mit ganz anderen Augen und lerne neue, sehr liebe Menschen kennen. Eine weitere Erfüllung ist die Ausbildung als Sterbebegleiterin. Ohne Reiki hätte ich mir so etwas nicht zugetraut. Reiki und die Begrüßung mit dem Shanti-Ritual sind für mich zu einem täglichen Bedürfnis geworden."

Andrea M. dankt Reiki: „Meine Möglichkeiten wachsen, sodass ich immer mehr über Grenzen gehe, die nur in meiner Vorstellung existiert haben." Beim Reiten hat sie keinen Muskelkater mehr. Falten sind verschwunden und die Sehkraft ist wieder besser.

Karin Berg aus Berlin berichtet: „Reiki hat nun einen festen Platz in meinem Leben. Ich habe in letzter Zeit immer wieder das Gefühl, dass wir in unseren Begegnungen mit Menschen letztlich Gott erleben. Gott war auch bei deinem Reiki-Seminar anwesend. Es war wunderschön, deine inspirierten Worte zu hören und die Öffnung meines Herzens zu spüren. Mit Reiki kann ich meine Beziehung zu und meinen Glauben an Gott ins alltägliche Leben integrieren und das macht mich sehr glücklich und erfüllt. Ich möchte daher mit ganzem Herzen meine Mitmenschen umarmen. Es ist ein bezauberndes Gefühl, sich endlich als einen liebesfähigen Menschen zu erleben."

Verena Krüger aus Hannover schreibt: „Meine wichtigste Erfahrung war die Einweihung in den I. Grad. Aufgrund einer tiefer greifenden Lebenserfahrung ist bei mir vor einigen Jahren einiges durcheinander geraten. Mit Reiki habe ich ein wunderbares Mittel gefunden, den Höhen und Tiefen meines Wandlungs- und Lernprozesses entgegenzutreten."

3.

Erfahrungen mit dem II. Grad – Symbole und Fernbehandlungen

Das Glücksgefühl ist in der Seele zu Hause.
Demokrit

Der II. Reiki-Grad ist einfach „umwerfend“. Die Kapazität für Lichtarbeit verdoppelt sich mindestens. Wir werden eingestimmt in den Gebrauch von drei kosmischen Symbolen, darunter dem wichtigsten in diesem Energiesystem, dem TKR. Der II. Grad harmonisiert vor allem auf der seelischen Ebene. Die nachfolgenden Erfahrungsberichte von II.-Grad-Teilnehmern werfen ein Licht auf das Spektrum von Verbesserungen der Lebensqualität, die wir mit den Möglichkeiten des II. Grades erleben können.

Körperliche Ebene

Gabriele Gerste schreibt: „Ich hatte nach dem II. Grad ein sehr gutes halbes Jahr, ohne Erkältungen und Lippenherpes und spürte sehr oft eine große Energie.“

Karin S. aus Sachsen behandelte regelmäßig über die Ferne eine an Hepatitis erkrankte Frau: „Ihre Leberwerte, die unglaublich hoch waren, sanken in den folgenden Wochen kontinuierlich und unter den Augen der erstaunten Ärzte soweit, dass inzwischen wieder alles in Ordnung ist.“

Angela Wehrmann aus Bremerhaven hat eine fast unglaubliche Geschichte zu erzählen: „Meine Freundin Ilka fiel aus etwa zehn Meter Höhe aus dem Mast der ‚Alexander von Humboldt‘, einem Traditionssegler. Sie trieb ohnmächtig mit dem Kopf im Wasser, bis sie nach etwa zehn Minuten mit einem Beiboot gerettet werden konnte. Sie wurde wiederbelebt und mit einem Hubschrauber in ein Krankenhaus nach Newcastle, Schottland, geflogen. Von vielen Menschen bekam Ilka kurz nach dem Unfall Fernbehandlungen. Sie hatte sich beide Unterarme und die Hüfte gebrochen, ein Lendenwirbel war angebrochen, ein Lungenflügel gequetscht, und auch am Kopf hatte sie mehrere schwere Prellungen erlitten. Nachdem sie nach drei Tagen kurzfristig aus dem künstlichen Koma geholt worden war, reagierte sie positiv auf die Ansprache der Ärzte, womit diese nicht gerechnet hatten. Sie glaubten an ein Wunder. Nach einer Woche war Ilka schon wieder so gut hergestellt, dass sie selbstständig telefonieren konnte. Vier Monate nach dem Unfall hatte sie keine erkennbaren Schäden zurückbehalten und sie geht nun wieder ihrer gewohnten Arbeit nach. Ich habe sie getroffen, als sie mit anderen Freiwilligen die ‚Alexander von Humboldt' renovierte. Sie wollte ‚selbstverständlich' wieder in See stechen!"

Isa Gerdes, die bei München wohnt, gab einer Frau Fernbehandlungen, die starke Schulterschmerzen hatte: „Die Schmerzen sind nach einiger Zeit erträglicher geworden, sodass die Schmerztabletten von sechs Stück auf eine Tablette reduziert werden konnten."

Gabriele Schöneck aus Hürth sammelte positive Erfahrungen mit Fernbehandlungen „bei Depressionen, beim Schlaganfall meiner Eltern, bei der Aufarbeitung der Kindheit meiner älteren Kinder sowie meiner eigenen Kindheit, bei Krankenhausaufenthalten, Beziehungskonflikten, Prüfungen und vielem mehr!"

Werner M. aus Hamburg half seiner Mutter, die einen Schlaganfall hatte. Auf Grund einer Gehirnblutung musste sie auf die Intensivstation verlegt werden: „Ich nahm ein Blatt Papier und schrieb: ‚Ich wünsche mir, dass meine Mutter wieder aufwacht.' An die vier Blattränder zeichnete ich die kosmischen Symbole. Ich legte mir das Blatt Papier auf die Stelle meines Kopfes, an der der Arzt die Gehirnblutung meiner Mutter lokalisiert hatte. Ich dachte an meine Mutter und sandte ihr die Symbole. Dann stellte ich mir das Blutgerinnsel vor und sandte immer wieder kosmische Spiralen in diese Blutung. Am nächsten Tag wiederholte ich die Behandlung. Am zweiten Tag kam ich ins Krankenhaus und meine Mutter war aufgewacht. Sie empfing mich mit den Worten: ‚Wo bleibst du denn?' Ich freute mich riesig. Zu Hause beschrieb ich einen Zettel mit den Worten ‚Ich wünsche mir eine schnelle Genesung' und behandelte meine Mutter eine Stunde lang. Der Stationsarzt der Intensivstation kam am nächsten Tag zu mir und meinte, meine Mutter sei ein kleines Wunder. Nach einer Woche konnte der Rücktransport durchgeführt werden. Bis dahin hatte ich ihr jeden Tag morgens und abends jeweils 30 Minuten Reiki gesandt. Der Stationsarzt meinte, dass meine Mutter sehr viel Glück und eine starke Natur habe. So eine schnelle Heilung bei einer solchen Erkrankung habe er noch nicht erlebt."

Eine ältere Teilnehmerin am II.-Grad-Seminar aus Pullach in Bayern schreibt über ihre Erfolge mit dem II. Grad bei ihrem kranken Mann: „Ich habe schon etliche Erfolge mit meiner Lichtarbeit, besonders, seit ich den II. Grad gemacht habe. Mein Mann erkrankte vor einem Jahr an einer Virusinfektion – Gürtelrose auf der Kopfmitte, die seinen Trigeminusnerv angegriffen hat. Natürlich hatte er fürchterliche Schmerzen und nahm zu deren Linderung entsprechend starke Tabletten! Von vier konnten wir jetzt auf eine Tablette täglich und alle drei Nächte eine Tablette reduzieren. Die Augenschmerzen haben ganz aufgehört, und Schmerzanfälle kommen viel seltener." Auch ihrer Tochter konnte sie mit dem II. Grad helfen: „Meine Tochter hat jeden Freitag eine Dienstbesprechung mit ihrem cholerischen Chef, vor der ihr immer sehr bange war. Seit ich auf beide Energie ausrichte, haben das Toben und die Ungerechtigkeit aufgehört." Ihre Schlafprobleme ist die Pullacherin auch mit dem II. Grad losgeworden: „Das war der ursprüngliche Anlass, mich mit Reiki zu befassen."

Christa E. aus dem Vogtland schreibt über ihre Erfahrungen mit dem II. Grad: „Ich habe beobachtet, dass ich die Natur jetzt viel bewusster wahrnehme. Trotz meines (gutartigen) Gehirntumors kann ich jetzt wieder ganz normal sprechen, was ich vorher nicht konnte. Meine Sprache war zuvor undeutlich. Einmal habe ich mir auch ganz schlimm die

Hand verbrüht. Es gab keinerlei Brandblasen oder Narben. Bei einer Schnittverletzung stoppte die Blutung sofort, obwohl der Schnitt recht tief war. Was ich auch gemerkt habe: Viel mehr Menschen gehen freundlich auf mich zu und suchen den Kontakt zu mir. Sogar fremde Menschen sagen zu mir: ‚Sie haben eine wunderbare Ausstrahlung!' Überhaupt sind Menschen viel offener zu mir. Ich bin so dankbar für den II. Grad."

Ramona S. aus Passau schreibt über ihre Erfahrungen mit dem II. Grad: „Bei Verwendung der Symbole spüre ich einen Energie-Anstieg. Ich erkenne auch die Stimme meiner Intuition viel klarer. Im Vergleich zum I. Grad kommt bei akuten Schmerzen durch die Selbstbehandlung sehr schnell Besserung und auch andere Personen spüren während und nach der Behandlung profunde Veränderungen." Während sie einem geliebten Verwandten, der gerade gestorben war, eine Fernbehandlung schickte, sah sie eine Lichtgestalt, die ihr freundlich zuwinkte: „Damit war für mich die tiefe Trauer beendet. Ich wurde ganz ruhig und konnte den Tod dieses geliebten Menschen akzeptieren."

Ein weiterer erstaunlicher Heilungsbericht kommt von Christine Amalie Kapelle. Vor 20 Jahren konnte sie von einem Tag auf den anderen auf dem linken Auge nichts mehr sehen: „Im Krankenhaus bekam ich die Diagnose Multiple Sklerose. Das war der Beginn einer Reise zu mir, denn Krankheit ist nichts anderes als ein Abgespaltetsein von der Einheit mit dir, deiner Berufung, deiner Mission auf Erden." Sie beendete ihre Beziehung, kündigte den Job, verließ die Stadt und stellte ihre Ernährung um. „Als mir dann 2004 Reiki begegnete, war es wie die Krönung dieser Entwicklung. Besonders auf der seelischen Ebene sind bei mir Fassaden aufgebrochen und alteingefahrene Verhaltensmuster bewusst geworden … im Bewusstsein, dass die Außenwelt mit ihren Akteuren ein Spiegel meiner Innenwelt ist und so die Wiederholung alter Erfahrungen, die ich lösen kann." Im Oktober 2008 kam der Befund: keine MS mehr! Im April 2009 wiederholte sie den II. Grad: „Es ist keine Frage, die Wirkung des authentischen Reiki ist einfach stärker, man spürt die Nähe zum Ursprung, die Authentizität, die Qualität. ... Heute spüre ich meine Lebenskraft wieder wie seit Jahrzehnten nicht mehr. Ich verstehe plötzlich die Schöpferkraft, die wir mit Reiki an die Hand bekommen. Wir sind Meister unseres Lebens, wir dürfen uns trauen und sollen handeln, nicht delegieren, das ist unsere innere Verpflichtung unserer Seele gegenüber, unsere Mission."

Seelische Ebene

Christa P. aus Oberahrain in Bayern berichtet über ihre Wirkung auf Menschen und Tiere seit der Einweihung in den II. Grad: „Ich traue mir viel mehr zu, seit ich den II. Grad gemacht habe. An der Reaktion meiner Haustiere, aber auch meiner Mitmenschen, merke ich, dass sich meine Ausstrahlung verändert haben muss: sie reagieren anders, positiver auf mich. Bei der Fernbehandlung bekommt man auch Rückmeldung über die Wirkung: Es ist wunderbar! Und Wünsche gehen viel schneller in Erfüllung."

Josef K. aus Bayern schreibt über seine positiven Reiki-Erfahrungen insbesondere seit dem II. Grad: „Mein Bewusstsein hat sich verändert. Ich nehme zum Beispiel Farben viel intensiver wahr. Mein Allgemeinbefinden hat sich verbessert: Ich bin viel fröhlicher geworden. Das Feedback von Personen, die eine Behandlung – direkt oder aus der Ferne – bekommen haben, ist verblüffend und noch wesentlich stärker als beim I. Grad. Ich habe immer wieder den Eindruck, dass etwas Großes, ja Großartiges durch die Anwendung – auch die Selbstbehandlung – geschieht."

Angelika Tischler aus Nordhausen schreibt über ihre Erlebnisse seit dem II.-Grad-Seminar: „Bei mir haben sich die jahrelang verhärteten – bis zur Depression reichenden – Spannungen zu meinen Eltern gelöst. Nie hätte ich gedacht, dass ich diese Gefühle – Eifersucht auf meine Schwester, Ungerechtigkeit, Ungeliebt sein und das scheinbare Desinteresse meiner Eltern an mir – jemals ablegen oder überwinden kann. Doch nach nur wenigen Monaten mit Reiki hatte ich auf einmal das Bedürfnis, mit meiner Familie Kontakt aufzunehmen. Es war in mir keine Wut mehr, und ich musste auch keinen Stolz überwinden. Wir haben dann sehr offen miteinander gesprochen, und das jetzige Verhältnis ist gut und herzlich. Es ist für mich wie Balsam für die Seele, ruhig und warm, diese Angelegenheit ins Reine gebracht zu haben."

Klaus F. hat durch die Techniken des II. Grades seine Seelenpartnerin gefunden. Er schreibt: „Ich habe regelmäßig zum Thema Partnerschaft folgende Zeilen fernbehandelt: ‚Ich treffe und spreche eine attraktive, lebensbejahende und schlanke Lebensgefährtin an und bin dafür dankbar.' Nun ist dieser Wunsch in Erfüllung gegangen und ein wunderschönes Glück und Zufriedenheit haben sich eingestellt."

Jutta W. aus Berlin schreibt: „Wenn ich mit Fern-Reiki meine Vergangenheit aufarbeite, erfahre ich sehr oft bildliche Informationen zu bestimmten Themen. Meinem Chef, einem aggressiven Choleriker, male ich jeden Morgen die Symbole auf den Stuhl. Er ist ruhiger geworden und sein Verhalten mir gegenüber hat sich auch zum Positiven gewandelt. Von meinem Onkel Arthur, der einen Tag nach seinem 90. Geburtstag gestorben ist, verabschiedete ich mich durch eine Fernbehandlung. Dabei sah ich das Bild, wie ein feinstoffliches Wesen zu mir schwebte und mich auf die Stirn küsste, und dann hörte ich die Worte: ‚Gott sorgt für dich.' Mir liefen die Tränen."

Andrea S. aus Rudolfstadt hat mit dem II. Grad gute Erfahrungen gesammelt, was die Vergangenheitsbewältigung betrifft: „Ich habe Reiki auf meine Vergangenheit angewendet. Ich erlebte mich als Fötus und wollte die Gebärmutter nicht verlassen. Ich sah und spürte das Fruchtwasser aus der Sicht des Babys. Es war wunderbar angenehm, sanft und ruhig. Ein Lichtwesen kam zu mir und sagte zu mir, dass es Zeit wäre." Sie schreibt auch über spirituelle Sterbehilfe mit dem II. Grad: „Ich habe eine im Sterben liegende Frau mit Fern-Reiki begleitet. Zuerst spürte ich ihre Angst und Panik. Am nächsten Tag war sie viel ruhiger, und am dritten Tag war es total still und das Wort ‚Frieden' erfüllte mich. Da wusste ich, sie war eingeschlafen."

Melanie Schweden schreibt über ihre Erfahrungen mit dem II. Grad: „Während der Behandlung überkommt mich Frieden. Und seit der Einweihung in den II. Grad erlebe ich regelmäßig ein Lächeln, das ohne mein Dazutun auf mein Gesicht gezaubert ist. Ich bin stabiler in Stresssituationen. Ich behandle fast täglich meine Zwillinge. Zwischen uns herrscht immer mehr eine wunderschöne Grundharmonie. Ebenso behandle ich den Vater der beiden hin und wieder aus der Ferne. Zwischen uns ist es auch bedeutend harmonischer und stabiler geworden. Und ich werde öfter mit Situationen beschenkt, die meinen Alltag erleichtern."

Eine Teilnehmerin berichtet vom Erfolg mit dem II. Grad: „Ich habe mit meiner Mutter auf innerer und äußerer Ebene Frieden geschlossen. Wenn sie heute mit bösen Worten kommt, kann ich ruhig bleiben und wir geraten nicht mehr aneinander. Frühere Reibereien haben wir auch bereinigt."

Stephanie Krohn aus Berlin erlebt ebenfalls Positives mit ihren Eltern: „Auch in der Beziehung zu meinen Eltern hat sich vieles getan. Durch die regelmäßigen Behandlungen, die ich ihnen sowohl auf meiner Liege, als auch aus der Ferne gebe, hat sich ihr Glaube an mich und an meine Arbeit gefestigt. Meinungsverschiedenheiten, die früher mit Streit endeten, werden nun freundlich und konstruktiv besprochen."

Katrin Behrens konnte mit dem II. Grad alte Familienstreitigkeiten, eine Folge der Scheidung ihrer Eltern vor gut sieben Jahren, zum Teil beilegen: „Natürlich nur, weil ich wieder dazu bereit war, auf die Mitglieder meiner Familie zuzugehen. Ich habe jetzt wieder Kontakt zu meiner Oma und meiner Tante." Katrin arbeitet sehr aktiv mit den Möglichkeiten des II. Grades: „Die Symbole habe ich verdeckt unter der Matratze zum besseren Schlafen angebracht. Meine Geldbörse wurde damit versehen. Auch meinen Arbeitsplatz und den meiner Chefs stattete ich mit den erlernten Symbolen aus. Sei dieser Zeit bin ich jeden Monat ein Stück gelassener geworden, da die unerträgliche Anspannung zwischen meinen Chefs und mir nachlässt. Es ist sogar richtig lustig geworden im Büro, was mir sehr gefehlt hat. Im privaten Bereich hat sich dadurch die Anspannung, der ich tagsüber bei der Arbeit ausgesetzt war und die ich mit nach Hause getragen habe, nun auch gelöst."

Eine ältere Teilnehmerin aus der Nähe von Berlin schreibt: „Ich habe mit dem II. Grad sehr interessante und schöne Erfahrungen gemacht. So bin ich jetzt frei von Schmerzmitteln jeder Art, meine Migräne ist langsam aber sicher total verschwunden, und ich lebe in einem inneren Gleichgewicht, von dem ich bislang nur geträumt hatte. Ich habe gelernt, meine Kräfte einzuschätzen und bin dadurch viel widerstandsfähiger und ausgeglichener geworden. Für Freunde und Bekannte führe ich erfolgreich Behandlungen durch und erhalte viel Zuwendung zurück. Dafür bin ich dankbar. Obwohl ich schon Ende 70 bin, unterrichte ich noch vier Kinder im Malen und Zeichnen und gebe Nachhilfe in Deutsch. Mit den Mietern des Seniorenheims, in dem ich wohne, habe ich eine Atem- und Entspannungstherapiegruppe aufgebaut, die sehr gern angenommen wird."

Marianne aus der Nähe von Landshut schreibt: „Ich hätte persönlich mein Arbeitspensum ohne Reiki wohl so nicht geschafft." Ihren Kunden schickt sie mit Erfolg die kosmische Spirale: „Danach habe ich mich auch immer gut gefühlt."

Sucht ist ein Problem für viele. Mit den Techniken des II. Grades können wir Süchte energetisch aufarbeiten und Menschen helfen, aus ihren Abhängigkeiten heraus zu kommen. Frieda Wolf schreibt: „Mein Sohn raucht nicht mehr, weil es ihm nicht mehr schmeckt. Er wusste nicht, dass ich ihn behandelt hatte. Wunderbar! Mein Enkel Fabian, 13 Jahre und auf dem Gymnasium, bat um Reiki für eine schwere Mathe-Klausur. Das Ergebnis: Note 1."

Es gibt in meinen Augen keinen Zufall. Der Sohn von Frieda Wolf hat sich eine Mutter „kreiert", die den II. Grad hat und ihn behandelt. Wir erschaffen uns alles selbst, unsere gesamte Realität. Wir können mit Reiki nichts „über den Kopf hinweg entscheiden", sondern den Empfänger der Energie nur in Kontakt mit seinen wirklichen Bedürfnissen bringen.

Eine ältere Teilnehmerin hat den II. Grad vor allem gemacht, um mit dem Rauchen aufzuhören. Sie war seit Jahrzehnten, wie auch ihr Mann, Kettenraucherin und hatte gerade den zweiten kleinen Kater verloren. Das Tier war plötzlich tot vom Sofa gefallen. Passivrauchen ist für Kleinkinder und kleine Tiere besonders schädlich, da ihr Stoffwechsel aktiver ist. Katzen nehmen durch Fellpflege besonders viele Schadstoffe auf. Sechs Wochen nach dem II.-Grad-Seminar wurde die Frau Nichtraucherin und ist es bis heute. Ihr Mann darf jetzt nur noch auf der Terrasse rauchen. Als Belohnung für diesen Erfolg hat sie sich wieder einen kleinen Kater aus dem Tierheim geholt. Mit dem II. Grad können wir erfolgreich, da ursächlich, Süchte und Abhängigkeiten jeder Art sowie andere seelische Probleme wie Ängste und Phobien behandeln.

Erlebnisse wie das Folgende, das ein junger Mann berichtet, sind mit Reiki häufig: „Ich habe der Schwester meiner Freundin, die im Schwarzwald wohnt, von Hamburg aus eine Fernbehandlung versprochen. Ihr ging es gerade seelisch nicht so gut. Am vierten Tag nach dem Anruf hatte ich endlich die Zeit gefunden und ihr eine halbe Stunde lang aus der Ferne Reiki geschickt. Zwanzig Minuten später bekam ich eine SMS, in der sie fragte, ob ich sie grade behandelt habe, es ginge ihr nämlich auf einmal wieder sehr viel besser. Unter jeder Pflanze in unserer Wohnung liegt ein Zettel mit den Symbolen, sie gedeihen seitdem fantastisch. Zudem ist inzwischen auch der Rest der Wohnung mit Symbolen „gespickt", hinter Bildern, unter technischen Geräten etc. Ich bin sehr zufrieden mit der Atmosphäre. Besonders gelohnt hat sich zudem auch das Energieausrichten auf meine letzte Prüfung, eine der schwersten, die ich bislang in meinem Studium zu bewältigen hatte. Durch Reiki war ich die meiste Zeit der Vorbereitungsphase sehr entspannt, und die Prüfung ist sehr gut verlaufen."

Christine Peters berichtet, dass sie einer Bekannten in Stuttgart an drei aufeinander folgenden Tagen Fern-Reiki schickte, weil sie das Gefühl hatte, ihr gehe es nicht so gut: „Ein paar Tage später rief sie mich an und erzählte mir, dass die letzten Wochen nicht ganz einfach für sie gewesen seien. Das habe sich jetzt aber schlagartig geändert. Sie sagte, seit ein paar Tagen ginge es ihr wesentlich besser. Ihre Depressionen seien wie weggeblasen, sie habe ein viel besseres Lebensgefühl, und beruflich würde alles aufwärts gehen. Ich erzählte ihr von den drei Fernbehandlungen, worauf sie aus Rührung zu weinen anfing und sich ganz herzlich bedankte." Dieses Beispiel zeigt, dass wir mit Menschen, die wir mögen oder lieben, telepathisch in Kontakt sind und spüren, wenn es ihnen nicht gut geht. Mit dem II. Grad können wir ihnen dann über die Entfernung hinweg sofort helfen.

Barbara Ripp schreibt: „Mit dem II. Grad fällt mir das Aufstehen frühmorgens leichter. Ich habe meine Mitte gefunden. Der I. und II. Grad haben mehr Harmonie in mein Leben gebracht."

Nadja Haberlandt aus Berlin hat herausgefunden: „Wenn ich mir selbst Reiki gebe, lade ich mich in ganz kurzer Zeit auf. Ich schickte auch einem Menschen Fern-Reiki, der davon nichts wusste. Er bedankte sich bei mir und meinte, das sei doch sicher ich gewesen, er habe so viel gemerkt. … Ich erlebe den II. Grad als sehr energetisierend und reinigend auf allen Ebenen."

Steffi Wein aus Plauen hat einer Freundin Energie geschickt, die sehr nervös vor einem zu haltenden Vortrag war: „Sie war dann vollkommen ruhig und ausgeglichen."

Monica Levantowski aus Kiel schreibt: „Ich bin emotional stabiler geworden. Ich habe meinem krebskranken Onkel Reiki gegeben. Auffallend waren sein häufiges Lächeln und seine strahlenden Augen. Das SHK-Symbol hat mir schon als Schutz auf der Straße geholfen und auch andere beruhigt, zum Beispiel einen Hund im Bus, eine Frau auf der Straße, die einen Weinkrampf hatte und die dann den Kopf schüttelte, als sei nichts gewesen."

Marianne Meierberg aus Hannover hat mit dem II. Grad wieder ihren Frieden gefunden: „Das Verhältnis zu meinem Vater und sein Nichterscheinen auf meiner Hochzeit habe ich so aufgearbeitet. Ich habe eingesehen, dass das Verhalten meines Vaters das einzig Richtige war und es für ihn auch sehr schwer gewesen sein musste, nicht kommen zu können. Meine Mutter war schließlich auf der Hochzeit. Sie hatte sich von ihm vor einigen Jahren getrennt und scheiden lassen. Die beiden haben sich seitdem nicht wieder gesehen. Ich denke nun, mein Vater ist aus Rücksicht auf alle Feiernden nicht gekommen und hat damit eine gespannte und/oder schlechte Stimmung vermieden. Mein innerer Frieden ist mit dieser Erkenntnis wieder hergestellt. Mein Vater und ich haben seitdem sogar einen besseren Kontakt als vor den Unstimmigkeiten. Ich erhoffe mir vom nächsten Grad noch weiteres persönliches Wachstum. Mein Mitgefühl ist bereits seit dem I. und II. Grad sehr ausgeprägt."

Karin Schlosser aus Schallstadt berichtet: „Ich habe unser Haus mit Symbolen energetisiert und habe jetzt eine wunderbare Wohlfühlenergie vor allem in meinem Schlafzimmer. Wenn ich allein bin, mache ich oft den Tanz der Symbole."

Gabriele Graß aus Berlin gibt Fernbehandlungen für zukünftige Ereignisse wie Familientreffen: „Diese laufen dann für mich viel harmonischer ab."

Persönliche Entwicklung

Bettina aus der Nähe von Köln schreibt: „Das meiste, was ich mit Reiki erlebe, kann ich nicht in Worte fassen. Ich denke jetzt oft im Alltag daran, die Symbole anzuwenden. Heute habe ich sie beispielsweise während des Radfahrens vor mich hin gemalt. Es bringt mich sofort in einen nahezu meditativen Zustand. Mir sind unglaublich liebevolle Menschen begegnet, auch einige ‚schräge' Typen, aber ich habe in mir eine große Offenheit gespürt und staune über die Unterschiede und Vielfältigkeit von Menschen und ihren Beziehungen."

Hellmuth Hasselmann aus Harburg hat eine wertvolle Technik herausgefunden: „Seit 2005 habe ich mir angewöhnt, vor jeder einzelnen Position der Reiki-Selbstbehandlung nicht nur das TKR-Symbol, sondern alle drei Symbole zu wiederholen. Dabei verbinde ich die Selbstbehandlung mit dem Energieausrichten auf Christus. Mein Eindruck ist, dass es durch das Malen aller drei Symbole zu einer noch kraftvolleren Energetisierung meines ganzen Körpers und aller Chakren kommt und der Energiestrom, der vom ersten zum siebten Chakra aufsteigt, noch wesentlich verstärkt wird. Schon direkt nach der Einstimmung in den II. Grad habe ich bei meiner Reiki-Selbstbehandlung mindestens eine doppelt so starke Heilenergie empfunden. Seit dem II. Grad ist mein Tinnitus völlig verschwunden. Durch das Visualisieren des TKR-Symbols habe ich auch lange vermisste Notizen auf einem Bücherbord wiedergefunden."

Bettina Bergmann aus Köln schreibt: „Der II. Grad hat mir ein weiteres Stück Klarheit in meinem Leben gegeben und die Kraft, den Mut aufzubringen, meinen Weg zu gehen. Ich habe mich von meinem Freund getrennt und dies erstaunlich gut verarbeitet. Tolle Erfahrungen habe ich dann mit Reiki gemacht, wenn ich zu einem bestimmten Thema verschiedene Dinge aufschrieb und diese mit den Symbolen zusammen in einen verschlossen Umschlag in eine Schublade legte. Auf diese Weise fand mein Mann kürzlich einen guten Job in Köln."

Renate Thomsen aus Kiel: „Ich habe angefangen, viele Dinge aus meiner Kindheit aufzuarbeiten und mich mit meinem ‚inneren Kind' zu beschäftigen. Es sind mir dann ‚zufällig' Bücher über dieses Thema in die Hände gefallen. Später erst ist mir klar geworden, dass dies mit dem II. Grad zu tun hat."

Irina S. berichtet: „Träume, die mir als Fantasien erschienen sind, werden jetzt zum alltäglichen Leben und das, was wir als ‚absolutes Risiko' eingeschätzt haben, verwandelt sich in die völlige Realität. Man wächst über sich hinaus, denkt und fühlt anders."

Stephanie Kramer, die in Berlin eine psychotherapeutische Praxis betreibt, schreibt: „Seit meinem II. Grad hat sich vieles in meinem Inneren zum Positiven verändert, was sich natürlich auch im Außen bemerkbar macht. Ein Freund von mir, der mich drei Jahre nicht gesehen hatte, sagte, dass meine Augen nun vollkommen klar wirken, so, als ob ein Schleier weggezogen worden sei. Dinge, dich mich früher aufgeregt hatten, oft sogar tagelang, sehe ich nun in einem anderen Licht und spüre, dass mich nichts mehr so schnell aus dem Gleichgewicht bringt."

Mein 90-jähriger Vater hat mithilfe meiner Schwester an einem bundesweiten Wettbewerb des „Verbands der Zeitzeugen" zum Thema „Was für ein Leben!" teilgenommen. Der Bundesverband und die Landesverbände der Zeitzeugen machen Geschichte für junge Menschen erlebbar, indem ältere Menschen zum Beispiel in Schulen über ihre Erlebnisse berichten. Ich habe meinen Vater energetisch mit der Fernbehandlung während des Wettbewerbs unterstützt. Von mehr als 250 Einsendungen kam sein Beitrag auf den ersten Platz. Sein Leben wird jetzt als Buch veröffentlicht und verfilmt. Die Uraufführung ist am 10. Oktober 2010 in Berlin. Auch diese beiden Projekte habe ich mit Fernbehandlung begleitet. Mein Vater ist darüber sehr glücklich.

4.

Erfahrungen mit dem IIIA-„Meister"-Grad

Das eigene Glück kann man nur multiplizieren, wenn man es teilt.
Albert Schweitzer

Der IIIA-„Meister"-Grad für persönliches Wachstum ist ein ganz besonderer Grad in Reiki-Energiesystem. Die Kapazität, mit Lichtenergie zu arbeiten, vervierfacht sich mindestens. Man lernt ein neues, sehr kraftvolles kosmisches Symbol und insgesamt vier Einstimmungen kennen: eine dauerhaft verstärkende in den I. Grad, eine dauerhaft verstärkende in den II. Grad, eine Kurzeinstimmung für Neue, noch nicht in Reiki-Eingeweihte, und eine „Lichtdusche", mit der man sich selbst und andere aus emotionalen Tiefs herauskatapultieren und die Stimmung aufhellen kann.

Wirkungen auf körperlicher und seelischer Ebene

Julia hat mit dem IIIA-Grad erlebt, dass sich ihre Einstellung zum Beruf (sie arbeitet in einer Einrichtung für Behinderte) veränderte: „Mir fiel auf, dass meinen Kollegen mehr daran gelegen ist, ihre Arbeit hinter sich zu bringen und am Ende des Monats ihr Gehalt zu bekommen, während es mir zunehmend um die optimale Entwicklung der Menschen geht, mit denen wir arbeiten. Reiki, das mir am Anfang wie Zauberei erschien, ist jetzt ein Segen, weil ich meinem Chef und auch den von mir betreuten Personen regelmäßig Ferneinstimmungen gebe. Es ist deutlich zu spüren, dass Reiki kranken und alten Menschen sehr gut bekommt. Ein Betreuter hat eine Phase der Chemotherapie, in der es den meisten sehr schlecht geht, hervorragend gemeistert. Sogar Betreute, die unter Demenz leiden, machen große Fortschritte, ohne ersichtlichen

Grund. Ein Betreuter, dessen Alzheimer-Erkrankung schon weit fortgeschritten ist, spricht wieder Drei-Wort-Sätze. Die Blutwerte einer anderen Betreuten verbessern sich monatlich. Viele der von mir betreuten Personen haben wieder Kontakt zu Familienangehörigen, zu denen sie mehrere Jahre keinen Kontakt hatten. Eine drogenabhängige Frau, der man das Kind weggenommen und zu Pflegeeltern gegeben hatte, hat ihr Leben wieder in den Griff und ihren Sohn zurückbekommen und nach fünf Jahren ‚durch Zufall' die Nummer ihrer Mutter im Telefonbuch gefunden. Solche und ähnliche Wunder erlebe ich seit meiner Einweihung in den IIIA-Grad sehr häufig in meiner Arbeit. Ich gebe Ferneinstimmungen an Barack Obama, stellvertretend für alle einflussreichen Politiker auf der Welt, und Osama Bin Laden, stellvertretend für alle Terroristen. Ich glaube, dass dies auch eine gute Möglichkeit ist, der Erde zu helfen."

Für Christina Lührmann ist klar: „Ich danke Gott, dass ich durch Reiki, besonders nach der Einweihung in den III. Grad, ein bejahender, zufriedener, ja glücklicher Mensch geworden bin. Meine Kraft hole ich mir aus meinen täglichen Reiki-Behandlungen und durch die Einstimmungen. Besonders seit dem III. Grad hat sich bei mir vieles verändert. Ich habe nun den Tod meiner lieben Mutter überwunden. Es geht mir jetzt wieder gut. Auch kümmere ich mich ehrenamtlich um alte, kranke Menschen, denen ich viel Liebe und Zeit schenke. Jede Woche gebe ich meinen Kindern, Enkeln und Schwiegerkindern das volle Reiki-Programm mit anschließenden Einstimmungen. Verschiebe ich aus Zeitgründen den Termin um einen Tag, vermissen sie alle den Energiefluss. Meine Familie merkt, wie gut allen Reiki tut."

Eine Lehrerin aus Hannover stimmte auch einige ihrer Schulkinder ein – mit guten Ergebnissen. Eine Berlinerin stellt fest, dass sie besonders seit dem III. Grad durch eine Einstimmung schlagartig aus negativen Denkstrukturen herauskommt. Ihrem ehemaligen Partner, mit dem noch vieles unausgesprochen war, schickte sie Einstimmungen. Seit eineinhalb Jahren bestand kein Kontakt mehr: „Es geschah das, was ich bis dato für unmöglich gehalten hatte: Er meldete sich wieder bei mir.

Auf den anfänglichen SMS-Kontakt folgten ein Telefonat und ein Treffen, bei dem alle Ungereimtheiten und jeglicher Ärger aus dem Weg geräumt werden konnten, was mich sehr freut. Ich bin immer wieder aufs Neue überrascht, welche positive Wirkung die Arbeit mit Reiki, insbesondere die Arbeit mit den Einstimmungen und Lichtduschen, sowohl auf mich, als auch auf andere hat. Zum Beispiel verlaufen Gespräche viel harmonischer.“

Christine Winter schreibt: „Seit dem III. Grad fällt es mir leichter, bei Reiki zu bleiben und es anzuwenden. Wenn ich meiner Freundin eine Lichtdusche per Ferne gebe, merkt sie es deutlich, und es geht ihr sofort besser. Das gleiche passiert bei meiner Schwester. Auch sie spürt diese positive Energie sofort.“

Für Julia Ferner aus Hamburg hat sich der III. Grad in jeder Beziehung gelohnt: „Mich kann nichts mehr aus meiner Mitte reißen. Mein Ego schrumpft und ist kaum noch vorhanden. Alles ordnet sich in meinem Leben. Ich fühle mich immer öfter und tiefer im Hier und Jetzt zu Hause. Ich weiß, dass alles gut ist, wie es ist.“ Dieses Bewusstsein möchte sie jetzt auch anderen vermitteln und hat sich für die Reiki-Lehrerausbildung angemeldet.

Bettina Wesel berichtet über ihre Erfahrungen mit dem III. Grad: „Es ist mir ein tolles Aquarell gelungen. Es ging wie von selbst. Diese Erfahrung hatte ich bislang nicht gemacht. Ich gehe unangenehme Dinge gleich an und schaffe auch viel mehr als früher. Ich konnte unangenehme Erlebnisse wie Mobbing, Stress und den Tod zweier Haustiere besser verarbeiten. Mein Selbstwertgefühl wächst. Mich hat früher das oftmals negative Gerede anderer Menschen sehr beeinflusst. Mich berührt dies immer weniger, ich ruhe mehr in mir selbst. Es scheint fast so, als wäre ich in einen Energiekokon gehüllt, sodass Negatives nicht mehr so nah an mich herankommt. Früher habe ich mit Vorliebe auf mir selbst herumgehackt. Das hört zunehmend auf. Die Energie hat sich durch den III. Grad erheblich verstärkt. Beschwerden im Halswirbelbereich – Verspannungen und Schmerzen aufgrund eines länger zurückliegenden Bandscheibenvorfalls – verschwanden nach nur ungefähr zehn Minuten Anwendung der ersten Rückenposition."

Christine Held hat seit der Einweihung in den III. Grad Folgendes erlebt: „Fehlendes Selbstwertgefühl war früher für mich ein großes Thema. Mit dem III. Grad entwickelten sich Selbstwertgefühl und Bewusstheit. Das Symbol aus dem III. Grad empfinde ich als sehr mächtig. Auch mit den Einstimmungen habe ich schon gute Erfahrungen gemacht. Gleich nach dem Seminar hatte ich den Eindruck, dass die Umwelt sehr positiv auf mich reagiert. Manchmal kann ich auf der Straße wildfremden Menschen durch mein Lächeln ein Strahlen entlocken."

Sonja Hilmer aus Hamburg, die mittlerweile Lehrerin des authentischen Reiki geworden ist, berichtet: „Der III. Grad ist ein Geschenk. Ich liebe es, Einstimmungen zu geben. Besonders anschaulich sehe ich die Wirkung in meiner Arbeit. Die Behinderte, die ich betreue, ist oft labil und kurz vor einem Nervenzusammenbruch. Als ich neulich merkte, dass ein solcher Zusammenbruch wieder bevorstand, habe ich ihr – während ich Fenster geputzt habe – ganz viele Lichtduschen gegeben. Die Frau kam zu mir, wirkte völlig normal und sagte: ‚Komisch, ich dachte, ich müsse den ganzen Tag heulen, und jetzt geht es mir wieder ganz gut.' Fantastisch! Unser Verhältnis wird immer besser. Wenn ich da bin, ist sie eigentlich immer entspannt und wir lachen viel. Außerdem schlafe ich besser. Mein Blick ist viel klarer geworden. Ich bin sicherer und stabiler gegen ‚schlechte' Einflüsse von innen und außen. Ich habe mehr Freude bei allem, was ich tue. Meine Beziehungen verbessern sich. Es ist ein Gefühl, als ob das Höchste, Reinste und Ewige in mir wächst, und das ist Liebe in ihrer ursprünglichen Form. Manchmal kommen wirklich tiefe Gefühle von Dankbarkeit und Freude, einfach so. Meine Möglichkeiten haben einfach keine Grenzen. Ich kann etwas für die ganze Welt tun, für verstorbene Verwandte ..."

Eine Lehrerin aus Leipzig beschreibt ihre Erfahrungen mit dem III. Grad: „Ich hatte in der Klasse das Gefühl: ‚Hier gehöre ich hin, das ist mein

Platz im Leben.' Der III. Grad bringt die Freude und zaubert ein Lächeln ins Gesicht."

Ein Steinmetz machte in Plauen unter meiner Leitung den IIIA-Grad. Er stimmte eine junge Frau ein, die mittlerweile 21 Jahre alt ist und mit 14 Jahren von zu Hause ausgezogen und „abgedriftet" war. Sie hatte die Schule abgebrochen, war drogenabhängig geworden, hatte eine Frühschwangerschaft und war gesundheitlich am Boden. Zweieinhalb Stunden nach der Einstimmung rief die junge Frau bei ihren Eltern an und fragte, ob sie wieder nach Hause zurückkommen könne. Die Eltern haben sie mit Freude aufgenommen. Die junge Frau ist jetzt wieder gesund, macht ihre Ausbildung zu Ende und nimmt keine Drogen mehr. Ihr geht es rundherum gut.

Susan ò Sullivan, die mir über die Jahre hinweg viele Erfahrungsberichte geschickt hat, schreibt wie erfolgreich sie mit Einstimmungen negative Stimmungen umpolen kann: „Ich telefonierte mit meiner Schwägerin und das Gespräch wurde immer schwieriger. Jede meiner heiteren Bemerkungen wurde gleich relativiert und ins Gegenteil verkehrt. Dann gab ich meiner Gesprächspartnerin eine Kurzeinstimmung. Unglaublich: Wir lachten noch über manche scheinbaren Gegensätze im Leben, und das Gespräch endete ganz herzlich und heiter! Ich sehe, dass es höchste Zeit für mich wird, ein Lichttagebuch zu führen."

Anita berichtet: „Seit ich mir Reiki gebe, trage ich in mir eine innere Ausgeglichenheit und Zufriedenheit, wie ich sie vorher nicht kannte. Ich fühle mich insgesamt einfach glücklich. Seit meiner Einstimmung in den III. Grad verstärken sich meine Vorahnungen. Ich habe plötzlich Gedanken über Dinge, die sich kurz darauf – manchmal nur Sekunden später – ereignen." Die Erklärung dafür ist, dass mit der Einweihung in den III. Grad neben dem Solarplexus-Zentrum besonders das Dritte-Auge-Zentrum aktiviert wird, der Sitz unserer Intuition.

Wirkungen auf die Persönlichkeitsentwicklung

Gabriele Rugenbarg aus Gifhorn schreibt begeistert über ihre Erfahrungen mit dem IIIA-Grad: „Mit Reiki wird die Energie, die einfach nicht mehr da war, aufgefüllt. Mir hat es sehr geholfen. Sonst hätte ich nicht mehr gewusst, was ich machen soll."

Hella aus Regensburg berichtet: „Das DKM-Symbol strahlt für mich ein ganz helles Licht aus, wie eine Sonne, voller Freude und Wärme."

Kurt B. aus Berlin schreibt: „Mir ist es seit dem III. Grad egal geworden, was andere von mir halten. Das hatte mich vorher sehr beschäftigt. Ich folge ab sofort meinem eigenen Weg und spüre nun genau, was für mich richtig ist. Jetzt erkenne ich mein göttliches Potenzial und lebe nicht mehr in der Vergangenheit. Ich habe kaum noch negative Gedanken über mich oder andere. Wunderbar! Dieses Bewusstsein wünsche ich jedem. Wenn ich mir mehrere Einstimmungen hintereinander gebe, empfinde ich tiefe Ruhe und inneren Frieden, egal wie viel Stress ich vorher hatte. Ich fühle mich ‚runder' und mehr bei mir. Ich gehe weiter und weiter über die Brücke des Lebens hinaus ins Licht. Mit dem III. Grad hat sich für mich eine neue Dimension geöffnet, die unter anderem darauf beruht, dass ich zum Mitschöpfer von Licht geworden bin. Einstimmungen bringen mir zusätzliche Energien und ein immenses inneres Wachstum."

Ein junger Heilpraktikerschüler aus Berlin schreibt über die Wirkungen des III. Grades: „Ein weiteres Mal hat die Erweiterung meiner Kapazität, universelle Energie auf die Erde zu bringen, zu Veränderungen in meinem Bewusstseins geführt. Hatte der I. Grad die Pforte behutsam geöffnet, so wurden aus diesem kleinen Spalt erst eine kleine und dann eine große Tür, durch die nicht nur Lebenskraft zu mir strömt, sondern die auch Ein- und Ausgang für meinen Geist ist. Wäre der Grad IIIA meine Geburt, so hätte ich seitdem viel dazu gelernt. Ich habe erfahren, dass alles schön sein kann mit der entsprechenden Einstellung."

Eine Teilnehmerin aus Berlin berichtet: „Auch im Freundeskreis habe ich das Bedürfnis, aufzuräumen. Ich bin lieber allein als in der Gesellschaft anderer, bei denen ich mich nicht lebendig fühle. Ich schaue fast kein Fernsehen mehr. Mein Denken hat sich noch mehr verändert. Ich denke nicht mehr in dem Sinne, wie ich es früher tat. Ich habe Fragen und die Antworten fallen mir zu. Und wenn keine kommt, ist das in Ordnung, dann weiß ich, dass die Zeit noch nicht reif ist und die Antwort später kommt, wenn ich die passende Erfahrung dazu gemacht habe. Nach der Einweihung in den IIIA-Grad wurde ich immer mehr zur Heldin meiner ganz privaten Seifenoper. Ich merke immer mehr, wie ich das, was ich erlebe, selbst erschaffe. Was kommt, ist mir willkommen. Alles ist gut! Das war schon vor dem Seminar ein Leitspruch von mir, aber es war nie so wahr, wie ich es jetzt empfinde. Ich zerbreche nicht mehr am Leid der Welt, auch wenn ich emotional darauf reagiere. Ich kann akzeptieren, dass ich einige Dinge nicht ändern kann und dass diese Dinge auch wichtig sind für die Entwicklung dieser Menschen, auch wenn ich den Sinn nicht erkennen kann."

Für Marion aus Berlin ist klar: „Reiki gibt mir Kraft und ist mein spiritueller Führer, weil ich dadurch in Kontakt mit meinem Höheren Selbst komme. Durch Reiki kann ich mich harmonisieren und Probleme transformieren. Der III. Grad gibt mir mehr Mut und Selbstvertrauen. Ich habe meine Lebenssituation erkannt und viele Dinge bewegt und verändert." Sie ist inzwischen Lehrerin des authentischen Reiki, weil sie möglichst viele Menschen befähigen will, etwas Ähnliches für sich selbst zu erschaffen.

5.

Erfahrungen mit dem IV. Grad – der „Herzöffner"

Ein fröhliches Herz tut dem Leib gut.
König Salomo

Der IV. Grad öffnet vor allem weiter unser Herzzentrum, unser spirituelles Herz. Man lernt außerdem ein sehr kraftvolles universelles Symbole kennen. Dieses Symbol verwandelt Situationen, andere Menschen – und uns selbst. Wir bringen uns selbst und andere in Kontakt mit unserem Zentrum, das immer Liebe und Frieden ausstrahlt.

Mit dem IV. Grad wird das Urvertrauen und das Vertrauen in uns selbst verstärkt. Es ist so, als wenn sich ein Bewusstsein einstellt, dass wir von der Liebe des Universums oder Gottes Liebe getragen werden – egal, was geschieht. Wir warten nicht mehr darauf, dass der andere sich ändert, sondern transformieren unsere Einstellung und damit die gesamte Situation. Damit übernehmen wir Verantwortung für unser Leben und für die Erhöhung der Schwingung auf diesem Planeten und seine Heilung im weitesten Sinn. Wir bekommen so wieder die Macht über unser Leben und hören auf zu kämpfen. Das Leben wird leicht und harmonisch.

Hella aus Bremen schreibt: „Seit der Einweihung in den IV. Grad hat sich meine Kapazität, meine Aufnahmefähigkeit für die Energie, ganz deutlich verstärkt. Die Behandlungen sind intensiver geworden und es fließt dabei jetzt viel mehr Wärme und Energie."

Johann Krieg ist achtsamer geworden, was die Schwingung seiner Worte betrifft. Seine Fähigkeit, bedingungslose Liebe in Beziehungen gedanklich, mündlich und schriftlich zum Ausdruck zu bringen, hat sich erweitert: „Meine Ausdrucksweise gestalte ich jetzt liebevoller, und meine Stimme ist voller geworden. Ich bin mir meiner selbst mehr bewusst. Dieses neue Selbstbewusstsein strahle ich nach außen und ermutige und inspiriere damit Menschen. Mein Mitgefühl und meine Fähigkeit, bedingungslose Liebe zu geben und zu empfangen und stärker mit dem Herzen zu sehen und zu denken, sind gewachsen. Nach dem Seminar las ich die Artikel und Gedichte, die sich mit dem IV. Grad beschäftigten. Oft wurde ich so tief berührt, dass mir die Tränen kamen. Überhaupt hatte ich oft Tränen in den Augen, wenn ich mir Reiki oder eine verstärkende Einstimmung gab. Als ich mir nach einer längeren Pause, in der ich mir nur dauerhaft verstärkende Einstimmungen in den I. Grad gegeben hatte, nach dem IV.-Grad-Seminar wieder einmal eine verstärkende Einstimmung in den IV. Grad gab, hatte ich an diesem Tag ein solch intensives Erleben wie noch nie zuvor. Mein Körper reagierte enorm auf diese Einstimmung." Dazu ist zu sagen, dass Johann ein eher „nüchterner" Mensch ist und beruflich als Ingenieur mit Technik zu tun hat.

Christine Schmitt aus Ebelsbach behandelte ihren Mann, der massive Rückenschmerzen hatte: „Er konnte sich nicht gerade aufrichten und der Schmerz strahlte aus bis in sein rechtes Knie. Ich gab ihm etwa eineinhalb Stunden lang eine Reiki-Behandlung mit Zusatzposition. Vor jeder Position malte ich im Geiste zuerst das SKSK-Symbol und dann das TKR-Symbol. Bei der vierten Rückenposition spürte ich einen starken Schmerz in meinen Händen, darauf verweilte ich so lange auf dieser Position, bis der Schmerz aufhörte. Als mein Mann später aufstand, meinte er, das sei ja wie ein Wunder, er habe keinerlei Schmerzen mehr. Er konnte wieder gerade laufen. Dennoch behandelte ich ihn auch an den zwei darauf folgenden Tagen. Er ist bis heute schmerzfrei, es geht ihm gut."

Das SKSK-Symbol des IV. Grades ist ein kraftvolles Symbol für Heilung auf allen Ebenen, wie auch das TKR-Symbol und das GW-Symbol des VII. Grades. Christine Schmitt schreibt über einen weiteren Heilungserfolg mit dem IV.-Grad-Symbol: „Meine Schwiegertochter erzählte mir, dass ihre jüngere Schwester schon seit einer Woche mit 40 Grad

Fieber im Bett liege, obwohl sie Antibiotika nahm. Ich behandelte sie über eine Stunde lang mit Reiki, indem ich vor jeder Position im Geiste das SKSK- und TKR-Symbol malte. Nach der Behandlung hätte man die Kleidung der Patientin auswringen können, so stark schwitzte sie, und es roch irgendwie chemisch. Als ich am nächsten Tag zu ihr kam, berichtete ihre Mutter freudestrahlend, dass das Fieber weg sei und die Patientin schon wieder etwas Appetit habe."

Ingrid Röhder schreibt zum IV. Grad: „Mit der Einstimmung in den IV. Grad fällt es mir viel leichter, das zu tun, was mein Herz mir sagt. Irgendwie bin ich authentischer geworden. Wenn mir nach Weinen ist, weine ich, weil mein Herz dann für einen Moment ganz schwer ist, und wenn ich fröhlich bin, scheint mein Herz fast überzusprudeln vor Freude. Meine Gefühlswelt ist spürbarer geworden. Es ist auch alles etwas klarer geworden. Ich lasse mich nicht mehr so stark beeinflussen von Menschen, die mich lenken wollen. Im September ist mein Vater gestorben, den ich sehr geliebt habe. Trotz allem Schmerz, sehr vielen Tränen und Kummer bin ich nicht zerbrochen, sondern ich lebe mit meinem Herzen in Einklang."

Corinna Heck, eine Ärztin aus Nürnberg, schreibt: „Mehrmals habe ich das SKSK-Symbol bei meinen Patienten angewendet, die ganz gestresst oder hysterisch waren oder unter der Belastung der Krankheit geweint haben usw. Dabei hielt ich meine Hände auf ihr Herzchakra. Nach einer Weile beruhigten sich diese Patienten. Zum Schluss bedankten sie sich für das Trostspenden."

Doris Mewes berichtet: „Seit ich in den IV. Grad eingeweiht bin, gab es zahlreiche Situationen bedingungsloser Liebe. Meine Persönlichkeit verändert sich in den letzten Jahren. Meine Kräfte fließen leichter und vermehrt unterstützend, manchmal auch aufopfernd zu Familienangehörigen, ohne dass mich das wie früher auslaugt. Der mir so vertraute Ehrgeiz, was eigene Projekte oder meine Person betrifft, ist nicht mehr stark ausgeprägt. Immer mehr steht für mich die Suche nach der Verinnerlichung und Verwirklichung bedingungsloser Liebe im Vordergrund."

Reinhard Ehrmann hat einen ausführlichen Bericht über seine Erfahungen mit dem IV. Grad geschickt: „Bereits nach der verstärkenden Einstimmung in den IV. Grad am zweiten Seminartag hörte ich in mir etwas, was mir mitteilte: ‚Sanftmut und Liebe führen dich nach Hause.' Stunden später, als ich im Zug saß und in Eckhart Tolles Buch *Stille spricht* las, kamen mir schon nach wenigen Seiten plötzlich Tränen in die Augen. Ein tiefes Mitgefühl erfüllte mich. Ich erlebte in mir eine große Sehnsucht und einen großen Willen, positive Veränderungen in mir voranzutreiben. In tiefer Meditation spürte ich plötzlich einen sanften Sog von der Stirn ausgehend, und meine kindliche Stimme hörte ich fragen, was das denn wohl sei? Es folgte eine längere Pause und dann vernahm ich: ‚Es ist das Tor des Bewusstseins.' Es geschah auch etwas Wunderbares, als ich einmal spätabends noch in dem Buch *Ein Kurs in Wundern* las. Etwas sagte plötzlich: ‚Du hast doch die liebste Mutter der Welt.' Als ich im Bett lag, legte ich mir die Hände auf die Herzposition und wiederholte öfter das Herzsymbol. Da ich in meinem Leben nie das gewünschte liebevolle Verhältnis zu meiner Mutter, Schwiegermutter und den Schwägerinnen gehabt habe, fühlte ich plötzlich so viel Liebe für sie alle, dass ich sie sofort hätte umarmen können. Auch nach diesem wunderbaren Gefühlserlebnis war ich noch lange sehr berührt. Seitdem hilft mir eine innere Kraft, meine Angehörigen liebevoller zu sehen und ihnen auch entsprechend zu begegnen. Etwa seit zwei Wochen bemerke ich, dass ich meine bisherigen Denkweisen immer mehr unter die Lupe nehme. Negative Aussagen und Handlungen, die tagsüber geschehen, werden von mir gründlich überprüft. Ich frage mich, ob ich wirklich so bin und dieses Negative noch brauche. Ich bemühe mich, es loszulassen und mich und meine Mitmenschen ins positive Licht zu rücken. Langsam verstehe ich, dass sich nun eine bewusste Umkehrung meiner Denkweise in Gang gesetzt hat. Ein wunderbares Phänomen."

Irene Lechtenrink, eine Reiki-Lehrerin aus Holland, schreibt: „Ich habe seit der Einweihung in den IV. Grad schon große Fortschritte gemacht. Mit dem III. Grad lernte ich endlich auch einmal ‚nein' zu sagen und mich durchzusetzen. Zuerst hatte ich Wochen nach dem IV.-Grad-Seminar eine große innere Ruhe und traute mir viel mehr zu. Dann ist mir klar geworden, dass ich meine negativen Gefühle immer schnellstens loswerden wollte und deshalb unterdrückt habe. Jetzt lerne ich, mich so zu akzeptieren, wie ich bin, und wenn ich in mir nach Negativem grabe, kommt auch eine tiefe Gelassenheit, und ich werde innerlich ganz ruhig. Auf Unkraut (Negatives und Unverarbeitetes sowie Unbewusstes) kann man nicht so recht Blumen (Positives) pflanzen. Ich gebe mir jeden Tag über eine Stunde lang eine Reiki-Ganzbehandlung, außerdem noch fast jeden Tag eine Fernbehandlung und eine Behandlung mit dem neuen Symbol, indem ich die Hände auf das Herz lege. Wenn ich in der Nacht einmal wach werde, behandele ich mich ebenfalls, und ich mache jeden Tag ein paar Einstimmungen. Ich bin froh, dass ich den IV. Grad habe."

Kirstin aus Bottrop schreibt: „Der IV. Grad hat mir sehr gut getan. Ich arbeite sehr viel mit dem, was ich gelernt habe, und bin so durch alle Schwierigkeiten gekommen, die die Einrichtung meines Ateliers mit sich brachte. Besonders die menschlichen Hürden konnte ich gut nehmen, alles war im Fluss, und ich habe ganz viele Wahrheiten erfahren und in Liebe akzeptieren können, auch die unangenehmen."

Marc Stolze aus Hamburg berichtet: „Seit dem IV.-Grad-Seminar hat sich in kürzester Zeit viel, um nicht zu sagen alles bei mir verändert. Die oftmals für den IV. Grad angekündigte ‚verstärkte Emotionalität' ließ nicht lange auf sich warten. Dieses Mal war es eine ganz besondere innere Entwicklung, die ich an mir wahrnehmen durfte. Ich habe nahezu schlagartig einen so viel besseren Zugang zu meinen Emotionen bekommen, dass alles viel intensiver und stimmiger geworden ist. Manchmal weiß ich noch gar nicht so recht, wohin mit den ganzen Gefühlswallungen, aber ich bemerke inzwischen viel leichter und frühzeitiger, was ich eigentlich möchte und wohin mein Weg mich führen soll, und das ist sehr bestärkend in allem, was ich tue. Ich habe mich dann von meiner Freundin getrennt, weil mein Herz mir sagte, das muss jetzt so sein, das fühlt sich richtig an. Ihr ging es ähnlich, sodass wir gar nicht richtig leiden mussten. Ich kann es nicht wirklich erklären, aber ich fühle zu meiner Ex-Freundin nun eine tiefere Verbindung als jemals zuvor. Dass eine Trennung so schön verlaufen kann, hätte ich vorher nie für möglich gehalten. Generell ist die Verbundenheit, die ich zu Menschen empfinde, seit dem IV. Grad viel tiefer und stärker geworden. Ich habe fast komplett damit aufgehört, an den Menschen, die mir nahe stehen, herumzuzerren. Es ist eine sehr liebevolle Haltung, den anderen so sein lassen, wie er ist, in mir entstanden, und das hat sich sehr positiv auf die meisten meiner Beziehungen um mich herum ausgewirkt. Ich habe das Gefühl, mein Leben hat eine völlig neue Stufe erklommen und ist in eine Phase eingetreten, die alles Bisherige übertreffen wird."

Angela Wehrmann aus Pullach schreibt: „Seit ich den IV. Grad habe, fühle ich mich noch mehr mit allem Lebendigen verbunden. Schon eine Blume am Wegesrand erfüllt mein Herz mit Liebe zu ihr, zur Natur und allem Sein. Auch habe ich seit dem IV. Grad zunehmend telepathische Erlebnisse, die nicht mehr mit Zufall erklärt werden können. Der IV. Grad ist jetzt schon eine ganz besondere Bereicherung für mich, und ich freue mich auf weitere Erlebnisse. Das Herzchakra fühle ich manchmal sehr deutlich. Es ist wie ein süßes Sehnen."

Viola Kelling aus Nürnberg berichtet: „Besonders die Anwendung des ‚Herzöffner'-Symbols bei der Ganzbehandlung war und ist für mich sehr beeindruckend. Nach einer Weile spüre ich förmlich, wie die Liebesenergie in meinem Körper vor Freude tanzt und sich ein wunderschönes, freudiges und übersprudelndes Gefühl in mir ausbreitet. Auch im Alltag stellt dieses Symbol – wie auch der von mir sehr geliebte und oft praktizierte ‚Spiral-Segen' – ein wunderbares Werkzeug dar, mich selbst und andere in schwierigen Situationen zu unterstützen. Besonders auch dann, wenn mir bewusst wird, dass ich wieder in ein altes (Ab-)Wertungsschema bezüglich meiner Mitmenschen verfalle, hilft mir die Verwendung der Symbole, besonders des IV.-Grad-Symbols, mir schnell wieder bewusst zu sein, dass wir alle eins sind und die Unterschiede und negativen Eigenschaften nur an der Oberfläche trennend wirken."

Florian Schröder aus Husum schreibt: „Seit der Einstimmung in den IV. Grad gehe ich viel bewusster durch die Natur und nehme alles viel intensiver wahr. Ich bin ruhiger und gelassener geworden und lasse mich nicht mehr so leicht von der Hektik anderer anstecken. Mein Mitgefühl gegenüber anderen, vor allem gegenüber Notleidenden, ist viel größer geworden." Ihm ist aufgefallen, dass er seit der Einstimmung in den IV. Grad immer mit den Händen auf der Herzposition einschläft.

Hildegard Rosendahl aus München berichtet: „In meinen Träumen begegnen mir öfters Menschen, mit denen ich im realen Leben keinen oder kaum mehr Kontakt habe, weil es größere Verletzungen gegeben hat. Auf der Herzebene werden diese Verletzungen nun immer mehr geklärt. Ich habe das Gefühl, dass sich auf dieser Ebene meine Probleme mit diesen Personen gelöst und meine Gedanken sich positiv gewandelt haben. Ich merke, wie sich mein Herzchakra immer mehr weitet."

Jutta S. schreibt: „Seit ich den IV. Grad gemacht habe, bin ich viel weniger ablehnend. Ich male das SKSK-Symbol oft in meinen Herzbereich, gefolgt vom TKR-Symbol. Bin ich doch mal abwesend zu einem Menschen, steigt in mir sofort der Wunsch auf, dies zu ändern."

Christa F. berichtet über ihre Erfahrungen: „Ich habe mit dem IV. Grad gelernt, loszulassen und universelle Lebensenergie oder Gott wirken zu lassen. Ich habe Menschen vergeben, denen ich vorher nicht vergeben konnte. Und ich habe gelernt, nicht immer Recht haben zu müssen! Außerdem habe ich bemerkt, dass ich einen Haufen Ängste losgeworden bin. So zum Beispiel die Angst vor Angriffen anderer, die Angst, schwach zu sein. Ich fühle mich unverwundbar. Und ich habe das Gefühl, mich endlich selbst lieben zu können. Das habe ich vorher auch gedacht, aber mir dabei etwas vorgemacht. Jetzt bin ich richtig in mich verliebt! Ich fühle mich nicht mehr als Opfer, sondern bin dankbar für alles, was ich erlebt habe, weil es mir half zu wachsen. Ich bin geduldiger mit mir und anderen. Ein tiefes Gefühl der Dankbarkeit und Liebe erfüllt mich oft."

Kleine Liebeswunder scheinen mit dem IV. Grad möglich zu sein. Ich zitiere aus dem Erfahrungsbericht einer IV.-Grad-Absolventin: „In der letzten Zeit hatten mein Partner und ich verlernt, ein Gespräch zu führen, das nicht mit Streit und Wut endet. Unsere Beziehung stand kurz vor dem Aus. Ein paar Tage nach dem IV.-Grad-Seminar stellte ich mir das neue Symbol über dem Herzchakra meines Partners vor und begann ein Gespräch über unsere Probleme. Und endlich fand ich einen Weg, ein Gespräch zu führen, ohne dass sich mein Partner zurückzog oder aggressiv wurde oder einfach gar nicht mit mir redete. Ich bin sehr glücklich darüber, dass wir wieder miteinander sprechen können."

Eine frischgebackene IV.-Grad-Praktizierende schreibt: „Ich gehe durch die Gegend und spüre nur noch Liebe. Jeder scheint schon an meiner Ausstrahlung zu merken, wie viel Güte ich versprühen möchte. Ich lasse das neue Symbol in meine tägliche Eigenbehandlung und alle Einstimmungen einfließen."

Jürgen J. schreibt über seine Erfahrungen mit dem IV. Grad: „Während der Behandlungen habe ich jetzt oft ein unvermitteltes Glücksgefühl. Auch mitten im Alltag habe ich manchmal die Gewissheit, Liebe zu sein und von einer großen Kraft geliebt zu werden. Einfach traumhaft!"

Kirsten P. aus Opladen: „Das Symbol des IV. Grades ist ein fantastischer Helfer bei negativen Gefühlen, sowohl bei mir selbst, als auch bei anderen, denen ich das Symbol in Gedanken zu ihrem Herzchakra schicke. In mir sind ein Gottvertrauen und eine Zuversicht, wie ich sie zuvor in den ganzen Jahren nicht erlebt habe. Sogar bei so etwas wie einer Autopanne bleibe ich locker und gelassen. Wenn ich mir selbst Reiki zu einem bestimmten Thema gebe und gedanklich abschweife, male ich das Symbol des IV. Grades mehrmals in Gedanken und ich bin sofort wieder offen für meine inneren Antworten."

Auch mit uns selbst gehen wir nicht mehr ins Gericht, sondern lieben uns immer mehr bedingungslos. Wenn wir einmal nicht in der Liebe waren, lieben wir uns auch dafür und erfahren dann wieder inneren

Frieden. Wenn wir uns überlegen, dass wir auf der Erde sind, um bedingungslose Liebe zu lernen, können wir uns auch über kleine Fortschritte freuen und großzügiger mit unseren „Fehlern" umgehen – und mit denen unserer Mitmenschen. Als Praktizierende des IV. Grades konzentrieren wir uns immer mehr auf das Wesentliche im Leben, auf liebevolle Beziehungen zu uns selbst und anderen. Dafür werden wir mit dem Gefühl der Freude beschenkt. Wir erfahren immer mehr Einheits- und kosmisches Bewusstsein. Das heißt, wir fühlen uns eins und verbunden mit allem, was lebt.

6.

Erfahrungen mit dem VA-Grad – Rückgrat, Mut und Klarheit

Nichts kann den Menschen mehr stärken
als das Vertrauen, das man ihm entgegenbringt.
Adolf von Harnack

Der V. Grad aktiviert vor allem unser Halschakra – den Sitz von Kommunikation, Beziehungen, Aufrichtigkeit und Gerechtigkeitssinn. Nicht nur das Halszentrum wird durch die Einstimmung und das SF-Symbol angesprochen, sondern auch die Verbindung zwischen Herz- und Halschakra gestärkt. Oft kommt es nicht so sehr darauf an, was wir sagen, sondern wie. Mit Erhalt des V. Grades schwingt immer mehr bedingungslose Liebe mit, das heißt, in unserer Kommunikation vermitteln wir dem Gegenüber die Botschaft, dass er sich so oder so entscheiden kann und wir ihn auch und genauso mögen, wenn er sich anders entscheidet, als wir ihm vorschlagen. Diese Freiheit zu sein, wie man ist, schenkt Raum für Veränderung.

Hellmuth Hasselmann berichtet: „Bei jeder Visualisierung des SF-Symbols mit anschließendem TKR, die ich mir bei jeder Position der Selbstbehandlung angewöhnt habe, durchzieht mich ein belebender energetischer Schauer vom Kopf bis zu den Füßen und dann wieder den Rücken empor. Dies erleichtert mir abends das Einschlafen insbesondere dann, wenn diese Art von Selbst-Behandlung auf den späteren Abend fällt und morgens erleichtert es das Wachwerden. Als Ergebnis der motivierenden Auswirkung des VA-Grad-Kurses erscheinen mir auch die Tagebuchaufzeichnungen und Briefe an meine Prana-Lehrerin, die liebevoll-freundlich und klar sind anstatt fanatisch oder rechthaberisch. Sie sind für mich Ausdruck einer Ehrlichkeit auf hohem Niveau."

Eine Teilnehmerin schreibt: „Im Januar 2008 habe ich bei dir den V. Grad gemacht, der für mich sehr wichtig war. Ich hatte bis dahin das Gefühl, mir drücke jemand den Hals zu und das permanent. Nach der Einweihung hat sich das völlig gegeben.“ Die Ursache war wohl eine Energieblockade auf der Höhe dieses Chakras, die sich durch die V. Grad-Einstimmung gelöst hat. Die hellsichtige amerikanische Weisheitslehrerin Chris Griscom sagt, dass die meisten Europäer noch viel Arbeit an ihrem Halschakra zu leisten hätten, mehr als an jedem anderen Chakra.

Josef Krugmaier aus der Nähe von München schreibt: „Als ich mir am 28. Januar abends eine verstärkende Einstimmung in den IIIA-Grad gab, merkte ich, dass sich meine Kapazität, diese Energie aufzunehmen, durch den VA-Grad massiv erweitert hat. Ich freute mich sehr darüber. Mir ist aufgefallen, dass ich nur noch sehr wenige zuckerhaltige Nahrungsmittel zu mir nehme. Wann immer es mir möglich ist, greife ich auf Speisen und Getränke ohne Zucker zurück. Anfang Februar führte ich ein längeres Telefonat über mein Mobiltelefon und bemerkte, dass mein Körper Strahlung von Mobiltelefonen wesentlich bewusster wahrnimmt. Gleich nach dem V.-Grad-Seminar hatte ich eine Woche lang, für meine Verhältnisse eine sehr lange Zeit, einen rauen Hals und eine etwas belegte Stimme ähnlich wie bei einem Schnupfen, obwohl ich keinen hatte. Wahrscheinlich hat sich eine Blockade im Halschakra gelöst. Ich habe den Eindruck, dass ich seit dem V. Grad wesentlich zielstrebiger bin ohne verbissen zu sein und auch, dass ich sehr oft mit einem Lächeln unterwegs bin. Bei mehreren Telefonaten erhielt ich die Rückmeldung, dass ich eine sehr schöne Stimme hätte. Insgesamt bin ich achtsamer geworden, was die Schwingung meiner Worte vermittelt, und meine Fähigkeit ist gewachsen, bedingungslose Liebe sowohl mündlich, gedanklich als auch schriftlich zum Ausdruck zu bringen. Meine Ausdrucksweise ist liebevoller. Ich bin mir meiner selbst bewusster geworden und strahle dieses neue Selbstbewusstsein mehr nach außen aus, wodurch ich andere Menschen ermutige und inspiriere.“

Irena Lechtenrink aus Holland schreibt: „Als erstes habe ich nach dem IV. Grad bemerkt, dass ich noch mehr Wert auf Wahrheit und Gerechtigkeit lege als vorher, sowohl bei mir selbst, als auch bei anderen. Ich kam zu der Erkenntnis, dass es Energie kostet, wenn man nicht sagt, was man denkt. Manchmal hatte ich mich nicht getraut, zu sagen, was ich dachte, oder ich wollte nett sein, nicht anecken. Ich hatte noch etwas mit jemand zu klären, der mich vor ein paar Monaten ungerecht behandelt hatte. Das hatte ich aber vor mich hin geschoben. Nach dem IV. Grad habe ich das dann geklärt und so erreicht, was ich wollte. Es war eine Erleichterung, und ich habe gemerkt, wie viel Energie frei gesetzt wurde. Von seinen Fehlern und Problemen lernt man am meisten, gerade dadurch macht man die größten Fortschritte. Es ist alles eine Frage, wie man es sieht und wie man damit umgeht."

Bettina Wendisch berichtet: „Die Einstimmung in den V. Grad hat mit sich gebracht, dass ich mutiger und selbstbewusster geworden bin. Besonders die verstärkende Einstimmung in den III. Grad, dic wir im V. Grad gelernt haben, hat mir geholfen, mein Selbstbewusstsein aufzubauen. Dieses war früher nicht vorhanden. Ich ließ mich durch jede andere Meinung, durch die Stimmungen anderer, die ja durchaus nichts mit mir und meiner Sache zu tun haben müssten, verunsichern. Außerdem wird ja auch viel Unbedachtes geredet. Es ist wichtig, dass man seinen eigenen Weg gehen kann. Negative Gedanken verfliegen häufig von einer Minute auf die andere, während sie mich früher tagelang lähmten. Ich bin auch nicht mehr so empfindlich. Auf Veranstaltungen kam ich mir früher meist verloren vor. Mittlerweile gehe ich direkter auf Menschen zu. In Beziehung zu einigen Menschen ist mir deutlich geworden, was bei ihnen wirklich dahinter steckt und dass einige mich tatsächlich nur benutzt haben. Das wird in Zukunft abgestellt. Ich sehe bezüglich eigener Fehler klarer. Früher habe ich sie mir gegenüber vertuscht oder nicht wahrhaben wollen."

Christine Amalie Kapelle hat mir einen längeren Erfahrungsbericht geschickt „damit das Ausmaß des Traumas klarer wird, das ich mit Reiki auflösen konnte. Vielleicht erkennen sich Menschen in dieser Situation wieder und können daraufhin Hoffnung und Mut schöpfen, mit Reiki in sich etwas zu lösen, was sich dann im Außen manifestiert – ohne jahrzehntelange Psychotherapie." Christine litt unter Multipler Sklerose, die sie mit Reiki ursächlich heilen konnte: „Die Einstimmung in den V. Grad hat alle Blockaden der anderen Chakren gelöst. Ja, Reiki hat die Energien auf allen Ebenen wieder harmonisiert und dort, wo sich das Ungleichgewicht als Körpersymptom heraus kristallisiert hatte, durfte ich handeln. Ich verstehe plötzlich die Schöpferkraft, die wir mit Reiki in die Hand bekommen. Wir sind Meister unseres Lebens, wir dürfen uns trauen, ja vielmehr, wir sollen handeln, nicht delegieren, das ist unsere innere Verpflichtung unserer Seele gegenüber, unsere Mission. Mit dem V. Grad geschah das Unglaubliche: die Kundalini-Energie wurde geweckt, ich konnte mein Becken wieder bewegen und tanzen wie früher. Dann kamen die Träume, die Erinnerung an die Beziehung, die die schönste in meinem Leben war und bei deren Auseinanderbrechen vor 15 Jahren ich geschworen hatte: nie wieder. Und ich bin mir treu geblieben, bis jetzt. Ich habe mir zugehört, meinen inneren Heiler wiederentdeckt und laufe jetzt meiner Heilung entgegen. Ich habe meinen Mutterkonflikt gelöst. Das war meine größte karmische Lernaufgabe, mich von Verstrickungen zu lösen, um mich zu finden, bei mir zu bleiben. Diese Verstrickungen waren die Ursache all meiner Gehbeschwerden, warum ich nicht – auf allen Ebenen – auf die Beine gekommen bin. Mit Reiki habe ich mich daran erinnert, dass ich Licht bin."

Eine Teilnehmerin schreibt über ihre Erfahrungen mit dem V. Grad: „Die größte Veränderung ist wohl, dass ich mich nach zehn Jahren von meinem Freund getrennt habe. Ehrlich gesagt, war ich schon kurz vor meinem IV. Grad soweit, die Beziehung zu beenden. Mein Herz war aber dann so voll Liebe, dass ich viele Dinge nicht sehen wollte. Aber dann bekam ich die V. Grad-Einstimmung und ich konnte endlich ehrlich zu mir selbst sein. Ich habe mir eingestanden, dass ich nicht *mein* Leben lebe, sondern ein Leben für meinen Partner. Dies war mir plötzlich nicht mehr genug, und ich hatte für mich ganz klare Ziele, die ich jetzt auch verwirklichen werde. Am meisten hat der V. Grad mir geholfen, alles offen auszusprechen, meine Gefühle, meine Wünsche und Bedürfnisse. Mithilfe des IV. und V. Grades konnte ich meinem Partner ohne Wut in aller Ruhe und trotzdem mit einer großen Sicherheit sagen, dass mein Weg jetzt in eine andere Richtung geht. Ich konnte ohne Verbitterung akzeptieren, dass dieser Weg nicht sein Weg war. Ich glaube, das hat sehr geholfen, dass wir jetzt auch ein gutes Verhältnis haben. Ich bin so davon überzeugt, dass ich jetzt den richtigen Weg eingeschlagen habe. All die Dinge, die mir jetzt passieren, bestätigen das. Ich habe gelernt, dass man Liebe nicht bekommt, wenn man sich selbst vergisst. Erst, wenn man selbst glücklich ist, kann der andere Dinge annehmen und entsprechend reagieren. Ich freue mich auf den VI. Grad."

7.

Erfahrungen mit dem VI. Grad – Intuition und Hellsichtigkeit

Die wahre Lebensweisheit besteht darin,
im Alltäglichen das Wunderbare zu sehen.
Pearl S. Buck

Der VI. Grad spricht besonders das Dritte-Auge-Zentrum an – den Sitz von Hellsichtigkeit, verfeinerter Wahrnehmung, dem Erkennen der Aufgaben im Leben, von Visionen und einer ganzheitlichen Sichtweise. Gleichzeitig wird die Verbindung der Energiezentren im Kopfbereich, Drittes Auge, Alta-Major- oder Gateway-Zentrum und Kronenzentrum erweitert. Es entsteht damit eine Pyramide. Der VI. Grad aktiviert aber auch ein Zentrum etwa 40 Zentimeter oberhalb unseres Kopfes, das auf der „Silberschnur" oder „Jakobsleiter" liegt. In diesem Zentrum sind wir mit der geistigen Welt verbunden. Wir bauen mit dem VI. Grad an einer weiteren Pyramide: der Verbindung zwischen Drittem Auge, Transpersonalem Punkt und Alta-Major-Zentrum. Hellsichtige können diese kristallinen Dreiecke sehen.

Bettina Wesel, eine meiner eifrigsten Schreiberinnen von Erfahrungsberichten, teilt mit: „Bislang hat sich ein starker Energiezuwachs eingestellt. Einmal habe ich nach dem Aufwachen bestimmte Tiere und Gesichter gesehen. Besonders angenehm sind die verstärkenden Einstimmungen in den V. Grad. Auf der physischen Ebene sind meine Augen erheblich entspannter und ich kann die Computerarbeit besser vertragen. Ansonsten ist die Wirkung der Einstimmungen klärend, ich bin viel gelassener."

Josef Krugmaier aus der Nähe von München beschreibt die verstärkende Einstimmung in den V. Grad, die er im VI.-Grad-Seminar gelernt hat, als „sehr intensiv". Er war nach der Einweihung in den VI. Grad sehr müde und hatte ein hohes Schlafbedürfnis: „Als ich mir die verstärkende

Einstimmung in den Grad VA gab, empfand ich diese als sehr kraftvoll und nahm eine enorme Erweiterung meiner Kapazität wahr." Sein Eindruck nach dem VI.-Grad-Seminar: „Ich bin wesentlich gelassener geworden. Kürzlich blieb ich in einer Situation, die früher bei mir massiven Ärger ausgelöst hätte, ruhig und sah schnell die Chance. Mich erstaunte, dass ich zur Bewältigung der Situation, mit der ich konfrontiert wurde, bereits am Tag zuvor ohne Absicht wertvolle Vorarbeiten geleistet hatte." Er hatte also schon etwas „vorausgeahnt", was der Verstand gar nicht wissen konnte.

Eine Weile später hatte Josef Krugmaier mit jemandem aus seinem Bekanntenkreis eine wichtige Besprechung: „Ich gab diesem Treffen und auch der Person eine Kurzeinstimmung. Das Gespräch verlief hervorragend. Es dauerte mehrere Stunden und nicht wie üblich weniger als zwei Stunden. Die Person musste das Gespräch aufgrund eines anderen Termins beenden. Es wurde ein Folgetermin vereinbart, um die Konzepte in weiteren Details zu besprechen. Die Einstimmungen beziehungsweise die verstärkenden Einstimmungen empfinde ich als kraftvoller als vor dem VI. Grad. Wenn ich mich oder andere mit Reiki behandle, nehme ich eine erhöhte Intensität wahr. Wenn ich mir eine verstärkende Einstimmung gebe, erscheint sehr oft ein sehr intensiver blauer Lichtstrahl in der Mitte meines Sehfeldes, manchmal auch ein sehr helles weißes Licht." Seine Erwartungen an den VI. Grad haben sich erfüllt: „Die Empfindsamkeit der Sinne wurde geschärft und der Zugang zur Intuition erleichtert. Ich habe dadurch bei Entscheidungen einen wachen Verstand eine voll entwickelte Intuition zur Verfügung. Auch der Kontakt zu meinem Höheren Selbst und meine Fähigkeit, ganzheitlich zu handeln, wurden verstärkt."

Sandra Rotfuß aus Donauwörth schreibt über ihre Erfahrungen mit dem VI. Grad: „In einem Bericht, den du im Seminar vorgelesen hast, wird davon gesprochen, wie wichtig es ist, die Dinge mit dem Herzen zu sehen, mit den Augen der Liebe. Dieses Gefühl kann ich nur bestätigen. Die Verbindung zum Herzen und zum Dritten Auge ist regelrecht zu spüren. Beim Spazierengehen sehe ich die Natur mit immer größerer

Liebe, Ehrfurcht, Demut und Freude. Seit der letzten Einstimmung haben meine schon fast hellseherischen Fähigkeiten enorm zugenommen. In Gesprächen fällt mir immer öfter auf, dass ich schon vorher weiß, was mir jemand sagen oder welche Frage er mir stellen wird. Es gab einige verdutzte Blicke, als ich schon antwortete, bevor die Frage überhaupt gestellt worden war. Ich habe Vorahnungen, die sich dann auch bestätigen. Und während meiner täglichen Eigenbehandlung habe ich das Gefühl zu sehen, obwohl meine Augen geschlossen sind.
In Sachen Gelassenheit habe ich noch einmal einen Schub bekommen. Einige Situationen, die mich früher nervös machten oder geradezu aus der Haut fahren ließen, können mich gar nicht mehr irritieren. Als ich kürzlich mit meinem Hund zum Spaziergang aufbrach, ließ ich die Tür ins Schloss fallen und dachte sofort an den Schlüssel! Normalerweise hätte ich mich gesorgt, wie ich wieder reinkomme. Stattdessen schob ich den Gedanken sofort beiseite: ‚Jetzt gehst du erst mal schön mit deinem Hund spazieren und dann sehen wir weiter.' Irgendwie hatte ich das sichere Gefühl, eine Lösung würde kommen. Nach dem ausgiebigen Spaziergang dachte ich, jetzt probier es einfach einmal bei deinen Eltern, dort liegt ein Ersatzschlüssel. Ich rief an, aber keiner war da. Auch das brachte mich nicht in Aufruhr, ich ging gelassen weiter. Als ich gerade die letzte Straße vor meiner Wohnung überqueren wollte, fuhr mein Vater vorbei. Ich winkte ihn sofort her, und wie vorab bestellt hatte er durch Zufall auch den Ersatzschlüssel dabei. Wirklich erstaunlich!"

Andrea Solms aus Oberhausen spürt, seit sie den VI. Grad praktiziert, dass eine starke Energie durch ihren Körper fließt, besonders wenn sie sich abends eine Reiki-Behandlung gibt: „Ich habe wieder eine starke Heilungskrise erlebt. Die Blockaden machten sich durch Kopfschmerzen und komische Gefühlen in den Ohren und in der Nase sowie durch Augenbeschwerden und Schwindelattacken bemerkbar. Diese haben sich aber jetzt aufgelöst, und ich fühle mich von oben bis unten durchgeputzt."

8.

Erfahrungen mit dem VIIA-Grad – Krönung und Verantwortung für das Ganze

Alles, was ich gesehen habe, lehrt mich,
dem Schöpfer in all dem zu vertrauen,
was ich nicht gesehen habe.
Ralph Waldo Emerson

Im VIIA-Grad geht es um Hingabe, Demut, Dienst am Höchsten und am Nächsten, mehr Dankbarkeit und um die Fähigkeit des vollkommenen Verstehens jenseits von Intellekt und Intuition.

Dr. Willy Fraefel schreibt: „Ein guter Freund von mir ist 70 Jahre alt und hat den VII. Grad. Er ist Vater einer viereinhalbjährigen Tochter und war an Prostatakrebs operiert worden. Nun erfuhr er eine vollständige Heilung. Er ist überzeugt, dass Reiki ihm geholfen hat. Seine Tochter gibt ihm, wenn er irgendwelche ‚Wehwehchen' hat, Reiki. Sie wurde von mir bereits im Mutterleib in den I. Grad eingestimmt."

Thomas Pulst aus Bremen ist begeistert über die Wirkungen des VII. Grades: „Nach dem VII.- Grad-Kurs habe ich eine Dynamik entwickelt, wie ich sie seit Jahren nicht mehr hatte! Dieser Grad war sicher ausschlaggebend, dass die Zusammenarbeit mit dem Arbeitslosenzentrum als Beschäftigungsträger zu einem Erfolg wurde." Thomas betreut im Rahmen dieser Arbeit erfolgreich Langzeitarbeitslose, damit sie ihre Gesundheit verbessern und so wieder „Lust" auf Arbeit bekommen. Er hilft in Fällen, in denen die Schulmedizin nicht mehr weiter weiß oder wo aus finanziellen Gründen eine Behandlung durch einen Heilpraktiker nicht infrage kommt. Seit Januar 2010 bekommt Thomas für seine Arbeit Geld aus einem EU-Topf mit der Bezeichnung „Gesundheit 50+": „Es könnte wohl sein, dass ich der erste Reiki-Praktizierende bin, der auf der Gehaltsliste einer Behörde zu finden ist." Mittlerweile ist

Thomas Pulst Reiki-Lehrer und gibt im Rahmen seiner Behördenarbeit auch Kurse für den I. und II. Grad. Es ist geplant, Behördenmitarbeiter in den I. und II. Grad einzuführen und in Trägerorganisationen einzusetzen. Thomas´ Arbeit ist bereits durch Zeitungsartikel gewürdigt worden. Er hat darin auch erwähnt, dass die BKK Siemens als erste Krankenkasse inzwischen bei stationären Reha-Aufenthalten die Kosten für Reiki-Behandlungen übernimmt. Seine Erfolge als Gesundheits-Coach der Sportvereine FC Burg und SG Marßel sowie der SAV wurden ebenfalls in der Presse vorgestellt. Thomas hat die Vision eines Netzwerks für unentgeltliche Hilfe und Beratungen im gesundheitlichen Bereich. Dieses Netzwerk soll angebunden werden an soziale Träger, Vereine oder karitativ arbeitende Institutionen (Kontakt siehe Anhang).

Anja P. schreibt über ihre Erfahrungen mit dem VIIA-Grad: „Mein Kronenchakra ist viel aktiver geworden. Bei den ersten drei Kopfpositionen vibriert es. Meine Wünsche manifestieren sich seit dem VII. Grad mühelos und schnell. Ich erfahre Wissen jenseits meines Verstandes und komme mir tatsächlich vor wie ein Leuchtturm, der anderen in schwerer See Orientierung bietet."

Peter Meermann aus Hamburg berichtet über die Wirkungen des VII. Grades: „Ich strahle eine innere Ruhe aus, die ich bislang noch nicht erlebt habe. Das hängt sicher mit dem inneren Frieden zusammen, den ich immer mehr erfahre. Und auch mit der bedingungslosen Freude, dem bedingungslosen Glück. Ich weiß, dass der Friede immer da ist, er ist mein wahres Wesen. Ängste habe ich überhaupt keine mehr. Wovor auch? Meine innere Sicherheit ist unerschütterlich. Keine äußere Kraft kann sie mir nehmen."

Karin P. aus Oldenburg: „Ich habe seit dem VIIA-Grad meine Ziele im Leben neu geordnet. Mir ist wichtig, zur Heilung von Menschen und zur Heilung des Planeten beizutragen. Dazu muss ich mein Potenzial ausschöpfen. Ich weiß, dass Gott mich braucht. ER ist jetzt mein wahrer Chef. Durch dieses Bewusstsein werde ich oft von einer Kraft durchflutet, die nicht von dieser Welt ist. Ich fühle eine innere Sicherheit und spüre, alles ist gut. Das strahle ich auf andere aus. Mein Leben hat zugleich eine Leichtigkeit und Tiefe gewonnen, wie ich es nicht für möglich gehalten habe. Das neue Symbol katapultiert mich in eine Dimension jenseits von Zeit und Raum. Ich kann mich damit mit allem und jedem verbinden. Das Schöne: Ich bin seit dem VIIA-Grad nicht etwa ‚abgehoben', sondern im Gegenteil besser geerdet denn je. Allmählich ahne ich, was es heißt, ‚den Himmel auf die Erde zu bringen'. Manchmal fühle ich mich wie ein Engel auf Erden."

9.

Erfahrungen mit den Lehrer-Graden IIIB-„light“ und „IIIB“ – Lehren und Einstimmen auf den inneren und äußeren Ebenen

Das Glück besteht im schönen Fluss des Lebens.
Zenon

Viele sind mit ihrem Beruf unzufrieden. Für einige ist der Beruf des Reiki-Lehrers zu ihrer Mission geworden. Auch für mich ist dieser Beruf der schönste der Welt: anderen Menschen helfen, erfolgreiche Lichtarbeiter zu werden, um einen wertvollen Beitrag zu leisten und bei der notwendigen Transformation des Bewusstseins auf diesem Planeten mitzuhelfen. Es gibt einige, die nicht gern in der Öffentlichkeit stehen. Auch für sie gibt es eine Möglichkeit: den IIIB-„light“-Grad. Sie lernen darin, die dauerhaften und kraftvollen Einstimmungen in den I. und II. Grad zu geben und kleine Seminare im Freundes- und Familienkreis durchzuführen. Etliche haben durch den IIIB-“light“ so viel Selbstbewusstsein bekommen, dass sie sich zum vollständigen IIIB-Grad angemeldet haben, um diese wundervolle Methode noch bekannter zu machen. Viele erleben die Lehrerausbildungen als einen Quantensprung in ihrem Bewusstsein und ihrer persönlichen Entwicklung.

Erfahrungen mit dem IIIB-„light“

Der erste IIIB-„light“-Grad-Kurs war ein großer Erfolg. Viele Teilnehmer sind begeistert von ihren persönlichen Möglichkeiten und ihrer Bewusstseinsentwicklung. Die Teilnehmer erlernen in diesem Grad die dauerhaften und sehr kraftvollen Einstimmungen in den I. und II. Grad. Damit können sie auch kreativ im Alltag große Wirkungen in herausfordernden Situationen erzielen. Als Anregungen mögen nachfolgende Erlebnisse dienen.

Gerade hat meine Steuerprüfung für 2006 und 2007 statt der angesetzten vier Tage nur einen halben Tag gedauert. Ich hatte dem Thema „Steuerprüfung“ den I. und II. Grad gegeben! Die Steuerprüferin rief mich an, warum ich eine Reise nach Thailand nur zur Hälfte steuerlich geltend gemacht hätte (ich hatte meine beiden Kinder in Thailand dabei), ich hätte doch dort für mein Tropenfrucht-Buch recherchiert. Sie wollte mir beim Steuersparen helfen!

Ein anderes Mal war ich mit meinen Kindern und deren Cousin im Urlaub in Florida. Wir wohnten privat in einem Haus deutscher Freunde. Weil ich mich mit dem Rückreisedatum vertan hatte, verpassten wir unseren Abflug. Da wir einen Billigflug gebucht hatten, teilte uns der Flughafenmitarbeiter mit, dass eine Umbuchung nicht möglich sei und wir ganz normale Tickets kaufen müssten. Ich stimmte das Thema in den I. und II. Grad ein. Das Wunder geschah: Wir flogen einen Tag später von Miami aus, bekamen sogar einen Direktflug – bei der alten Verbindung war ein Umstieg vorgesehen –, mussten keinen Cent extra bezahlen und hatten noch einen zusätzlichen Urlaubstag, den wir in einem kleinen Zoo in der Nähe verbrachten. „Zufällig“ waren noch genau vier Plätze in dieser Maschine nach Deutschland frei, es war ein Tag nach Neujahr. Dieses „Malheur“, das unter normalen Umständen sehr teuer geworden wäre, entwickelte sich dank Reiki-Energie zum Geschenk.

Dr. Willy Fraefel ist nicht nur Reiki-Lehrer, sondern auch Rechtsanwalt. Er schrieb mir: „Wenn ich neue Fälle übernommen habe oder vor Gericht gehen muss, mache ich stets die Einstimmungen in den I., oft auch in den II. Grad. Das führt regelmäßig zu einer Lösung, die für alle Beteiligten richtig ist. Sie macht mich glücklich und frei und lässt mich gern die volle Verantwortung tragen. In diese Richtung führt der Weg von Reiki in der gegenwärtigen Energiekonstellation in unserer Realität auf Mutter Gaia (Erde) und im ganzen Universum.“ Willy Fraefel ist

Experte für den Maya-Kalender, der eine große Zeitenwende für den Dezember 2012 prognostiziert. Dieses Thema wird an späterer Stelle dieses Buches noch ausführlich erläutert.

Man kann auch auf den inneren Ebenen lehren. Eine IIIB-„light"-Absolventin aus Plauen erzählte mir, dass sie einem 13-jährigen Mädchen aus Ruanda, das Aids-Waise ist und zwei kleinere Brüder zu versorgen hat, die Einstimmungen in den I. und II. Grad gegeben habe. Dieses Mädchen wurde im Fernsehen gezeigt, wie es den ganzen Tag schwere Feldarbeit leistet, damit es abends den Brüdern und sich etwas zu essen kaufen kann: „Ich muss auch arbeiten, damit meine Brüder irgendwann einmal zur Schule gehen können." Mit dem I. und II. Grad wird das Mädchen mehr Kraft haben, diese große Last zu tragen.

Ich habe dem zwölfjährigen HIV-positiven Jungen, der in Südafrika das Thema „Aids" durch Vorträge bekannt gemacht und endlich öffentliches Interesse dafür geweckt hat, alle sieben Grade gegeben. Er ist mittlerweile gestorben und wird in die nächste Inkarnation mit einer noch größeren Kapazität als Lichtarbeiter starten.

Ein junger Teilnehmer aus Stade ist vom IIIB-„light" begeistert: „Endlich kann ich Menschen, die Reiki gegenüber aufgeschlossen sind, einstimmen – Freunde, Verwandte, Bekannte und Kollegen. Ich bekomme jede Menge positive Rückmeldungen."

Erfahrungen mit dem IIIB-Grad

Eine frischgebackene Lehrerin des authentischen Reiki, Erzieherin in Hamburg, schreibt: „Du und Willy Fraefel, ihr beide habt uns das Beste mit auf den Weg gegeben. Es übersteigt jede Vorstellungskraft, die ich bisher von Reiki hatte. Hier mein erstes Feedback: Meine Freundin meinte, ich grinse wie ein Honigkuchenpferd, und der Babysitter meines Sohnes fragte, ob ich verliebt sei. Was ich – zu seiner Beruhigung – verneinen konnte. Beide wussten, dass ich bei euch im Seminar war.

Mein Herz brennt nicht nur, sondern ich habe das Gefühl, das olympische Feuer sei darin entfacht. In meiner Kindertagesstätte gibt es schon die erste Kandidatin für einen I.-Grad-Kurs."

Karin Heistermann berichtet: „Egal, ob ich vor allem als Lehrerin im Inneren oder im Außen arbeite, ich weiß, ich erfülle meine Aufgabe als Unterstützung für Menschen und für die Erde. Zur Entwicklung der Menschheit hatte ich einen Traum. Seither weiß ich: Ich bin es, die entscheidet, was passiert. Ich weiß, ich kann etwas tun."

Pia aus Frankreich ist begeistert von den Möglichkeiten des Lehrer-Grades: „Einiges, was ich in mir wusste, aber unfähig war, in die Welt zu bringen, hat sich unglaublich befreit. Ich lebe in einer aufsteigenden Spirale. Ich weiß, dass alles schnell stattfinden muss und dass ich keine Zeit zu verlieren habe, um meine Arbeit in der Welt zu erfüllen. Reiner Willen fördert das Schöpfen, das Ego bremst es. Reiki-Lehrerin zu sein und diese wunderbare Methode zu unterrichten, ist so erfüllend."

Katrin Fritzner aus Berlin: „Reiki kann jeder praktizieren. Daher sollten es so viele Menschen wie möglich erlernen. Lehren macht mir Spaß, ich bin Diplompädagogin. In Verbindung mit Reiki ist diese Gabe ein Segen."

Ellen Meier stellt fest: „Als Reiki-Lehrerin kann ich jeden Menschen befähigen, sich selbst zu helfen. Etwas Schöneres gibt es nicht für mich."

Kirsten Treber aus Lüchow-Dannenberg ist sich sicher: „Mein ganzes Leben war darauf ausgerichtet, Gottes bedingungslose und unveränderliche Liebe zu erkennen. Reiki-Lehrerin zu sein, ist meine göttliche Berufung, die ich mit Liebe und Dankbarkeit annehme und erfülle. Ich habe keine Scheu vor noch mehr Verantwortung, denn ich weiß, ich lebe in der Liebe Gottes und werde von ihm geführt. Schon heute spüre ich ganz intensiv die grenzenlose, bedingungslose Liebe, die in mir ist, und das Einssein mit Gottes Schöpfung. Dieses Bewusstsein manifestiert sich immer mehr in dem, was ich tue, und dem, wie ich es tue. Durch die Einstimmungen kommen Menschen in Kontakt mit dieser bedingungslosen Liebe Gottes. Sie hilft ihnen, ihren wahrhaftigen Lebenszweck zu erkennen und zu erfüllen, Zuversicht zu gewinnen, Heilung und Befreiung in verschiedenster Form zu erfahren. Auch für mich selbst und meine Familie ist Reiki die beste Lebenshilfe überhaupt."

Eine Grundschullehrerin aus Hannover schreibt nach der Reiki-Lehrerausbildung: „Unendliche Dankbarkeit und Liebe erfüllen mich. Ich merke, dass mich die Kinder ganz anders betrachten und wahrnehmen. Vielleicht spüren sie, dass ich meine Aufgabe in der Schule voll angenommen habe. Ich habe jedenfalls sofort mit der Arbeit begonnen. Ich gebe so viele Einstimmungen, dass mir die Zeit zum Aufräumen und Saubermachen fehlt. Aber das ist wohl zurzeit nicht so wichtig. Reiki ist eine wunderbare Aufgabe, und ich bin dir sehr, sehr dankbar, dass du mir die Möglichkeit dazu gegeben hast. In den fünf sehr schönen Tagen habe ich meinen Horizont beträchtlich erweitert. Die Kombination von Reiki, Hintergrundinformationen zu kosmischen Symbolen, Sprachschulung und gesunder Ernährung gefällt mir gut. Aus meiner Erfahrung führt dieser Ansatz zu ganzheitlichem Wachstum."

Susan ò Sullivan berichtet nach der Lehrerausbildung: „Das ist ja ein ganz neues Lebensgefühl nach dem IIIB-Lehrerkurs! Ich fühle mich stärker motiviert, mir regelmäßig eine Ganzbehandlung zu geben. Ich habe mich im Kurs tief mit den Hintergründen und Wirkungsweisen von Reiki auseinandergesetzt. Dieses Verständnis vertieft meine Besinnung auf die durch Reiki bewirkten Veränderungen. Ich dachte immer, Hauptsache Reiki wirkt. Das stimmt auch. Aber für mich stärken Theorie und Praxis einander gegenseitig und motivieren mich. Die Symbole sind für mich jetzt ein Spiegel, die mein wahres Selbst reflektieren und stärken – eine ständige Er-Innerung des Wahren in mir. Der IIIB-Grad war für mich ein Geschenk des Himmels – das Richtige zur richtigen Zeit. Der Rhetorik-Kurs hilft großartig, klare, positive Aussagen zu treffen. Ich empfehle den I. Grad als ein wertvolles, ‚Investment' in sich selbst, das ein Leben lang anhält und Zinsen abwirft. Der Wert allein des I. Grades ist atemberaubend. Mein größter ‚Fehler' während meiner ganzen fast 15 Jahre währenden Reiki-Praxis war, dass ich nie so sehr bei mir selbst und meiner Entwicklung war. Stattdessen wollte ich immer alles außerhalb in Ordnung bringen. Reiki führt mich im Stillen durch all diese Erkenntnisse. Wer kann sagen, dass etwas hätte anders sein sollen? Das Leben meint es gut mit mir und ist immer unterstützend. Ganz herzlichen Dank für deinen Anteil."

Susan hat erkannt: „Kluges Reden und sogar Ruhm sind wenig wert ohne inneren Frieden im gelebten Leben. Ideale können eher entmutigend sein, wenn ich die Wahrheit, worauf sie beruhen, nicht in mir finde. Dann lebe ich immer im Mangelzustand. Als Reiki-Lehrerin habe ich erkannt: Besonders schwierige Menschen im Vortrag, im Seminar oder sonst im Leben kann ich aus dem Blickwinkel der Lehrerin betrachten und verstehen. Als Reiki-Lehrerin bin ich eingeladen, nicht nur über bedingungslose Liebe zu reden, sondern darf sie auch vorleben. Schwierige oder aggressive Menschen sind eine willkommene Gelegenheit, bedingungslose Liebe zu demonstrieren."

Eine Reiki-Lehrerin aus der Nähe von Berlin kann sich über mangelnde Nachfrage aus ihrem Freundes- und Bekanntenkreis nicht beklagen, auch Verwandte scheinen nur darauf gewartet zu haben, endlich bei ihr den I.-Grad-Kurs oder den II.-Grad-Kurs machen zu können. Sie ist besonders glücklich darüber, endlich eine befriedigende und erfüllende berufliche Alternative gefunden zu haben. Sie arbeitet in der Computerbranche. Die Tätigkeit als Reiki-Lehrerin ist ein willkommenes Kontrastprogramm zu Stress, Mobbing und anderem nicht so Erfreulichem. Mittlerweile verdient sie mit durchschnittlich einem Seminar im Monat etwa 8.000 Euro im Jahr mit Reiki-Kursen und überlegt, diese so weit auszubauen, dass sie „umsatteln" kann.

Eine Lehrerin aus Oelsnitz im Vogtland gibt an einer Krebsklinik Reiki-Kurse und Reiki-Behandlungen.

Eine Ärztin aus Leverkusen hat eine ehemalige Patientin und ihre Kindern in den I. Grad eingeweiht. Endlich könne sie ihren Patienten etwas zur Selbsthilfe anbieten und damit Heilungsprozesse unterstützen.

Ronald F. ist begeistert von seinem ersten I.-Grad-Kurs mit fünf Teilnehmern: „Es lief noch viel besser als erwartet. Die Teilnehmer machen profunde Erfahrungen und sind begeistert von dem Seminar."

Annemarie aus der Nähe von München schreibt: „Unsere Lehrerausbildung empfand ich als etwas ganz Besonderes, und auch noch einige Wochen danach bin ich immer noch ganz beseelt von der wunderbaren Energie, die während dieser Tage zu spüren war. Ich habe jetzt einen hervorragenden Werkzeugkasten voller Instrumente, diese Energie in die Welt zu tragen."

Irene Lechtenrink, Reiki-Lehrerin in Holland, sieht überwältigende Möglichkeiten in diesem Beruf: „Heute Morgen ist mir klar geworden, was mein Ziel im Leben ist. Ich möchte Licht und Liebe verbreiten. Die meisten sind sich ihrer Fähigkeiten nicht bewusst, sondern machen sich kleiner, als sie sind. Sie haben Blockaden und schleppen dieses und jenes aus der Vergangenheit mit. Außerdem lieben sich die meisten nicht so, wie sie sind. Was ist schöner, als zu helfen, das authentische Reiki weiter zu verbreiten, sodass jeder an sich arbeiten kann, um zu werden, was er wirklich ist. Ohne den VIIA-Grad hätte ich vielleicht das Selbstvertrauen nicht gehabt, jetzt als Reiki-Lehrerin in die Öffentlichkeit zu treten."

Eine frischgebackene Reiki-Lehrerin aus der Nähe von Wiesbaden hat innerhalb von nur vier Monaten bereits 19 Menschen in den I. Grad eingestimmt: „Ich habe endlich meinen idealen Beruf gefunden, Reiki-Behandlungen zu geben und Menschen dauerhaft in den I. und II. Grad einzustimmen. Das ist meine Berufung! Nebenbei haben sich meine Kosten für die Reiki-Lehrerausbildung schon fast amortisiert. Eine preiswertere Berufsausbildung gibt es wohl nicht. Endlich kann ich Menschen zu Lichtarbeitern ausbilden. Ein Herzenswunsch ist in Erfüllung gegangen."

Ein Reiki-Lehrerin berichtet begeistert: „Endlich habe ich meinen Traumberuf gefunden. Ich mache etwas, was mir große Freude bereitet, und ich leiste gleichzeitig einen wertvollen Beitrag für die Bewusstseinstransformation auf diesem Planeten – und ich kann sogar mit meiner Familie davon leben. So viel Dankbarkeit bekomme ich durch meine Seminarteilnehmer, wenn sie erleben, wie Reiki ihr Leben bereichert. Ich habe sogar schon Reiki-Seminare im Ausland gegeben und fühle mich als Vermittler einer Methode, um als Weltbürger universelle Energie zu aktivieren. Mein Arbeitsplatz ist die ganze Welt! Alle Menschen können vom authentischen Reiki profitieren. Fast alle meine Familienangehörigen und Freunde haben mittlerweile mindestens den I. Grad. Ich erlebe dadurch eine wunderbare Harmonie mit den Menschen, die mir nahe stehen. Gleichzeitig wird durch die vielen kraftvollen Einstimmungen, die ich gebe, mein eigener Wachstumsprozess immens unterstützt und gefördert."

10.

Erfahrungen mit dem VB-Grad – die Fähigkeit erwerben, den IIIB-Grad und den IV. Grad zu lehren

Das einzige, worauf es ankommt, ist,
dass wir darum ringen, dass Licht in uns sei.
Albert Schweitzer

Im VB-Grad bekommen die Teilnehmer wieder eine sehr kraftvolle Einstimmung. Außerdem lernt man IIIA-„Meister"-Grad-Kurse und IV.-Grad-Kurse durchzuführen und natürlich die entsprechenden Einstimmungen. Viele machen diesen Kurs auch aus Gründen des persönlichen Wachstums. Die Wirkung der Einstimmung ist profund und man kann sich die kraftvollen IIIA- und IV.-Grad-Einstimmungen in Zukunft so oft wie man möchte selbst geben. Damit wird die Qualität dieser Stufen – IIIA-Selbstbewusstsein und Hellsichtigkeit, IV.-Grad-Öffnung des Herzchakras und bedingungslose Liebe – dauerhaft vertieft und erweitert.

Eine Teilnehmerin schreibt: „Die Wirkung der VB-Grad-Einstimmung war so überwältigend, dass sie einem Quantensprung in meiner spirituellen Entwicklung gleichkommt. Daher will ich nächstes Jahr unbedingt auch noch die VIIB-Grad-Ausbildung machen – für meinen eigenen spirituellen Fortschritt!"

Eine andere Teilnehmerin berichtet über ihre Erfahrungen: „In diesem Sommer lernten wir unter anderem die Einstimmungen in den IV. Grad. Der IV. Grad wirkt besonders auf unser Herzchakra, dem Sitz unserer Liebesfähigkeit, unserer Fähigkeit, bedingungslose Liebe zu geben und zu empfangen. Bislang dachte ich immer schon, ein Gefühl bedingungsloser Liebe entwickelt zu haben. Jetzt nach diesem

Seminar ist mir klar, dass all das, was ich vorher für bedingungslose Liebe hielt, nur einen Bruchteil von dem darstellt, was ich in den Tagen auf dem Seminar erlebt habe und immer noch erlebe. Nun fühle ich die wahre Bedeutung bedingungsloser Liebe in mir. Ich weiß nun, dass wirkliche bedingungslose Liebe eine Liebe ist, die von ALLEN anderen Gefühlen losgelöst ist. Diese Liebe IST einfach! Was viele Menschen normalerweise unter Liebe verstehen, ist ein Gefühl der Liebe, das durch viele andere zusätzliche Gefühle geprägt ist. Sobald wir aber irgendein anderes Gefühl mit der Liebe verknüpfen, ist die Liebe nicht mehr nur reine Liebe und somit auch nicht bedingungslos.

Bedingungslos lieben bedeutet, den anderen ohne Einschränkung zu lieben. Es bedeutet auch, zu lieben, ohne den Anspruch auf Gegenliebe zu erheben. Wenn wir bedingungslos lieben, dann kann der andere sein, tun, haben, was immer er will. Wir lieben ihn – egal, was auf den äußeren Ebenen Tatsache ist. Bedingungslos lieben bedeutet, wirkliche Freiheit in seinen Gefühlen erlangt zu haben!“

Karin Schulz, eine VB-Absolventin aus Sachsen, schreibt: „Neben der VB-Grad-Einstimmung, deren Wirkungen immer noch andauern – sicher mein ganzes Leben lang! –, genieße ich die Einstimmungen in den III. Grad, die ich mir täglich gebe. Sie sind viel kraftvoller als die verstärkenden Einstimmungen in den III. Grad, die ich schon kannte. Mein Selbstwertgefühl hat dadurch – und auch durch die VB-Grad-Einstimmung – schon jetzt eine Intensität erlangt, wie ich es noch nie erlebt habe. Damit einher gehen ein tiefer Frieden und das Bewusstsein: Alles ist gut. Ich bin genau jetzt am richtigen Ort zur richtigen Zeit. Wenn ich Menschen erlebe, die lieblos sind, bemerke ich ihre zu Grunde liegenden Ängste und erkenne, dass sie sich nach Liebe sehnen. Bisher hatte ich ein leicht gestörtes Verhältnis zu meiner eigenen Kraft und Kraft überhaupt. Jetzt kann ich sie uneingeschränkt bejahen. Je mehr ich in meiner Kraft bin, desto mehr akzeptiere ich Menschen in ihrer Einzigartigkeit und ihrem Anderssein. Ich fühle mich durch sie nicht mehr bedroht und herausgefordert, sondern bereichert. Meine Kritiksucht an mir und anderen ist vorbei. Welch eine Freiheit! Welch eine Freude! Ich bin einfach nur unendlich dankbar.“

Josef Krugmaier aus der Nähe von München berichtet: „Ich erlebe eine starke Synchronisation meiner Gehirnhälften. Meine motorischen Fähigkeiten der linken Hand haben sich signifikant verbessert. Die Bewegungen werden geschmeidiger und spielerischer. Meine Gelassenheit hat noch einmal zugenommen. Ich sehe schneller die Chancen in einer Situation, denn mein Vertrauen in den richtigen Lauf der Dinge hat sich erhöht. Ich gehe davon aus, dass sich alles zum Guten wendet beziehungsweise wenden lässt. Die Ausstrahlung von Menschen nehme ich wesentlich bewusster wahr als vorher. Ich erkenne, dass ich viele Fähigkeiten habe und diese auch zunehmend konsequenter nutze. Ich bedanke mich viel öfter als früher."

Eine Teilnehmerin aus der Nähe von Berlin schreibt: „Durch je einen IIIA- und IV.-Grad-Kurs, den ich gegeben habe, haben sich meine Ausbildungskosten für den VB-Grad schon amortisiert. Eigentlich klar: Die Teilnehmer meiner II.-Grad-Kurse wollen unbedingt bei mir weitere Grade machen! Sie kennen mich und vertrauen mir und wollen sich nicht noch einmal umstellen. Die Erfahrung des IIIA-Grad-Kurses und des IV. Grades waren sensationell. Ich habe so viel Liebe gespürt. Wie auch bei den anderen Kursen, die ich schon gegeben habe, fühlte ich mich von einer ganz starken Kraft durchflutet, die mir in jedem Augenblick die richtigen Worte in den Mund legte. Meine Entspannung übertrug sich natürlich auch auf meine Seminarteilnehmer. Sie konnten es kaum glauben, dass sie ‚Premierengäste' waren, die ersten Teilnehmer, die je bei mir einen IIIA- und IV.-Grad-Kurs gemacht haben. Ich hoffe, dass sich bei mir nie so etwas wie Routine einstellt, auch wenn ich irgendwann einmal viele Reiki-Kurse gegeben habe. Wenn ich mich ‚nach oben' anschließe, ist alles, was ich sage und mache, frisch und neu. Meine Teilnehmer bekommen Energie, und auch ich erlebe Kraft. Es gibt wohl nicht so viele Berufe, bei denen man sich nach einem langen Arbeitstag besser als vorher fühlt!"

11.

Erfahrungen mit dem VIIB-Grad – dem Höchsten dienen

Wer nicht an Wunder glaubt, ist kein Realist.
Ben Gurion

Es gibt noch nicht so viele Menschen, die den höchsten Grad in diesem Energiesystem, den VIIB-Grad, haben. Mehr und mehr Menschen interessieren sich aber dafür aus Gründen des persönlichen Wachstums. Mit dem VIIB-Grad bekommt man eine sehr kraftvolle Einstimmung. Und man kann hinterher alle Einstimmungen geben, die dauerhaft verstärkenden und die besonders kraftvollen Einstimmungen in die einzelnen Grade. All diese Einstimmungen, die man sich auch alle selbst geben kann, erweitern jedes Mal enorm die Kapazität des jeweiligen Grades. Etwa die Hälfte meiner VIIB-Grad-Teilnehmer ist mit ihren Fähigkeiten gar nicht in der Öffentlichkeit aktiv, sondern findet in anderen Berufen Erfüllung, gibt aber vor allem sich selbst und anderen im kleinen Kreis Einstimmungen und manchmal auch kleinere Seminare.

Helmut Simon aus Warnemünde, einem über 80-jährigen Rentner, habe ich nach und nach alle Grade der A- und B-Linie gegeben. Der Grund: Dieser „Engel auf Erden“ behandelt mit großem Erfolg meine „Problemfälle“ – Menschen und Tiere, die von der Schulmedizin aufgegeben wurden, und für deren tägliche oder häufige Behandlung ich bei meinem vollen Terminkalender nicht die nötige Zeit habe. Seine Heilungserfolge sind tief gehend. Er zeigt dadurch, welche Möglichkeiten wir haben, wenn wir unsere Kapazität durch regelmäßige Behandlungen und höhere Grade in diesem Energiesystem ausbauen. So schickte Helmut Simon der Mutter eines Freundes Energie, weil sich eine Wunde am Bein nicht schließen wollte. Nach zehn Tagen war die Wunde zugeheilt. Die Neurodermitis eines Neugeborenen verschwand ebenfalls dank Reiki. Eine Mutter schrieb: „Gott sei Dank gibt es Engel auf der Welt, zum Beispiel so wie Sie einer sind.“ Ihr Sohn war mit einem verklebten Darmausgang auf die Welt gekommen. Man legte ihm operativ einen künstlichen. Dieser wurde wieder entfernt, denn es hatte sich von allein ein natürlicher Darmausgang an der richtigen Stelle gebildet!

Eine Frau, die unter extremen Angstzuständen, Blackout bei Termindruck, Prüfungsängsten und Hautproblemen litt, wurde von Helmut Simon behandelt. Sie schreibt: „Ich hatte Probleme, die ich allein wahrscheinlich nie in den Griff bekommen hätte. Dank Ihrer Hilfe hat sich fast mein ganzes Lebens zum Positiven verändert. Ich bin heute ein komplett anderer Mensch, lebensfroh, und es geht mir gut wie nie zuvor. Ich habe so manches Mal gestaunt, was Sie bei mir vollbracht haben, und dass aus dem Mauerblümchen, das ich vorher einmal war, heute ein selbstbewusster Mensch geworden ist. Sie sind ein Mensch, der mir wie von Gottes Hand geschickt wurde. Ich habe meine Angst vor dem Tod, meine Angst, mich mit dem Auto ständig zu verfahren und die Angst vor Vorgesetzten verloren. Früher bekam ich keinen vernünftigen Satz heraus, wenn ich angesprochen wurde. Die Menschen kommen heute auf mich zu und akzeptieren mich. Früher sind sie mir aus dem Weg gegangen, oder haben schon mit den Augen gerollt, kaum dass ich in der Tür stand. Ich möchte mich in aller Form bei Ihnen bedanken und würde Sie jedem, der in dieser Weise Hilfe braucht, empfehlen.“

Eine andere Patientin wurde dank Helmut Simons intensiver Energiearbeit von ihrem Lymphom geheilt. Ihre Beine und Füße hatten ihr nicht mehr gehorcht, vermutlich auf Grund einer Nervenschädigung durch die Chemotherapie. Kurze Zeit später war sie dank Reiki ein neuer Mensch. Sie ging vom Wohnzimmer zum Bad und stellte erstaunt fest, dass sie keine Gehhilfe benutzt hatte. Ihr Lebensmut stieg, Appetit und Geschmack kehrten zurück: „Und meine Beine gehorchen mir wieder. Meine Beine und Arme sind kräftiger geworden. Ich kann im Garten wieder Unkraut jäten.“

Josef Krugmaier ist in München im Flugzeugbau als Ingenieur beschäftigt und plant vorerst nicht, sein Geld als Reiki-Lehrer zu verdienen. Die Lehrer-Grade absolvierte er, um seine Persönlichkeitsentwicklung voranzubringen. Er schreibt nach seiner Einweihung in den VIIB-Grad: „Vielen Dank für die kraftvollen Einstimmungen und die hervorragenden Lehrerseminare. Meine Erfahrungen nach dem Grad VIIB bestätigen Willy Fraefels Aussage, dass dieser Grad für die Ewigkeit ist. Er unterstrich noch einmal deine Aussage, dass Reiki zu einer Sicht der Fülle führt. Wann immer ich mich an die Kurse – besonders den VB und den VIIB – erinnere, verbinde ich damit eine sehr schöne Zeit des ganzheitlichen Wachstums." Ich sehe Josef fast jedes Mal, wenn ich in Landshut einen Vortrag halte, da er mir bei den Probebehandlungen hilft.

Das ganzheitliche Wachstum hört nicht mit dem VIIB-Grad auf, sondern setzt sich wie ein endloses Feuerwerk fort, bei dem immer neue Stufen gezündet werden, die noch schönere Kaskaden aus Licht produzieren. Das ist mit jedem Grad des authentischen Reiki so: Der Kurs ist mit offiziellem Abschluss nicht zu Ende, sondern fängt damit erst richtig an. Der Autor Chuck Spezzano schreibt: „Wir werden zu einer Himmelsbrücke, über die dann der Himmel seine Gnade hinabfließen lässt, um die Erde zu berühren und zu heilen. Durch Liebe überspringen wir den Abgrund und hinterlassen anderen eine Brücke, auf der sie uns folgen können."

12.

Erfahrungen mit Reiki bei der Arbeit und im Beruf

Der Himmel schenkt uns Gaben – lasst sie uns nützen!
Li T'ai-Po

Für mich gilt zuerst einmal grundsätzlich: Arbeit sollte gelebte Liebe sein. Wer seine Arbeit liebt, braucht nie mehr zu arbeiten! „Du musst eine Verpflichtung eingehen, und wenn du dich verpflichtet hast, wird das Leben dir einige Antworten geben", hat Les Brown gesagt. Neale Donald Walsch kommentiert dies: „Les Brown hatte Recht. Sich zu verpflichten, bedeutet mehr als nur zu sagen: ‚Ich werde es versuchen.' Es bedeutet: „Ich bin ganz dabei. Ich verpflichte mich total. Auch, wenn es schwierig wird. Genau genommen, dann ganz besonders."

„Ein Mensch kann das sein, was er sein muss. Dieses Bedürfnis nennen wir Selbstverwirklichung", sagte Abraham Maslow einmal. In jedem Menschen gibt es einen inneren Drang, sich vollständig auszudrücken, voller Enthusiasmus, das heißt beseelt von göttlicher Energie. Das bedeutet, einfach der zu sein, vollkommen der zu sein, der man ist. Wir kommen mit dieser Ebene durch Reiki in Kontakt und fragen uns: „Was wollte ich schon immer tun oder sein?" Und verlieren dann keine Zeit mehr. Neale Donald Walsch: „Nur Menschen, die keine Kompromisse eingehen, verdienen ihren Lebensunterhalt mit dem, was sie lieben. Wenn das, was du tust, dich in deinem tiefsten Inneren nicht begeistert, hör sofort damit auf. Dein Lebenswerk ist eine Aussage darüber, WER DU BIST. Wenn dem nicht so ist, warum engagierst du dich dann dafür?" Und er wird noch deutlicher: „Wie kannst du nur einen einzigen Moment damit verschwenden, dir deinen Lebensunterhalt mit einer Arbeit zu verdienen, die du nicht magst? Was für eine Art Leben ist das? Das ist kein Leben, das ist ein Sterben!" Und er fordert uns auf: „Leg los und tu das, was du wirklich liebst! TU NICHTS ANDERES!"

Wenn die Situation am Arbeitsplatz unbefriedigend ist, investiere ich noch einmal sehr viel Energie auf den inneren und äußeren Ebenen. Ich suche ein Gespräch und bearbeite das Thema energetisch. Wenn es sich immer noch nicht für mich zufriedenstellend entwickelt, löse ich mich von diesem Arbeitsplatz. Denn ich weiß: Ich kann gar nicht so viel Reiki geben, wie es nötig wäre, ein Arbeitsverhältnis, das frustrierend oder langweilig ist, zu kompensieren. Viele haben sich dank Reiki selbstständig gemacht. Sie haben dann vielleicht sogar mehr zu tun als vorher, aber der Chef sind sie selbst und sie sind trotz der Mehrarbeit zufrieden.

Karin Behr aus Hildesheim schreibt: „Auch meinen Arbeitsplatz und den meiner Chefs stattete ich mit den erlernten Symbolen aus. Seit dieser Zeit bin ich jeden Monat ein Stück gelassener geworden, da die unerträgliche Anspannung zwischen meinen Chefs und mir nachlässt. Sie gehen nicht mehr so rücksichtslos mit mir um. Diese Rücksichtslosigkeit konnte ich nur über eine permanent schlechte Laune kompensieren. Die Kollegen mochten mich daher nicht gern ansprechen. Dieser unerträgliche Zustand hat sich sehr zum Positiven gewandelt. Es ist sogar richtig lustig geworden im Büro, was mir früher sehr gefehlt hat. Die Anspannung im privaten Bereich hat sich nun auch gelöst."

Johanna aus Königsheim berichtet: „Ohne Reiki hätte ich persönlich mein Arbeitspensum wohl so nicht geschafft."

Eine Teilnehmerin aus Gifhorn ist über die Auswirkungen des II. Grades auf ihr Berufsleben begeistert: „Ich bin nach dieser Einweihung nicht mehr so empfindlich, es macht mir nichts mehr aus, wenn mich jemand anmault. Andererseits hat die Frau meines Chefs ihr Verhalten mir gegenüber völlig verändert. Sie hofiert mich jetzt. Das ist zwar irgendwie peinlich, aber immer noch besser als ihre Schreianfälle. Bedauerlicherweise macht sie stattdessen jetzt den Lehrling zur Schnecke, aber auch nur, wenn ich nicht in der Nähe bin." Sie strahlt mit dem II. Grad offenbar so viel Selbstbewusstsein aus, dass sie jetzt mit Respekt behandelt wird.

Peter Dunkel aus Hamburg schreibt: „Mit den Symbolen gelingt es mir, bei privaten und beruflichen Meinungsverschiedenheiten gute Lösungen herbeizuführen und ein freundliches Stimmungsklima zu erhalten."

Eine II.-Grad-Praktizierende berichtet, dass sie sich jeden Tag eine Eigenbehandlung gibt und inzwischen unbewusst überall die Symbole anwendet. „Ich fühle mich mehr in Einklang mit meiner Umgebung, schaffe Harmonie und verweigere Streit! Hier ein besonderes Beispiel: Im Dezember 2002 sah es so aus, als ob mein Chef mich entlassen wollte, da er seine Firma verkleinerte. Eine Angestellte, die länger da ist als ich, sollte meinen Arbeitsplatz bekommen, obwohl sie kein Interesse daran hatte. Für mich wäre es ärgerlich gewesen, kurz vor meiner Heilpraktikerprüfung im Oktober 2003 noch einmal den Job zu wechseln, der mir Spaß macht und in dem ich eine große Eigenständigkeit genieße. Ich richtete Energie auf unsere Personenkonstellation und den Arbeitsplatz aus und erlebte letzte Woche das Ergebnis. Mein Chef muss seine Pläne ändern, die Kollegin verlässt die Firma ganz und sucht eine neue Herausforderung, ich kann bleiben, solange ich will. Mein Verhältnis zu meinem (schwierigen) Chef hat sich völlig entspannt und wir sind zurzeit alle ein offenes, harmonisches Team. Früher herrschten Mobbing und Tratsch! Außerdem kommen immer mehr Menschen auf mich zu, die entweder gesundheitliche Fragen haben oder Reiki wollen, sodass sich mein beruflicher Weg ganz klar abzeichnet. Ich fühle mich geführt." Die Schreiberin dieser Zeilen ist mittlerweile erfolgreiche Reiki-Lehrerin.

Thomas Pulst berichtet über einen Erfolg in einem Bremer Autohaus. Die Buchhalterin hatte Kopfschmerzen, eine Erkältung und Durchfall. Der Chef ermunterte sie, sich von Thomas eine Reiki-Behandlung geben zu lassen. Die Kosten wurden von der Firma übernommen. Am Nachmittag ging es ihr schon wesentlich bessern. Am darauf folgenden Morgen bekam sie noch eine halbstündige Behandlung. Das Ergebnis: Die Frau fühlte sich noch etwas schwach, aber ansonsten wieder gesund! „Am Montag ging sie wie gewohnt zur Arbeit, und der

Chef und alle Mitarbeiter staunten. In diesem Autohaus ist mein Ansehen mächtig gestiegen."

Eine frischgebackene III.-Grad-Praktizierende aus Hildesheim berichtet: „Meiner Arbeitskollegin sollte gekündigt werden, das wusste ich bereits seit Anfang 2006. Als schließlich mein Chef Ende Juni 2006 dies von heute auf morgen plötzlich in die Tat umsetzte, konnte ich mich und mein Umfeld entsprechend auf die Kündigung einstimmen. Es war immer noch sehr unangenehm, aber ich bin fest überzeugt, ohne die Einstimmung hätte ich den Tag nicht so gut gemeistert. Im darauf folgenden Monat gab ich mir regelmäßig Einstimmungen, denn ich musste diesen Juli allein bewältigen. Im August bedeutete die neue Kollegin Mehrarbeit durch die Einarbeitungsphase. Es war erstaunlich, denn diese Zeit verlief nicht so stressig, wie befürchtet. Ich gab allen direkt beteiligten Chefs und Kollegen am Anfang der Woche eine Einstimmung und natürlich auch zwischendurch, wenn es die Zeit erlaubte. Mein Chef, der mich bis zu diesem Zeitpunkt immer kritisch betrachtet hatte, ist heute von meinen Leistungen völlig überzeugt. Ich habe diese schwierige Zeit dank der Einstimmungen souverän gemeistert. Meinem Chef kann ich heute mit einem gestärkten Selbstvertrauen gegenübertreten."

Ein Arzt aus der Nähe von Bad Doberan berichtet von einer erfreulich verlaufenen Geburt. Die werdende Mutter hatte schlecht geschlafen, und es ging ihr nicht so gut. Die Wehen setzten nicht richtig ein. Er arbeitete daraufhin mit Reiki-Symbolen: „Plötzlich wurden die Wehen so kräftig, dass die Frau sich nur noch hinlegen konnte. Ganz ängstlich blickte sie mich an. Ich beruhigte sie. Da sie auf der Seite lag, konnte ich meine Hände auf ihre Kreuzbeinregion legen und mit Reiki-Kraft arbeiten. Dabei benutzte ich die Symbole des II. Grades. Sie ‚veratmete' die Wehen und ließ mich gewähren. Plötzlich kam das Kind. Ich trocknete die Kleine ab und legte sie der Mutter auf den Bauch. Sie hielt ihre kleine Tochter ganz fest in den Armen. Reiki floss weiter. So ein schönes, rosiges und vitales Baby habe ich kurz nach der Geburt selten gesehen."

Viele haben mit Reiki – durch Fernbehandlungen und Einstimmungen – ihren Traumberuf gefunden. Andere konnten ihre Arbeitssituation so verbessern, dass sie jetzt mit ihrer Arbeit zufrieden sind. Einige sind Lehrer des authentischen Reiki geworden, weil sie sich nichts Schöneres vorstellen können, als Menschen zu erfolgreichen Lichtarbeitern auszubilden für die neue Zeit der Transformation.

13.

Erfahrungsberichte mit Reiki bei Tieren

Die Tiere empfinden wie der Mensch Freude und Schmerz, Glück und Unglück.
Charles Darwin

Tiere reagieren sehr auf die Ausstrahlung eines Menschen. Hat sich diese durch die Reiki-Einstimmungen verbessert, zeigen einige Haustiere wie Hunde oder Katzen nahezu ekstatische Reaktionen. Tiere gewöhnt man langsam an Reiki, indem man sie wie sonst auch streichelt und ab und zu die Hände still hält, dann wieder wie gewohnt streichelt und so weiter. Wenn Tiere – insbesondere manche Katzen – die erste Kopfposition nicht mögen, macht man stattdessen einfach die dritte Kopfposition, die Wirkung ist fast dieselbe. Wenn Tiere sehr quirlig sind, kann man sie während ihres Schlafes behandeln, indem man die Hände über sie hält.

Wenn Tiere ein gesundheitliches Problem haben, sind sie meist sehr empfänglich für universelle Energie und lassen sich auch von Fremden behandeln, denen sie sonst vielleicht aus dem Wege gehen würden. Überhaupt kommen wir mit Reiki bei Tieren gut an und zwar nicht nur bei Haustieren, sondern auch bei Wildtieren. Ich nenne dies das „Franz-von-Assisi-Feeling". Franz von Assisi soll auch immer einen „Kometenschweif" von zahmen und wilden Tieren hinter sich her gezogen haben, die von seiner liebevollen Ausstrahlung angesprochen wurden.

Hunde sind sehr sensibel, was Reiki und Lichtenergie betrifft. Eine von mir ausgebildete Reiki-Lehrerin aus München, Sandra Ruzischka, schreibt: „Gestern und heute habe ich einer Frau ein Einzelseminar für den I. Grad gegeben. Die Frau hat eine ältere Labradorhündin und wollte gern dieses Einzelseminar, damit ihr Hund mitkommen kann und niemanden stört, der vielleicht eine Allergie oder Angst vor Hunden hat. Die Hündin hatte schon am Vortag auf Wunsch der Besitzerin den I. Grad erhalten. Die Hündin, die sehr ruhig und brav ist, lag bei den ersten drei Einstimmungen, die ich ihrer Besitzerin gab, völlig unbeteiligt auf einer Decke daneben. Als ich der Frau jedoch die vierte Einstimmung gab und gerade dabei war, die Symbole über das Kronenchakra zu zeichnen, sprang die Hündin auf und setzte sich kerzengrade vor ihr Frauchen hin. Die Hündin starrte uns ganz begeistert – oder entgeistert? – an und jaulte freudig! Als ich zum vorderen Teil der Einstimmung kam, schob ich den Hund sanft mit dem Knie etwas zur Seite und setzte die Einstimmung ganz normal fort. Die Hündin gaffte ihre Besitzerin immer noch mit offenem Maul an. Als die Einstimmung dann fertig war, wedelte und jaulte die Hündin außer sich vor Freude und gebärdete sich so, als würde sie ihre Besitzerin nach langer Abwesenheit begrüßen und zum I. Grad gratulieren. Die Frau war auch ganz begeistert – ein wirklich tolles Erlebnis für alle."

Dr. Willy Fraefel hatte sein ganzes Leben lang Hunde und war jahrzehntelang Präsident des Schweizer Blindenhundeführer-Verbandes. Er ist auch Tierkommunikator und „weiß", wenn ein Hund nicht als Blindenhund eingesetzt werden möchte, sondern zum Beispiel als Therapiehund: „Wir haben unsere beiden Hunde eingestimmt. Mali hat bereits den VII. Grad, Luna bis jetzt den III. Grad. Mali ist eine hervorragende Heilerin für Menschen und Tiere. Mali muss zum Reiki geben keine Pfoten auflegen. Sie geht einfach in eine Art Trancezustand. Es genügt ihre Ausstrahlung. Auch Luna will Heilerin werden. Sie braucht noch etwas Zeit, sie ist erst 14 Wochen bei uns. Sie hat selbst gewisse Gesundheitsprobleme wie einen rechten gebrochenen Vorderfuß, der schlecht operiert worden ist, hinten rechts einen entfernten Hüftgelenkkopf und eine schwere Dysplasie im linken Hinterlauf. Dank Reiki ist sie quicklebendig und hat einen starken Willen sowie einen fast unbändigen Ausdruck und Bewegungsdrang. Ich arbeite als Tierkommunikator ausschließlich mit Reiki. Ich wende die drei Symbole des II. Grades an, bevor ich kommuniziere – wobei ich vorher das Tier und den Halter um Erlaubnis bitte. Die Hunde lassen sich mit dem TKR-Symbol wie an einer Leine führen!" Willy hat herausgefunden, dass Zootiere sich freiwillig im Zoo befinden und telepathisch und energetisch mit ihren freien Brüdern und Schwestern – zum Beispiel in Afrika – verbunden sind. Sie sehen ihr Dasein in Zoos als Mission, den Menschen die Schönheit der Schöpfung nahe zu bringen und sie für den Natur- und Umweltschutz zu inspirieren. (Die Adresse von Dr. Willy Fraefels Stiftung „Die Stimme des Tieres" finden Sie im Anhang und eine Beschreibung der Stiftung in einem gesonderten Kapitel in diesem Buch.)

Willys Fraefels Frau Doris weist auf Folgendes hin: „Im Umgang mit Tieren ist insbesondere das Symbol des IV. Grades ein Segen, verströmt es doch Liebe. Das schenkt sowohl Tieren wie auch ihren oft gestressten Menschen Gelassenheit." Sie findet, es gibt viele Möglichkeiten, Tieren mit Reiki zu helfen: „Wir hören immer wieder von Tieren, die sich auffällig benehmen. Wenn wir wüssten, was der Grund dafür ist, könnten wir uns und dem Tier helfen. Statt miteinander oder gegeneinander zu kämpfen, finden wir mit Reiki einen gemeinsamen Weg, wodurch unsere Beziehung mit dem Tier harmonisch wird. Wie oft bestimmen wir, was unser Tier zu tun hat. Ein Pferd muss springen, ein Hund muss beißen und dies liegt nicht in ihrer Natur. Werden die Tiere dann bockig und reagieren auf eine bestimmte Weise, werden sie bestraft."

Bettina Baack aus Köln schreibt: „Mit Tieren konnte ich viele schöne Erfahrungen machen. Mein Hase hatte einen Schlaganfall. Ich war zu diesem Zeitpunkt gerade zu Hause und habe ihm Reiki gegeben. Seitdem hat er sich gut erholt und regeneriert. Er ist schon zehn Jahre alt. Auch meine Katze kommt gern kuscheln, allerdings braucht sie wenig Reiki – sie steht auf, wenn *sie* nicht mehr Energie möchte."

Rita aus Gilching in der Nähe von München, die zahlreiche Tiere pflegt und versorgt, die keiner haben möchte, schreibt: „Tierärzte vermitteln die schwierigsten Fälle zu mir und sind erstaunt über meine Erfolge. Kranke Tiere, die vom Tierarzt bereits aufgegeben worden sind, leben heute noch dank Direkt- und Fernbehandlungen. Meine eigenen Tiere haben mittlerweile ein Alter erreicht, das fast dem Doppelten ihrer Lebenserwartung entspricht. Unter jedem Käfig befindet sich natürlich ein Blatt Papier, auf dem die Symbole gezeichnet sind!"

Birgit Frost ist eine große Tierliebhaberin. Sie hat zwei hervorragende Bücher über gesunde Hunde- und Katzenernährung geschrieben: *Naturnahe Ernährung für Hunde* und *Naturnahe Ernährung für Katzen.* Birgit schreibt über ihre Erfahrungen mit Tieren, die sie auf der Grundlage des I. Grades gemacht hat: „Meine Lebensaufgabe ist es, mich für Tiere einzusetzen, und unmittelbar nach dem Seminar hat das Universum mir sogleich eine Lernaufgabe erteilt. Direkt am Montag gegen neun Uhr rief mich eine Freundin an, die in unserem Dorf einen Reiterhof betreibt und zwölf Reitpferde hat. Sie bat mich um eine homöopathische Empfehlung für ein krankes Pony. Das Pony, ‚Oma' genannt und bereits 33 Jahre alt, war am Abend zuvor reglos auf der Weide gelegen. Meine Freundin dachte schon, das sei das Ende. Unter schwierigen Umständen brachte sie das Pony in die Scheune. Es fraß nicht und zitterte am ganzen Körper. ‚Oma' war von einem anderen Pony körperlich angegriffen worden. Sie hatte eine Pferdedecke über dem Körper, die durch den Angriff zahlreiche Löcher aufwies. ‚Omas' rechtes Auge war total matschig und sehr stark angeschwollen. Es war fast geschlossen und sonderte eine Flüssigkeit ab. An der rechten Oberkörperseite hatte das Pony mehrere große geschwollene Stellen. Ich bin sofort zu dem Pony gerast. ‚Oma' sah wirklich bedauernswert aus. Da meine Freundin von meinem I.-Grad-Seminar wusste, war uns klar, dass das Tier sofort eine Reiki-Direktbehandlung bekommen sollte.
So begann ich. ‚Oma' zitterte noch immer. Es war nicht leicht, sie zur Ruhe zu bringen. Ich habe mich auf einen Hocker gesetzt und eine Hand direkt auf das kranke Auge gelegt. Sie akzeptierte das. Die andere Hand legte ich auf die dritte Kopfposition. Nach einigen Minuten genoss ‚Oma' die Situation, gelegentlich bewegte sie sich, und ich musste meine Hände neu positionieren. Diese Direktbehandlung führte ich eine Stunde lang durch. ‚Oma' wurde immer ruhiger, sie hat es sich dann bequem gemacht, Nüstern und Maul lagen direkt auf meinen Beinen. Wir hatten den Eindruck, dass sie kurzfristig eingeschlafen war. Am Nachmittag führte ich noch einmal eine Direktbehandlung von

einer Stunde Dauer durch. ‚Oma' zitterte nicht mehr und sie trank und fraß wieder.

Am nächsten Tag habe ich noch einmal vormittags eine einstündige Direktbehandlung gegeben. Das kranke Auge sah schon viel besser aus. Meine Hand blieb sauber, am Tag zuvor war sie durch das Wundsekret völlig verschmiert worden. Am Nachmittag habe ich sie nochmals eine halbe Stunde lang behandelt. Auch zu diesem Zeitpunkt genoss ‚Oma' die Situation und ist fast eingeschlafen.

Nach diesen Behandlungen am Montag und am Dienstag war die Geschwulst am Auge fast weg, und auch am Oberkörper waren die geschwollenen Stellen stark zurückgegangen.

Am Mittwoch früh wollte ‚Oma' unbedingt aus der Box hinaus auf die Weide. Das durfte sie dann auch. Sie wurde nur durch einen Zaun von dem Pony abgeschirmt, das sie so übel zugerichtet hatte. Ich habe ‚Oma' auf der Weide besucht und sie ist wieder fit, dank Reiki. Ich bin dankbar und meine Freundin auch. Ich will jetzt den II. Grad machen, damit ich auch vielen Tieren helfen kann, die weit entfernt leben."

Karin Gärtner aus Schallstadt schreibt: „Meinen beiden Katzen gebe ich regelmäßig Reiki. Julia, meine Katze, blickt mich dann an, als würde sie in meine Seele schauen."

Ina Dommer aus Berlin schreibt über ihre Erfahrungen mit Reiki bei Tieren: „Ich behandele meine Katzen regelmäßig. Eine, die vorher ängstlich und zurückhaltend war, weicht nicht mehr von meiner Seite, und mein Kater beißt nicht mehr!"

Ein bezauberndes Erlebnis mit einem Schmetterling berichtet Christine Schmitt. Der Schmetterling hatte sich hinter die geöffnete Balkontür verflogen: „Er flatterte ganz wild die Glasscheibe rauf und runter. Als er sich erschöpft kurz ausruhte, hielt ich meine Hand über ihn. Ich malte im Geiste das SHK-Symbol, gefolgt vom TKR. Nach einer Weile drehte ich meine Hand um, und der Schmetterling kletterte auf meine Handinnenfläche. Ich ging hinaus auf den Balkon in der Annahme, er würde sofort wegfliegen. Dem war nicht so. Er rollte seinen langen Rüssel aus und tastete damit meine Handinnenfläche ab, während er auf und ab lief. Etwa 20 Minuten ging das so, dann rollte er seinen Saugrüssel wieder ein und flog davon. Es war ein unbeschreiblich schönes Gefühl, dieses zarte Geschöpf auf meiner Hand zu spüren und es aus nächster Nähe so lange beobachten zu können."

Christine berichtet noch ein weiteres schönes Erlebnis mit Tieren: „Meine Katze Sissi brachte mir eine kleine Eidechse. Der Schwanz fehlte, und sie hatte Bisswunden am Körper, aus denen Blut und eine durchsichtige Flüssigkeit austraten. Ich hielt meine Hand über das Tier und malte im Geiste das SHK-Symbol, gefolgt vom TKR. Nach einer Weile gab die Eidechse Laute von sich. Ich öffnete meine Augen und sah, dass sie gar nicht mehr unter meiner Hand war, sondern auf mich zukroch. Ich nahm sie und setzte sie auf meine Handfläche, um ihr noch mehr Reiki zu geben. Das Bluten und Austreten der Flüssigkeit hörten auf. Da ich wusste, wo sie wohnt, trug ich sie zu der Steinmauer in unserem Garten. Ich wollte sie von meiner Hand nehmen, aber sie klammerte sich so fest, dass ich es sein ließ, um sie nicht zu verletzen. Also gab ich ihr nochmals Reiki, bis sie nach einer Weile freiwillig von meiner Hand kletterte und blitzschnell in einer Steinritze verschwand."

Thomas Pulst, Meditations- und Reiki-Lehrer aus Bremen, besuchte einen Reiterhof, um sich dort mit Reiki nützlich zu machen: „Von den meisten Pferden wurde ich nach der zweiten Reiki-Behandlung bereits sehr freudig begrüßt." Einen beeindruckenden Erfolg erzielte er mit einem Fohlen, das schwer erkrankt war, nicht mehr auf die Beine kam und daher auch keine Milch bei der Mutter trinken konnte: „In der Nacht war schon der Tierarzt da gewesen. Er konnte nichts ausrichten und meinte, dass das Tier heute oder spätestens morgen vor Entkräftung sterben würde. Ich kniete mich zu dem liegenden Fohlen hin und legte die Hände auf den vorderen Rücken. Nach kurzer Behandlungszeit kam das Fohlen mit den Vorderbeinen langsam hoch. Ich ging mit den Händen zum hinteren Rücken und das Fohlen schaffte es, innerhalb kurzer Zeit aufzustehen. Mit wackeligen Beinen stolperte es zur Mutter und fing an zu trinken! Die Reitlehrerin hatte Tränen in den Augen. Für mich war dies ein persönliches Schlüsselerlebnis mit Reiki." Auch bei dem Kater Felix hatte Thomas Erfolg. Felix war bei ihm in Pflege. Weil Felix nicht hinaus durfte – eine Hauptverkehrsstraße verläuft direkt an der Wohnung –, war er in „Hungerstreik" getreten und hatte außerdem noch Katzenschnupfen. Thomas legte ihn auf die Reiki-Liege und behandelte ihn eine halbe Stunde lang. Am nächsten Tag war der Fressnapf leer geputzt.

Immer häufiger gebe ich Tieren die dauerhaft wirkenden Einstimmungen in verschiedene Grade. Eine Teilnehmerin wollte sogar, dass ich ihrem verstorbenen Kater, den sie sehr geliebt hatte, „posthum" alle sieben Grade gebe. Mit den Reiki-Einstimmungen erreicht man die Seele eines Lebewesens und diese ist auch bei Tieren unsterblich. Es war mir eine Ehre, diesem wunderbaren Tier die Einstimmungen aller sieben Grade zu geben.

Bei Tieren und Babys habe ich gemerkt, dass der II. Grad besonders auf der seelischen Ebene harmonisierend wirkt. Tiere und Babys sind dann seelisch ausgeglichener und kommen mit Stress besser klar. Seit unsere Katze Kati den IV. Grad hat, ist sie viel freundlicher geworden, beißt nicht mehr und lässt unseren schon etwas betagten Kater Valentin in Ruhe. Für Tiereinstimmungen benötige ich nur das Foto des Tieres. Die Erfahrungen mit Tieren zeigen, dass es beim authentischen Reiki nicht um einen Placebo-Effekt geht, da Tiere sich ja ebenso wenig wie Babys oder auch Pflanzen etwas vorstellen oder an etwas glauben können.

14.

Erfahrungsberichte mit Reiki bei Pflanzen

Die Bäume, die Sträucher und die Pflanzen
sind der Schmuck und das Gewand der Erde.
Jean-Jacques Rousseau

Wer bisher noch keinen „grünen Daumen" hatte, sollte es einmal mit Reiki versuchen! Und diejenigen, die schon einen guten Draht zu Pflanzen haben, werden noch Steigerungen erleben. Es empfiehlt sich, das Gießwasser für einige Minuten zu behandeln. Pflanzen behandelt man von unten nach oben, das heißt, man legt zuerst für eine Weile die Hände um die Vase oder den Topf mit den Wurzeln, dann hält man die Hände über Blätter und Wurzeln. Eine Samentüte hält man für mindestens zwei Minuten in den Händen, bevor man die Samen aussät.

Wer seine Zimmerpflanzen betrachtet, spürt die Aura der Stille, die sie umgibt. Pflanzen können unsere Lehrer sein. Sie zeigen uns, wie wir „nach Hause" in unser wahres Sein kommen. Pflanzen kennen keine Vergleiche und sind nicht in Gedanken verloren, sondern strahlen reines Sein aus.

Ein Teilnehmer aus Hamburg schreibt über seine Erfahrungen mit dem II. Grad und Pflanzen: „Unter jeder Pflanze in unserer Wohnung liegt ein Zettel mit Symbolen, die Pflanzen gedeihen seitdem ganz fantastisch."

Maria Oberlechner aus Tirol ist begeistert: „Seit ich Reiki praktiziere, wachsen und gedeihen sämtliche Blumen und Pflanzen ganz prächtig, selbst solche, die ich schon fast aufgegeben hatte."

Anita schreibt über ihre Erfahrungen mit Reiki und Pflanzen. Im Frühjahr hatte ihr Mann acht Gurkensamen in kleine Töpfchen gegeben: „Schon nach kurzer Zeit sind sieben Samen aufgegangen und es entwickelten sich schöne Gurkenpflänzchen. Nur der achte Samen ging auch fünf Wochen später nicht auf. Mein Mann wollte das Töpfchen schon wegwerfen. Ich habe ihn gebeten, mir dieses zu schenken. Sollte ein Pflänzchen wachsen, so musste er mir versprechen, dass dieses den schönsten Platz im Garten bekommn würde. Von da an habe ich begonnen, das Töpfchen täglich einzustimmen und ihm Direktbehandlungen zu geben. Und siehe da, etwa eine Woche später lugte ein kleiner Spross aus der Erde und gedieh prächtig! Der kleine Nachzügler holte seine Geschwister in kürzester Zeit an Größe ein, bekam seinen versprochenen Platz und trug die meisten Gurken."

Ich selbst erlebte auch einen schönen Erfolg mit Pflanzen. Mein Feigenbaum, der schon dreieinhalb Meter hoch ist und jeden Herbst bislang etwa 200 süße Früchte trug, schien den harten Winter 2009/2010 nicht überlebt zu haben. Bis Ende Mai war kein Lebenszeichen zu erkennen. Kein grüner Spross, keine noch so kleine Feige, die interessanterweise direkt aus den Zweigen sprießen. Ich gab dem Baum daher Ende Mai die Einstimmungen in den I. und II. Grad. Mit Verspätung bekam mein Feigenbaum jetzt Blätter und Früchte und ist wieder „der Alte"!

Sehr gute Erfahrungen habe ich auch mit einem Pfirsichbaum gemacht, den ich als Ableger von meinem Opa bekommen habe. Der Baum war zwar im frühen Frühjahr voll rosa Blüten, bekam aber dann die gefürchtete Monilia, eine Kräuselkrankheit, bei der die Blätter und Zweigenden anfangen sich zu kräuseln. Weil der Baum wohl ums Überleben kämpfte, fielen alle Fruchtansätze ab. Es gab damit natürlich keine Pfirsichernte. Ich habe dem Baum daher alle sieben Grade gegeben. Seither blüht er nicht nur üppig, sondern trägt auch viele kleine süße und aromatische Pfirsiche. Letztes Jahr waren es so viele, dass ich Marmelade mit Stevia (natürliches Süßungsmittel) gekocht habe und jede Menge Pfirsiche für Shakes einfrieren konnte. Meine Zimmerpflanzen blühen so üppig, dass einige Besucher oder Reiki-Patienten Bemerkungen machen wie: „Das ist ja bei ihnen ein richtiger Urwald, fehlen nur noch die Affen!“ Insbesondere im Winter, wenn Blumen so teuer sind, finde ich es praktisch, dass Schnittblumen dank Reiki-Behandlungen länger halten. Oft pflücke ich im Frühjahr oder Sommer beim Joggen Wildblumen wie Schafgarbe oder Heckenrosen. Wildblumen verwelken normalerweise schneller als Schnittblumen aus dem Laden. Weil ich aber meinen „wilden Schönheiten“ beim Laufen ununterbrochen Reiki gebe, stehen sie an Haltbarkeit ihren „gezähmten“ und für die Vase gezüchteten Pflanzen-Schwestern in nichts nach. In meinem Haus- und Schrebergarten wachsen auch so exotische Pflanzen wie Goji-Beeren, Schisandra-Beeren, köstliche Weintrauben, Khaki-Früchte, Nashi-Birnen, Mandarinenbäume und Maulbeeren.

Eine Opernsängerin aus Berlin, die bei mir den I. Grad gemacht hatte, und die anfänglich sehr skeptisch war, was die Wirkung von Reiki betrifft, berichtete dann im II.-Grad-Seminar, dass sie die Blumensträuße und Bouquets, die sie von Verehrern nach Premieren oder sonstigen Auftritten geschenkt bekommt, mit Reiki behandelt. Das Ergebnis: Die Blumen halten etwa doppelt so lange wie sonst. Das war der Grund, warum sie nach einem halben Jahr den II. Grad machte. Sie hat erlebt, dass Reiki wirkt. Reiki bei Pflanzen zeigt, dass die Wirkung weit entfernt von einem Placebo-Effekt ist.

IV.

Mit Reiki im Reich der Fülle leben

1.

Mit Reiki die Fülle des Lebens genießen

Die Dinge, die wirklich für dich da sind,
streben wie durch Gravitation zu dir.
Ralph Waldo Emerson

Zuerst einmal: Geld macht nicht glücklich. Nur Sie selbst können sich glücklich machen – oder unglücklich. Es geht nicht darum, sich von Geld abhängig zu machen, sondern um innere und äußere Freiheit. Es erstaunt mich immer wieder, wie viele Menschen insbesondere in spirituellen Kreisen Geldprobleme haben. Da stimmt etwas – Fundamentales – nicht! Ich hätte jedenfalls keine Lust, mir den ganzen Tag Gedanken über das Geld zu machen, weil ich zu wenig davon habe. Das Thema „Geld" wie auch die Themen „Sex" und „Tod" gehören zu den großen Tabuthemen in unserer Gesellschaft und auch in spirituellen Kreisen.

Ausführliches über das Thema „Erotik" und „Tantra" finden Sie in meinem Buch *Das authentische Reiki* und ein ausführliches Kapitel über spirituelle Sterbebegleitung in meinem Buch *Reiki*. Zum letzten Thema empfehle ich auch das Buch von Neale Donald Walsch, *Zuhause in Gott*.

Wer sich reich fühlt, bei dem wird sich dieses Reichtums-Bewusstsein über kurz oder lang – wenn dies gewünscht wird – auch auf seinem Bankkonto niederschlagen, das heißt materialisieren. Für meinen Reiki-Lehrerkollegen Dr. Willy Fraefel ist das Wichtigste am System des authentischen Reiki, dass wir vom Mangel-Bewusstsein ins Fülle-Bewusstsein avancieren. Elementar ist, dass der Glaubenssatz „Ich bin ein reicher Mensch" nicht im „Kopf hängen" bleibt, sondern im Bewusstsein landet und wir von dieser Überzeugung vollkommen durchdrungen sind.

Armut oder Reichtum sind eine Frage des Bewusstseins, nicht des Zufalls oder Schicksals. Sie sind nicht reich, weil Sie (viel) Geld haben, sondern Sie haben (viel) Geld, weil Sie reich sind. Erst kommt das Bewusstsein, das sich im Äußeren manifestiert. Wer also zu wenig Geld hat, ist – auf der Ebene des Bewusstseins – arm. Wie innen, so außen.

Geld ist Energie und damit weder gut noch schlecht. Es kommt ganz darauf an, was wir damit machen. Energie unterliegt physikalischen Gesetzen. Ein optimales Energiemanagement bedeutet, die Energie zum Fließen zu bringen, indem wir Widerstände beseitigen, die den Energiefluss behindern.

Heißt „spirituell" sein, sich möglichst nicht mit Geld zu beschäftigen?

In sogenannten „spirituellen Kreisen" wird Geld oft als „notwendiges Übel" betrachtet. Wie kann man bei einer solchen Sichtweise erwarten, dass man immer genug Geld hat? Die Beschäftigung mit geistigen Dingen, nicht aber mit materiellen, gilt als erstrebenswert. Ich bitte Sie, jetzt meinen Gedanken besonders aufmerksam zu folgen. Wenn Gott alles geschaffen hat und „überall" anzutreffen ist, dann auch in der Materie, also auch im Geld. Wer Geld verurteilt, verurteilt damit einen Teil von Gott. Gottfried Wilhelm Leibnitz kam bereits im 17. Jahrhundert zu der Erkenntnis, dass es außer Gott nichts gibt.

Jede Idee der Trennung ist ein Ausdruck eines Mangels an Liebe. Liebe ist das Bewusstsein der Einheit. Ein Mangel an Liebe kann sich in einem Mangel an Geld ausdrücken. Die Idee der Trennung ist eine Illusion, wie uns auch die neue Physik, die Quantenphysik, beweist. Wir allein entscheiden, ob wird diese Wahrheit erleben oder die Illusion der Trennung aufrechterhalten. Niemand zwingt uns zu unserem Glück.

Geld ist einfach Energie. Wir können damit Schaden anrichten und auch viel Gutes tun. Das hängt von demjenigen ab, der Geld ausgibt oder investiert. Die erfolgreichen Unternehmer Warren Buffett, Ted Turner und Bill Gates sind großartige Beispiele, wie viel Segen man mit Geld stiften kann. Sie sind gegenwärtig dabei, Armut und Aids in Afrika zu besiegen, was die Politiker in Jahrzehnten nicht geschafft haben. Weder Reichtum noch Arbeitsmöglichkeiten sind begrenzt. Wenn wir aber so denken, materialisieren wir genau dies. Der Kosmos ist Reichtum und Überfluss! Die Bücher der zahlreichen Crash-Propheten, die einen globalen Wirtschaftszusammenbruch befürchten, basieren auf Angst. Lesen

Sie auf keinen Fall solche Bücher! Die Welt ist so, wie wir von ihr denken. Sie sind kein Spielball von dunklen Schicksalsmächten, es sei denn, sie sehen sich genau so. Das nennt man *self-fulfilling prophecy*, eine sich selbst erfüllende Prophezeiung. Diese gilt im Guten wie im Schlechten.

Liebe ist der Weg, auch beim Thema Geld. Gerade Menschen, die sich bewusst auf dem spirituellen Weg befinden, streben allumfassende bedingungslose Liebe allem und jedem gegenüber an. Ist es da nicht logisch, die Liebe auch auf das Thema Geld anzuwenden? Sonst ist es keine – wahre, bedingungslose, allumfassende – Liebe.

Der erste Schritt für ein Leben in innerem und äußerem Reichtum ist: Übernehmen Sie Verantwortung für alle Aspekte ihres Lebens! Als Drehbuchautor, Regisseur und Hauptdarsteller sind Sie allein dafür verantwortlich. Wenn Sie andere für Ihr Leben verantwortlich machen, geben Sie die Macht darüber aus der Hand. Hören Sie auf, sich mit anderen (schöneren, jüngeren, reicheren, angeblich glücklicheren Menschen usw.) zu vergleichen. Anderen die Schuld für Ihre Misere in die Schuhe zu schieben und ständig Vergleiche zu ziehen, macht Sie arm und unglücklich! Hören Sie sofort auf, sich als Opfer zu sehen und Ihr Leben anderen gegenüber als Opfergeschichte „zu verkaufen". Nicht mehr zu vergleichen und die Opferrolle zu spielen, macht Sie dagegen reich und glücklich.

Was wir im authentischen Reiki lernen, ist die Steigerung des Selbstwertgefühls durch gesunde Eigenliebe und der immer klareren Erkenntnis, wer wir wirklich sind: göttliche Wesen. (Nur) wer sich selbst liebt, kreiert auch im Äußeren Fülle und Reichtum.

Was wir säen, ernten wir. Wer Großzügigkeit und Wertschätzung sät, erntet über kurz oder lang dem kosmischen Gesetz der Resonanz zufolge – Aktion und Reaktion – Großzügigkeit und Wertschätzung. Wer anderen gegenüber größtmögliche Wertschätzung entgegen bringt, sät und erntet Reichtum. Wer zum Beispiel seinen Konkurrenten oder Mitbewerbern Erfolg wünscht und sie segnet, Ihnen vielleicht sogar Fernbehandlungen und Einstimmungen schenkt, erntet nach dem kosmischen Gesetz der Resonanz Erfolg. Mit Neid säen Sie Armut. Wenn Sie anderen nichts gönnen, gönnt Ihnen auch das Leben nichts. Mein Rat: Wünschen Sie allen, denen Sie begegnen, Reichtum!

Wer sich auf Reichtum und Überfluss konzentriert, lenkt seine Energie dorthin und der Wohlstand wird wachsen. Sie sitzen auf einer Schatzkiste, ohne es vielleicht bisher bemerkt zu haben! Sie haben die Wahl, sich in Ihrem Inneren als Besitzer eines Diamantenfeldes wahrzunehmen oder sich als arm und bedürftig zu betrachten. Leider konzentrieren sich nicht nur Individuen, sondern auch Regierungen auf Sparprogramme und damit auf Mangel, statt Energie auf Reichtum und Überfluss zu geben. Statt Reichtum zu fördern, bekämpfen Staaten Arbeitslosigkeit. Jeder Mensch möchte in seinem tiefsten Inneren einen wertvollen Beitrag für die Gesellschaft leisten.

Wer Geldprobleme hat, fühlt sich nicht reich, hat also ein Reichtumsproblem. Akzeptieren Sie zuerst einmal Ihre Situation, auch den Stand Ihres Bankkontos. Wer Widerstand leistet, verliert Energie. Leben Sie im Hier und Jetzt, dann sind Sie in Kontakt mit Ihrem Höheren Selbst. Lassen Sie die Vergangenheit los und beschäftigen Sie sich nur im wirklich notwendigen Ausmaß mit der Zukunft, wenn Sie zum Beispiel eine Reise planen und eine Fahrkarte dafür kaufen müssen.

„Werdet wie die Kinder“: Kinder leben im Hier und Jetzt. Statt darauf zu warten, reich zu werden, *fühlen* Sie sich einfach reich, Sie SIND reich, wie hoch der Stand Ihres Bankkontos auch sein mag. Das heißt natürlich nicht, dass Sie über Ihre Verhältnisse leben und unnötige Schulden machen sollen. Bleiben Sie realistisch!

„Armut hat immer mit einem Mangel an Liebe dem Leben gegenüber zu tun“, so René Egli in seinem sehr lesenswerten Buch *Das LOLA-Prinzip: Die Formel für Reichtum*. Wer sich selbst und dem Leben genug Liebe entgegenbringt, schafft Reichtum. Liebe löst alle Probleme, auch das Problem des Mangels und der Armut. Wie wir uns selbst und das Leben immer mehr lieben können, lernen wir in den Seminaren des authentischen Reiki. Wer dem Leben reichlich Liebe schenkt, wird reich dafür belohnt. Stellen Sie sich vor, Sie haben genug Geld, alle Projekte nicht nur energetisch, sondern auch finanziell zu unterstützen, die Ihnen am Herzen liegen. Ich unterstütze zum Beispiel zurzeit ein Krankenhaus auf Haiti, das ich persönlich kenne, und die Stiftung „Stimme der Tiere“ von Dr. Willy Fraefel.

Dankbarkeit ist nicht nur der Schlüssel zum Glück, sondern auch zu Wohlstand und Fülle. Alles kommuniziert mit allem. Sie können daher auch Ihrem Computer gegenüber dankbar sein oder anderen Maschinen, mit denen Sie arbeiten. Mit Dankbarkeit akzeptieren Sie das Sosein und lieben das, was ist. Sie bewirken, dass das Leben Ihnen dankbar ist und senden Liebe aus, die mehrfach zu Ihnen zurückfließt. Liebe ist die kraftvollste Energie im Universum. „Wer hat, dem wird gegeben", heißt es in der Bibel. Wer (mehr) liebt, löst Widerstände und Blockaden auf, bringt sein Leben in Fluss, setzt seine Energie ökonomisch ein und zieht geradezu magisch Reichtum und Fülle auf allen Ebenen an.

Übungen für inneren und äusseren Reichtum

Sehr gute Erfahrungen habe ich gemacht mit der Affirmation des berühmten japanischen Arztes und Heilers Dr. Nobuo Shioya: „Ich danke für inneren und äußeren Reichtum noch in diesem Jahr." Außerdem können wir während der Direktbehandlung oder auch bei einer Fernbehandlung mit den folgenden Affirmationen arbeiten: „Mir fallen ungeheure Reichtümer wie von selbst in den Schoß" oder „Ich erfreue mich eines täglich wachsenden Reichtums". Diese Affirmationen stammen aus Shakti Gawains Buch *Stell dir vor – Kreativ visualisieren.* Indem wir Affirmationen im Zusammenhang mit Reiki verwenden, wirken diese wesentlich profunder und schneller, weil wir ganzheitlich, das heißt auf allen Ebenen gleichzeitig arbeiten, nicht nur auf der gedanklichen Ebene.

Gerade habe ich in Neale Donald Walschs *Kalender 2010* Folgendes zum Thema „Geld" gefunden: „Was Gott dir heute sagen möchte: … dass Geld genauso heilig wie Meditation ist, genauso heilig wie ein Gebet. Es ist ein wundervoller Teil Gottes. Wenn du glaubst, dass Geld die Wurzel allen Übels ist, kann es sein, dass du es unbewusst von dir fernhältst. Ich lade dich dazu ein, diesen Gedanken auf der Stelle fallen zu lassen. Alles Geld, das du brauchst, kommt jetzt zu dir. Glaubst du das? Du solltest es glauben."

2.

Mit dem authentischen Reiki zum bewussten Schöpfer werden

Es genügt nicht zu wissen, man muss es auch wollen. Es genügt nicht zu wollen, man muss es auch tun.
Johann Wolfgang von Goethe

Jeder Mensch ist Schöpfer. Er kreiert sich sein Leben nach dem Prinzip: „Wie innen, so außen". Angst zieht das an und kreiert das, wovor wir uns fürchten. Einige sind wach, viele schlafen. Die Sufis sagen seufzend das Folgende: „Weil wir träumen, wir seien wach, ist es so schwer, uns aufzuwecken!"

Egal, ob wir wach sind oder schlafen, wir – nicht Gott – erschaffen uns unsere Realität in jedem Augenblick. Dieses Wissen gibt uns die Macht über unser Leben zurück. Wir sind nicht länger Spielball von Schicksalsmächten, es gibt auch keine Schicksalsschläge. Wie eine Sache sich entwickelt, hängt von uns ab. Die moderne Physik hat herausgefunden, dass der Beobachtende beeinflusst. Er ändert damit das, was er beobachtet. Das gilt nicht nur für Energie, die wir je nach Beobachter als Welle oder Teilchen wahrnehmen können, sondern für alles! Was die moderne Wissenschaft erst vor einiger Zeit erkannt hat, wissen spirituelle Richtungen wie der Buddhismus seit Jahrhunderten.

Martin Luther sagte einmal: „Alle, die Gott in wahrem Glauben anrufen, aus tiefstem Herzen, werden ganz gewiss erhört und werden das empfangen, worum sie gebeten und wonach sie sich gesehnt haben." Dies gilt auch heute noch. Es ist aber nicht ausreichend, nur Gutes zu denken, sondern es gilt auch, gute Ideen zu verwirklichen. Das menschliche Gehirn ist nicht dazu gedacht, die Bedingungen, die wir vorfinden, nur zu ertragen. Es ist vielmehr dafür bestimmt, die von uns bevorzugten Bedingungen zu erschaffen.

Wünschen ist kontraproduktiv. Neale Donald Walsch: „Wenn du

sagst, dass du dir eine bestimmte Sache wünscht, löst das in deiner Wirklichkeit genau diese Erfahrung aus – nämlich den Wunsch. Wenn man glaubt, dass man etwas nicht haben kann, braucht man es sich auch nicht zu wünschen, denn das Ergebnis ist dasselbe.“ Das wirksame Gebet ist daher keine Bitte, sondern ein Dank. Wir danken für das, was ist.

Meister wünschen nicht, sie wählen. Sie bedanken sich für das, was ist, und manifestieren es dadurch. Durch Dankbarkeit bringen wir zum Ausdruck, dass wir darauf vertrauen, dass Gott unsere wahren Bedürfnisse kennt und schon geantwortet hat, bevor wir gefragt haben. Daher sollten wir nicht demütig flehen und betteln, sondern alles wertschätzen. Dankbarkeit im Voraus auszudrücken ist die stärkste Kraft im Universum. Wir sollten uns bedanken, bevor etwas passiert. Wir setzen damit ungeheure Energien der Manifestation frei. „Gott zu danken, bevor etwas eintritt, ist ein Akt außergewöhnlichen Glaubens,“ so Neale Donald Walsch. Daher ist diese Methode so kraftvoll.

Wer dankbar ist, manifestiert nicht nur, sondern findet darin Freude und Frieden. Dankbarkeit ist der Schlüssel zum Glück. Wir sind eingeladen, jede Begegnung als eine heilige zu betrachten, jeden Menschen zu segnen und uns für jeden und alles zu bedanken. Neale Donald Walsch: „Auf diese Weise bekräftigst du die Vollkommenheit von Gottes Schöpfung und zeigst, dass du an sie glaubst.“

Auch, wenn Sie krank sind und Schmerzen haben, können Sie dankbar sein. Sie sind am Leben! Der Schöpfer hat noch Großartiges vor! Ihr Leben ist ewig! Sie und Gott sind eins, für alle Zeiten! Sie haben bereits das ewige Leben! Sie sind es! Sie werden daher niemals sterben! Ist das nicht ein Grund, dankbar zu sein? Sie sind ein Ausdruck Gottes, ein Kind Gottes! Gott hat Sie schon immer geliebt und wird Sie immer lieben! Ist das nicht wundervoll?

Shioya-Übung

In meiner Yoga-Lehrerausbildung habe ich die Kraft des Pranayama (Atemübungen) kennen- und schätzengelernt. Wer Ruhe braucht, atmet durch das linke Nasenloch ein, während er das rechte mit dem Daumen der rechten Hand zuhält und atmet durch das rechte Nasenloch aus, während er mit dem Daumen der linken Hand das linke Nasenloch zuhält. Wer kraftlos ist und Energie braucht, macht es umgekehrt, atmet also durch das rechte Nasenloch ein und durch das linke aus. Wir nutzen dabei die unterschiedliche Qualität der Energie von Ida und Pingala, den beiden Energiebahnen entlang der Wirbelsäule. Pingala ist der Sonnenkraft zugeordnet und steht für Aktivität. Der Ausgang von Pingala ist das rechte Nasenloch. Wer durch das rechte Nasenloch einatmet, steigert daher seine Energie. Ida steht für Ruhe und Frieden und tritt durch das linke Nasenloch aus.

Jeder Mensch erschafft ständig, meistens unbewusst. Im II. Grad lernen wir eine Methode, Wünsche zu klären und zu manifestieren. Nachfolgend stelle ich eine weitere sehr effektive Übung vor für alle, die (noch) nicht den II. Reiki-Grad haben. Sie stammt aus den Büchern von Nobuo Shioya mit den Titeln *Die Kraft strahlender Gesundheit* und *Der Jungbrunnen des Dr. Shioya.* Der Autor war als Kind so oft krank, dass er von seinen Mitschülern den Spitznamen „wandelndes Krankenhaus“ bekam. Mit 14 Jahren entwickelte er eine Atemübung, die er täglich praktizierte. Er gewann dadurch eine solch strahlende Gesundheit, dass er 108 Jahre alt wurde, noch im hohen Alter Golf spielen lernte und alle Golfpreise seiner Altersklasse erhielt. Mit 94 Jahren schrieb er sein erstes Buch. Mithilfe der folgenden Übung hat Dr. Shioya alles manifestiert, was er sich vorgenommen hat.

Hier ist die Atemübung: Setzen Sie sich mit geradem Rücken aufrecht hin, ohne sich anzulehnen oder die Unterarme auf eine Armlehne zu legen. Wenn wir unseren Rücken gerade halten, kann die Luft bis in die Spitzen der Lungen gelangen. Die Arme halten Sie seitlich am Körper, sodass diese im Ellenbogen einen rechten Winkel bilden. Dann legen Sie die beiden Handflächen vor dem Nabel zusammen, so als wollten sie einen kleinen Ball sanft umfassen. Die aktive, dominante Hand liegt dabei oben, bei Rechtshändern die rechte. Die Daumen liegen übereinander und die vier Finger geschlossen nebeneinander, sodass ein Hohlraum gebildet wird. Die untere Hand bildet eine lockere Faust, auf der die Finger der oberen liegen. Diese Haltung heißt „Mudra der Glocke“ oder auch „Mudra der Manifestation“.

Man atmet tief und geräuschlos ein, bis die Lungen mit Luft gefüllt sind. Dann drückt man die eingeatmete Luft energisch in den Unterbauch. Man spannt den Unterbauch an und verschließt den After. In dieser Stellung hält man den Atem ein paar Sekunden, maximal zehn Sekunden, an, solange es angenehm ist. Dann atmet man still durch die Nase möglichst vollständig aus und atmet einmal normal ein. Diesen Zyklus soll man, gern mit Pausen, 25 Mal wiederholen. Ganz am Ende atmet man still, langsam und tief zehn Mal normal weiter. Dabei können sich Kranke vorstellen, dass sie geheilt sind. Diese Übung schenkt Gesundheit und Schutz vor Senilität, außerdem steigert sie die Atemkapazität, und man wird gelassener und ruhiger.

Dr. Shioya ist ein lebendes Beispiel für die Wirksamkeit der Übung. Wenn man die Übung noch effektiver für bestimmte Ziele nutzen will, setzt man die Kraft der Seele und des Geistes ein. Im Geiste nimmt man die Erfüllung eines Wunsches vorweg. Diese Imagination lässt sich auf alle Lebensbereiche anwenden. Man atmet tief ein. Dabei stellt man sich vor, dass die unerschöpfliche Kraft des Universums sich im Körpermittelpunkt unterhalb des Nabels sammelt und von dort im ganzen Körper verteilt wird. Während man den Atem im Unterbauch hält und den After schließt, wiederholt man Affirmationen wie „Ich danke für die große Gesundheit für mich und meine Familie." Die „große" Gesundheit schließt die seelische Ebene ein. Das wiederholt man fünf Mal. Man kann sich auch einfach vorstellen, dass man kerngesund ist. Kranke stellen sich vor, dass ihre Krankheit geheilt ist. Während des Ausatmens kann man sich vorstellen, dass man alle Abfallstoffe ausatmet und der ganze Körper sauber ist und man sich von innen heraus verjüngt. Junge Menschen brauchen sich natürlich nicht vorstellen, dass sie sich verjüngen.

Jetzt nimmt man einen kurzen, normalen Atemzug. Dann wechselt man zur nächsten Affirmation oder Vorstellung wie „Mein Heuschnupfen ist geheilt. Dafür bin ich dankbar." Das macht man fünf Mal und kann danach das Thema wechseln, sodass man auf 25 tiefe Atemzüge kommt. Natürlich kann man auch 25 Mal mit einem Thema arbeiten wie „Mein ganzer Körper ist völlig gesund." Man kann auch Themen nehmen wie „Ich danke für wahren Reichtum noch in diesem Jahr."

Am Ende, während des stillen Atems, lädt Dr. Shioya uns ein, die „große Bekräftigung" zum Wohl der ganzen Welt still zehn Mal zu wiederholen: „Die unerschöpfliche Kraft des Universums verdichtet sich: die Welt des wahren großen Friedens ist entstanden." Dabei stellt man sich vor, dass die ganze Erde von Frieden erfüllt ist. In der Welt des großen Friedens sind nicht nur die Menschen, sondern alles im Universum in einem Zustand der Harmonie, der Ruhe und des Glücks. Weil die grenzenlose Kraft des Universums involviert ist und viele Menschen diese Übung praktizieren, hat diese große Bekräftigung eine gewaltige Macht.

3.

Reiki und Meditation – Tiefenentspannung, Regeneration und heitere Gelassenheit in allen Lebenslagen

Am wichtigsten ist innerer Friede.
Dalai Lama

Meditation gilt als Schlüssel für Glück und Gesundheit, wie viele internationale Studien belegen. Das authentische Reiki ist eine der einfachsten und gleichzeitig wirksamsten Meditationsarten. Meditation kann uns von Krankheit und Angst befreien und uns sogar zu Glückseligkeit, universeller Liebe und Einheitsbewusstsein führen. Auch Firmen schicken ihre Mitarbeiter immer häufiger in Meditations- und Reiki-Kurse, um so deren Gesundheit, Kreativität, Intuition, Teamfähigkeit und Führungsqualitäten zu verbessern. Menschen, die regelmäßig meditieren, erfahren Tiefenentspannung und Stressabbau. Sie verlieren außerdem ihre Ängste und verlangsamen ihren Alterungsprozess.

Wissenschaftler haben entdeckt, dass der Zustand der Meditation mit dem Wechsel der Konzentration von einem äußeren auf einen inneren Fokus mit einer Verlangsamung der Gehirnwellenfrequenz einhergeht. Dabei entstehen Alpha-, Delta-, Theta- und Gammawellen. Im Alltag herrschen Betawellen vor. Das lässt sich im Elektroenzephalogramm (EEG) nachweisen. Durch einen langsamen Gehirnwellenrhythmus werden wir friedfertiger, kreativer, konstruktiver und erleben ein seelisches Wohlgefühl.

Wer häufig und lange meditiert beziehungsweise Reiki praktiziert, vergrößert damit auch die Regionen des Gehirns, die für die Emotionen zuständig sind, so Forscher der University of California. Die Studienleiterin Eileen Luders: „Wer oft meditiert, hat die herausragende Fähigkeit, positive Emotionen zu pflegen, emotional stark zu bleiben und sich besonders aufmerksam zu verhalten." Menschen, die häufig meditieren, weisen ein größeres Volumen der Gehirnregionen Hippokampus, orbitofrontaler Kortex, rechter Thalamus und obere Schläflappenwindung auf. Diese Gehirnregionen sind für die Steuerung emotionaler Prozesse und der Persönlichkeit verantwortlich. Der Frankfurter Hirnforscher Wolf Singer erklärt: „Bisher ist bekannt, dass Meditation, wenn sie über längere Zeit praktiziert wird, kognitive Fähigkeiten verbessern kann.“ So sei etwa eine Steigerung der Aufmerksamkeit bewiesen, weshalb regelmäßig Meditierende Bilder, die sie auch nur für kurze Zeit gesehen haben, rascher verarbeiten.

Indem wir bei „Reiki und Meditation“, einer besonders leicht in den Alltag einzubauenden Meditationsmethode, mühelos den Zustand der Transzendenz erfahren, erleben wir, dass die Quelle von Liebe, Glückseligkeit und Frieden in unserem inneren Selbst zu finden ist, dem „Heiligen Gral“ der Mystik. Die Freude, die wir erleben, ist eine Spiegelung der Freude unseres inneren Selbst und damit unabhängig von äußeren Bedingungen. Durch Meditation finden wir, wonach wir suchen. Stille ist die Sprache Gottes, alles andere ist eine unvollkommene Übersetzung. Unser Selbst, das wir bei Reiki-Behandlungen erleben, ist unsere göttliche Natur. Wir müssen uns nach innen wenden, um unser wahres „Ich“ unmittelbar zu erfahren.

Reiki ist ein Regenerationsprozess, der mit der Zeit all unsere Blockierungen und Verspannungen löst, auf körperlicher und seelischer Ebene. Dabei werden einschränkende Glaubenssätze wie „Ich bin nicht liebenswert“ erfolgreich aufgelöst. Dadurch verschwinden auch chronische Beschwerden. Indem wir Ketten alter Gedankenmuster abstreifen, werden wir leichter, freier und glücklicher. Mit Reiki erfahren wir unser inneres Wesen und entfalten es, um zu einer Bewusstseinsebene zu gelangen, auf der wir absolute Befreiung erfahren.

Mit Reiki aktivieren wir universelle Schöpfungskraft und schließen uns an die unerschöpfliche Quelle von Kreativität und Lebenskraft an. Kosmische Energie ist vollkommenes Bewusstsein und das Licht des Selbst. Wahres Glück ist die Glückseligkeit des höchsten Bewusstseins und damit größer als Freude, die von äußeren Bedingungen abhängt.

Je regelmäßiger wir Reiki praktizieren, desto eher und häufiger erfahren wir die universelle Energie oder reines Licht und desto tiefer wird unsere physische und psychische Regeneration. Reiki bewirkt eine ganzheitliche Persönlichkeitsentwicklung. Durch authentisches Reiki erfährt unser Selbstwertgefühl einen kontinuierlichen Zuwachs. Das Immunsystem wird gestärkt, wir schützen uns vor seelischer Überlastung, der Blutdruck und Schlafprobleme harmonisieren sich, Alterungsprozesse werden verzögert, wir erleben neue Energien und positive Auswirkungen auf ausnahmslos alle Bereiche unseres Lebens. Reiki ist kinderleicht zu erlernen und mühelos auszuüben und deshalb selbst für Menschen, denen andere Entspannungstechniken wie Sitz-Meditation oder Autogenes Training schwer fallen, bestens geeignet.

Wenn wir mit dem authentischen Reiki unsere Ausstrahlung und die Schwingung auf diesem Planeten erhöhen, werden wir reichlich belohnt, indem unser Beitrag für das Ganze nach dem kosmischen Gesetz der Resonanz mehrfach verstärkt als Segen, Schutz und Seligkeit zu uns zurückfließt.

4.

Die Meister der Neuen Energie – Inspiration für eine Welt im Wandel

Hier ein Test, mit dem du herausfinden kannst, ob deine Mission auf Erden beendet ist: wenn du lebst, ist sie noch nicht beendet.
Richard Bach

Als junger Mensch wollte ich die Welt ändern. Vielleicht sind wir aber hierher gekommen, um uns selbst zu ändern. Als Lehrer des authentischen Reiki oder als Fortgeschrittener, was Praxis und Stufen betrifft, können wir anderen helfen, die sich selbst ändern wollen, ihren inneren Weckruf zu hören und ihm zu folgen. „Es ist an der Zeit, dass viele Meister überall auf der Erde die Energie des Neuen verankern helfen, die Energie eines erweiterten Bewusstseins, die Energie des Christus-Samens, der gerade dabei ist zu erblühen“, so heißt es in Saint-Germains Durchsagen *Die Meister der Neuen Energie. Weisheit und Inspiration für eine Welt im Wandel*, empfangen von Geoffrey und Linda Hoppe. Ein wahrer Meister ist der, der sich jeden Augenblick für die Liebe entscheidet: sich selbst gegenüber, anderen und letztlich allen Lebewesen gegenüber. Entscheidend ist ihr Mut für ein bedingungsloses Vertrauen in sich selbst, in ihre göttliche Natur. Meister haben ihr Leben ihrem Höheren Selbst übergeben.

Was zeichnet einen Meister aus? Sein Leben wird einfach, schön und anmutig, weil er angstfrei im Fluss des Lebens bleibt und alles willkommen heißt. „Meister bleiben auch angesichts der schlimmsten Erfahrungen im Leben völlig gelassen“, heißt es bei Neale Donald Walsch. Ein Meister kümmert sich zuerst gut um sich selbst, um seinen Körper, seine Seele und seinen Geist. Er wird dadurch klar, ausgeglichen und gesund und ist damit für andere ein leuchtendes Vorbild. Wir sind nur für uns verantwortlich, nicht für irgendeinen sonst.

Ein Meister belehrt nicht diejenigen, die ihn nicht darum gebeten haben. Er empfindet Achtung und Mitgefühl für jeden seiner Mitmenschen. Und er hat erkannt, dass er in sich genug Energie hat, um anderen zu dienen. Diese Energie erhält den Körper am Leben, bringt aber auch die Seele in Schwung und ermöglicht unseren Anschluss an das universelle Bewusstsein. Schon im I. Grad sind wir für alle Zeiten an diese kosmische Kraft angeschlossen. Damit ist der Reiki-Praktizierende sich seiner Unabhängigkeit und Vollständigkeit bewusst.

Ein Meister ist entscheidungsfreudig und macht keine faulen Kompromisse, sondern bleibt seinen Werten treu. Manchmal muss er auch den Spott oder die Irritation seiner Mitmenschen aushalten, er macht sich aber nichts daraus. Es braucht Mut, man selbst zu sein.

Die Schauspielerin Jody Foster sagte einmal: „Normalität ist nicht etwas, wonach man streben sollte, sondern etwas, wovon man wegkommen sollte." Normal ist nicht natürlich, und ein Meister gibt sich nicht mit Normalität zufrieden. Ein Meister nimmt in Kauf, dass er anders ist als andere und nutzt ganz bewusst Wahlmöglichkeiten. Denn ein Meister wünscht nicht, er wählt! Er wählt Außergewöhnliches, denn das ist natürlich. Wenn Sie ein Meister werden wollen, fragen Sie sich: „Was werde ich heute Außergewöhnliches tun?"

Ein Meister erkennt, dass die sogenannte Realität nur eine Illusion ist. Sie spiegelt unser Bewusstsein wider oder die Beziehung unseres Höheren Selbstes zu uns oder die Beziehung zwischen uns und der Außenwelt. Diese Manifestation unserer Glaubensmuster kann jederzeit verändert werden!

Enttäuschungen sind einem Meister fremd, weil er alle Dinge so akzeptiert, wie sie sind, auch und gerade sich selbst. Damit hören der innere Konflikt und der „Krieg" mit der Welt auf. Wer mit der Welt um sich herum unzufrieden ist, ist in Wirklichkeit mit sich selbst unzufrieden. Ein Meister achtet und akzeptiert auch und gerade „schwierige" Dinge und betrachtet sie als Herausforderung, zu wachsen und zu lernen, sein Ego abzubauen und seine Göttlichkeit zu erfahren.

Meister haben erkannt, dass sie jederzeit den tiefen, stillen See der eigenen Göttlichkeit erfahren können. Damit werden sie frei von bestimmten Erwartungen und den damit verbundenen Enttäuschungen. Sie transzendieren die Grenzen des Verstandes und ihrer fünf Sinne und öffnen sich für Neuland, für das Unbekannte. Sie erkennen die Multidimensionalität aller Dinge und aller Lebewesen. Selbst ein scheinbar toter Stein hat eine Geschichte.

Echte Meister sind schöpferisch und nicht an die Ergebnisse ihrer Schöpfungen gebunden. Sie kreieren mit offenem Ausgang. Damit sind sie offen dafür, dass ihr kreativer Impuls sich weit über das hinaus entwickeln kann, was sie sich ursprünglich einmal vorgestellt haben. Sie hören auf, etwas Bestimmtes erzwingen zu wollen und brauchen daher keine Kraftanstrengung, sondern schwimmen mühelos im Strom des Lebens.

Wenn Sie ein Meister sind, geschehen Dinge einfach und Sie bekommen so viel Energie und Zeit, dass Sie Dinge machen können, die Ihnen wirklich Freude bereiten. Durch Reiki kommen Sie in Kontakt mit der Leidenschaft Ihrer Seele. Sie sind bei allem, was Sie tun, voller Enthusiasmus, das heißt von göttlicher Energie beseelt. Wir brauchen keine Angst zu haben, die neu erlebte Energie zu missbrauchen, weil wir dafür viel zu mitfühlend und weise geworden sind.

Wahre Meister identifizieren sich nicht mehr, sie gehen auf Abstand und tragen dadurch nicht mehr das Leid der Welt mit sich herum. Hoffnungslosigkeit und Verzweiflung werden ihnen fremd. Wirkliche Meister akzeptieren alles an sich, auch die äußeren Ebenen. Vielleicht ist diese Eigenannahme die schwierigste Herausforderung für viele Menschen. Wer sich nicht selbst liebt, erlebt auch nicht viel Liebe von anderen.

Meister erkennen, dass auch andere Menschen schöpferisch sind und sich *ihre* Spiele und Kreationen erschaffen. Sie erkennen, dass unsere Beziehung zu Gott nichts anderes als unsere Beziehung zu uns selbst ist! Sie gewinnen Zugang zum Unbekannten jenseits aller Konzepte. Sie gehen über das Bekannte hinaus und haben erkannt, dass etwas durchaus real sein kann, was naturwissenschaftlich noch nicht verstanden wird. Indem ein Meister weiß, dass er jederzeit wieder „nach Hause", zu seinem inneren Kern zurückkehren kann, ist er frei und mutig genug, das Unbekannte zu erforschen. Dieses „zu Hause" ist ein freundlicher Ort, an dem wir uns willkommen geheißen fühlen und uns wohlfühlen. Es ist ein sicherer Heimathafen auch bei stürmischer See.

Wenn wir alles in uns akzeptieren, einschließlich unseres Körpers, und den Kampf gegen unseren Verstand aufgeben, öffnen wir uns weit genug für die universelle Energie, um zu wahren Mitschöpfern zu werden. Das Konzept von „richtig" und „falsch" lassen wahre Meister hinter sich. Meister wissen, dass sie etwas erfahren können, ohne es verstehen zu müssen. Wir werden zum Entdecker, zum Forscher, zum Eroberer fremder (Bewusstseins-)Welten.

Ich lade Sie ein, zu akzeptieren und willkommen zu heißen, dass Sie ein Meister und damit ein Schöpfer sind. Werden Sie sich Ihrer eigenen Großartigkeit bewusst. Fühlen Sie sie! Lassen Sie Ihr Licht in die Welt leuchten, damit diese weiß, wer Sie sind! Seien Sie in dieser dunklen Zeit ein Licht und eine Quelle für Menschen, die Freude erfahren wollen. Sie können sich entscheiden, sich nicht in die Dramen und Tragödien anderer hineinziehen zu lassen. Entscheiden Sie sich auch dafür, dass andere nicht länger Ihre Energie anzapfen können. Indem Sie sich an die universelle Energie anschließen, leben Sie immer in der Fülle und sind in der Lage, alle Arten von negativen Energien zu transformieren. Sie werden unabhängig.

Die wertvollste und wichtigste Beziehung ist die zu sich selbst. Ihr Versuch, sich durch einen anderen zu vervollständigen, ist zum Scheitern verurteilt. Wer aus dem Bewusstsein der Fülle und Unabhängigkeit Beziehungen eingeht und unterhält, wie es ein wahrer Meister tut, erlebt tiefe Liebe und Freude. Geteilte Freude ist doppelte Freude und Liebe ist das einzige, was sich vermehrt, wenn wir es verschenken!

Vertrauen zu sich selbst ist der Schlüssel zur Meisterschaft. Natürlich wissen wir nicht, ob ein Teich warm oder kalt ist und ob irgendwelche Monster auf seinem Grund warten. „Die gute Nachricht ist jedoch: es ist euer eigener Teich. Falls es da drin irgendwelche Monster gibt, sind es eure eigenen. Und die Wassertemperatur ist die Temperatur eures eigenen Herzens", so heißt es in *Die Meister der Neuen Energie*. Also springen Sie einfach! Reiki ist eine Reise ins Unbekannte. „Und der erwachte Mensch", so Rudolf Steiner, „hat zum nicht Erwachten so wenig Ähnlichkeit wie ein Schmetterling zur Raupe."

Sich nicht zu entscheiden, ist auch eine Entscheidung. Wer wartet, dass sich etwas von selbst entscheidet, lebt am Leben vorbei. Ein Meister weiß das und wählt, ohne sich Gedanken darüber zu machen, was er „verlieren“ oder „gewinnen“ kann. Er macht einfach das, was ihm Freude bereitet und fragt sich: „Zu welchem Weg rät mir die Freude?“ Ein Meister kümmert sich nicht um seinen Lebensunterhalt, sondern gestaltet sein Leben so, dass er Freude erschafft. „Der Sinn des Lebens besteht darin, zu wissen und auszudrücken, wer du bist“, schreibt Neale Donald Walsch. Wer seine Zeit mit etwas anderem verbringt, nutzt seine Tage nicht zum Wohle seiner Seele.

Ein Meister weiß, dass wir keine Sicherheit schaffen können, indem wir hart arbeiten. Stattdessen kreiert er immer mehr Leben. Nur wer keine Kompromisse eingeht, verdient seinen Lebensunterhalt mit dem, was er liebt. Die Welt entfaltet ihren Zauber, wenn wir unsere eigene Magie leben. „Wenn du deine Arbeit liebst, brauchst du nie wieder arbeiten“, so John Ment von „Radio Hamburg“ in einem Interview mit Schülern (laut *Hamburger Abendblatt* vom 15.12.2006).

Sobald wir uns entschieden haben, ein Meister oder eine Meisterin zu sein, schaffen wir den Raum, unser Potenzial zu erkennen und Entscheidungen zu fällen. Der Prozess beginnt und wir tauchen in die Energie ein und erlauben ihr, sich zu entfalten. Wir hören auf zu kontrollieren, weil das den schöpferischen Energiefluss behindert. Stattdessen vertrauen wir unserer schöpferischen Energie und überlassen es ihr, wie sie sich im Einzelnen ausdrückt. In der Kommunikation mit anderen sprechen wir als Meister oder Meisterin von unserer Essenz, von unserem Wesenskern aus. Wir entscheiden uns, Fülle in jeder Beziehung unseres Lebens zu kreieren und zu erleben. Es ist einfach eine Frage der Entscheidung. Wichtig ist, seine Sehnsucht zu leben und seinen Leidenschaften treu zu bleiben. Wer sich schöpferisch ausdrückt, dessen menschliche Bedürfnisse erfüllen sich wie von selbst. Das ist das scheinbare Paradox.

Wahre Meister achten auf ihre Gefühle als Sprache der Seele. Das ist ihr innerer Kompass. Der größte Dienst an der Menschheit und an der Welt besteht darin, man selbst zu sein. Neale Donald Walsch: „Warum offenbaren wir uns nicht voller Stolz und zeigen authentisch, wer wir sind? Es ist dein wahres Selbst, in das sich jeder verliebt – und das Gott über alles liebt.“

Wenn sich jeder um die Verwirklichung seiner Seelenmission kümmert, sieht die Welt – und die jedes einzelnen – anders, besser aus. Erst wenn wir einen Platz gefunden haben, an dem wir aufblühen können, können wir unser einzigartiges Potenzial leben. Eine Blume kann auch nicht überall gedeihen. Das ist der Weg des Meisters: „Ich bin ein Meister und du bist es auch." Wir sind eingeladen, „Engel auf Erden" zu werden, den Himmel auf die Erde zu bringenund unsere eigene Göttlichkeit anzunehmen und zu leben. Meister übernehmen die Verantwortung für ihre eigene Göttlichkeit und feiern sie in sich und anderen. Damit transformieren sie nicht nur ihre Welt, sondern auch die Schwingung auf diesem Planeten.

5.

Vorbereitung für die große Zeitenwende 2012

Das Leben zu meistern ist das Gegenteil von Kontrolle ausüben. Du schließt dich dabei mit dem höchsten Bewusstsein zusammen. Dieses Bewusstsein handelt, spricht und kümmert sich um alles.
Eckart Tolle, *Stille spricht*

Wie inzwischen bekannt sein dürfte, geht der Maya-Kalender davon aus, dass wir im Dezember 2012 in die vierte Dimension aufsteigen und ein neues Zeitalter, das „Goldene Zeitalter", beginnt. Auf jeden Fall soll sich die Schwingung auf dem Planeten in dieser Zeit immens erhöhen. Ich schreibe diese Zeilen im Juni 2010. In den vergangenen Wochen ist Griechenlands Wirtschaft „gerettet" worden, ein milliardenschwerer Rettungsschirm wurde über den Euro gespannt, ein Vulkan auf Island brachte den Flugverkehr zum erliegen, das Bohrloch im Golf von Mexiko richtet weiterhin unermesslichen Schaden an und unser Bundespräsident ist gerade zurückgetreten. Alle diese Ereignisse hatte vor wenigen Wochen noch niemand „auf dem Radar"! Veränderungen sind dazu da, um sie anzunehmen. Unser Leben fordert uns auf, uns nicht von Veränderungen herunterziehen zu lassen. „Sie sollen uns Auftrieb geben, und wir sollen über sie hinauswachsen", so Neale Donald Walsch. Die äußeren Umstände können wir nicht kontrollieren, die inneren aber sehr wohl. Alles ist eine Frage der Wahrnehmung.

„Die Veränderungen auf unserem Planeten nehmen in exponentiellem Maße zu", sagt Neale Donald Walsch. Einer der Gründe dafür ist das stark ansteigende Kommunikationstempo. Unser Gehirn muss genutzt werden, um die von uns bevorzugten Bedingungen zu schaffen, anstatt nur die Bedingungen zu ertragen, die wir vorfinden. Wir müssen unsere Bewusstseinsebene anheben und damit unser Gewahrsein erhöhen. Dann sind wir in der Lage, Antworten zu finden, die nicht in früheren Datenabspeicherungen enthalten sind. So großartig wir sind, wir haben noch nicht annähernd unser Potenzial ausgeschöpft. Gott sagt in den Büchern von Neale Donald Walsch, dass nur vier Prozent der Menschheit erwacht sein müssen, um einen weltweiten Bewusstseinswandel hervorzurufen. Gehören Sie dazu?

Als ideale Vorbereitung der „großen Zeitenwende" bietet sich das authentische Reiki an, weil es unsere Schwingungsfrequenz erhöht, unsere Ausstrahlung (das, was wir als lebende Sender ausstrahlen) verbessert und besonders effektiv die körperliche Ebene transformiert. Reiki führt weg von der Illusion des Getrenntseins hin zur Vereinigung mit der Schöpfung. Wenn wir in Kontakt sind mit kosmischer Energie, existieren weder Getrenntsein noch Polarität. Reiki ist ein alter Initiationspfad und ein Energiesystem auf der Basis kosmischer Symbole und wurde gerade rechtzeitig wieder entdeckt.

Spirituelle Weiterentwicklung ist das Gebot der Stunde. Bewusstseinstransformation statt Selbstzerstörung ist die einzige Wahl. Der notwendige Wertewandel ist ein Weg der Schwingung. Für die Meisterung der großen Zeitenwende eignen sich alle Grade der A-Linie und auch die Lehrer-Grade IIIB-„light", IIIB, VB und VIIB. Es gibt bereits etliche Menschen, die die Lehrer-Grade als ihren Weg des persönlichen Wachstums absolvieren, sei es aufgrund der tief gehenden Einstimmungen, die sie empfangen haben, oder aufgrund der dauerhaft wirkenden Einstimmungen in die verschiedenen Grade, die sie sich selbst geben. Die Welt wartet auf Menschen, die ein Fels in der Brandung sind und für Wahrheit, Liebe und Heilung stehen. Gott sei Dank wächst in Zeiten der Krise die Sehnsucht nach Liebe, Geborgenheit und höherer Erkenntnis.

Die Energien der Zeitenwende um 2012 werden helfen, Lehren der Achtsamkeit allem Leben gegenüber, der energetischen und geistigen Reinigung und der Eigenverantwortung weiter verbreiten. Es steht allen Seelen offen, mithilfe dieser großen Zeitenwende Erleuchtung zu erlangen. „Denn siehe, das Reich Gottes ist mitten unter euch", sagte Jesus zu seinen Jüngern – und zu uns. Wir sind – wie es in der Offenbarung des Johannes heißt – eingeladen, „einen neuen Himmel und eine neue Erde" zu erschaffen. Der Himmel ist das innere Reich des Bewusstseins, die Erde die äußere Manifestation im Reich der Materie und Spiegelbild des Inneren. Die Sanftmütigen, die frei sind vom Ego, werden die Erde besitzen. Eine neue Spezies entsteht auf der Erde. Ein Mensch, der ein transformiertes Leben führt, ist ein Weltendiener.

Nachfolgend fasse ich Dinge zusammen, die in der Literatur über das Jahr 2012 beziehungsweise den 21. Dezember 2012 geschrieben stehen. An diesem Datum wird die Erde in das Zeichen des Wassermanns eintreten, und zum ersten Mal seit 12 920 Jahren wird sich die Erde in Richtung des Zentrums der Galaxie bewegen, anstatt vom Zentrum weg. Nach diesen 12 920 Jahren hat sich laut Maya-Kalender ein Zyklus der Zeit vollendet. Auch die Tibeter und Hindus wissen seit Urzeiten von Yugas, von Zeiträumen, deren unterschiedliche Qualitäten sich auf die ganze Menschheit auswirken. Die alten Zivilisationen waren sicher, dass auch wir uns verändern, wenn die Erdachse in ein neues Sternzeichen eintritt. Nach Erkenntnis der alten Weisen ändert sich dadurch alles.

Die Jahre bis 2012 sind demnach die wichtigste Zeit in der Geschichte der Menschheit. Das Erwachen ist nicht mehr der Luxus einzelner, sondern eine Notwendigkeit zum Fortbestehen der Spezies Mensch. Die Probleme, denen sich die Welt im Moment gegenüber sieht, sind spiritueller Natur und können nicht auf alte Weise – politisch, wirtschaftlich, militärisch – gelöst werden. Wir wissen, wie wir uns selbst zerstören können, aber noch wenig, wie wir uns retten können. In nächster Zeit werden viele gebraucht, die die Menschheit wachrütteln.

Wir sind aufgerufen zu erkennen, wer wir wirklich sind, nämlich die wahren Töchter und Söhne Gottes, des Bewusstseins, das alles Existierende geschaffen hat. Was können wir tun? Verlassen Sie Ihren Verstand und kehren Sie ins Herz zurück. In Ihrem Herzen gibt es einen Platz, an dem alles Wissen und alle Weisheit leben. Leben Sie Ihr Leben mit offenen Augen und offenem Herzen von dem Juwel (dem heiligen Raum) in Ihrem Herzen aus. Bedingungslose Liebe ist der Schlüssel.

Der viel beschriebene „Aufstieg in eine andere Dimension“ bedeutet nicht, dass wir die Erde verlassen, sondern bezeichnet einen Bewusstseinswandel, eine veränderte Art, die EINE Wirklichkeit wahrzunehmen und zu interpretieren. Die Mayas sprechen von dem Erwachen zu einer neuen Welt des Lichts und der Leichtigkeit. Die Wirklichkeit wird klar werden, sobald unsere Augen „zu Einem werden" und wir von der Dualität zum Einheitsbewusstsein übergehen.

Unsere Welt ist ein Traum. Ihr traumartiges Wesen wird immer offensichtlicher. Der Träumer steht kurz vor dem Erwachen und vor der Erkenntnis, dass er träumt. Der Traum des Lebens auf diesem Planeten kann jetzt verändert werden. Wir sollten die volle Verantwortung für unsere Gedanken, Gefühle und Handlungen übernehmen – und zwar jetzt. Was wir träumen, verwirklicht sich in dieser Welt. Die inneren Welten und die äußere Welt beginnen zu verschmelzen.

Es geht darum, nicht so sehr auf die Dunkelheit zu schauen, sondern unsere Aufmerksamkeit dem Licht zuzuwenden. In jedem von uns ist eine innere Führung von höchster Reinheit, die Stimme unseres Höheren Selbst. Das Leben mag uns wie eine geheimnisvolle Reise erscheinen, aber vom Herzen aus gelebt ist es ein Kinderspiel. Es geht darum, dass wir uns überall an unsere Verbindung mit allem Leben erinnern.

Die Zirbeldrüse ist der Schlüssel zum Dritten Auge. Das Dritte Auge ist das Bindeglied zwischen unserer Aura und dem heiligen Raum im Herzen. Wenn beide miteinander verbunden sind, erweitert sich der Mensch in die Göttlichkeit hinein. Es ist so einfach, ins Herz zurückzukehren, dass die meisten Leute es zuerst einmal schwierig finden.

Das, was gerade auf der Erde geschieht, betrifft das ganze Universum. Am 21. Dezember 2012 wird den Voraussagen nach die Energie des Weiblichen das Ruder übernehmen und die Menschheit zurück ins Licht führen. Die Menschen, die dann leben, werden mit einer neuen Art der Lebensführung anfangen, die von Liebe und Fürsorge geprägt ist: zu sich selbst, zu anderen Menschen, Tieren und Pflanzen und zur gesamten Erde. Liebe ist die Macht, die die Welt transformiert. Auf der Seelenebene ist die stattfindende Transformation Ihr Wunsch und Ihre Vision – sonst würden Sie nicht gerade jetzt leben und diese Zeilen lesen. Wäre es nicht so, könnte es nicht geschehen.

Das „Goldene Zeitalter" wird gekennzeichnet sein von Liebe, Harmonie, Reinheit und Schönheit des Geistes – das, was Sie in Ihrer wahren Essenz sind. Die Propheten aller Zeiten sagen, dass diese Welt der Liebe und des Friedens greifbar wird. Lassen Sie Ihr Herz erfüllt sein von Licht. Sie erleben gerade eine Reise in ein triumphales Abenteuer. Wir haben uns ganz bewusst in dieser ganz besonderen Zeit inkarniert, um dem „Goldenen Zeitalter" oder Wassermann-Zeitalter zum Durchbruch zu verhelfen.

6.

Beziehungen mit Reiki – Lust statt Frust durch Einheitserfahrung

Wenn du jemanden, der in den Raum des Jetzt tritt, als edlen Gast empfängst, wenn du jedem Menschen erlaubst, so zu sein, wie er ist, beginnt er sich zu verändern.
Eckart Tolle, *Stille spricht*

Unsere Beziehungen – egal, ob zwischen Mann und Frau, Eltern und Kindern, Schülern und Lehrern oder unter Arbeitskollegen – kranken daran, dass jeder sich mit seiner persönlichen Energie identifiziert, die naturgemäß begrenzt ist, und – unbewusst – versucht, dem anderen Energie abzuzapfen. Dass solche Beziehungen frustrierend sind, weil nie jemand „genug" vom anderen bekommt, liegt auf der Hand. Erst, wenn wir uns an die unerschöpfliche Quelle universeller Energie anschließen, sind wir in der Lage, Beziehungen aus einem Bewusstsein der Fülle und des Überflusses einzugehen und zu pflegen und nicht mehr aus der Illusion des Mangels. Das erreichen wir mit dem authentischen Reiki durch den Einstimmungs- oder Initiationsprozess, der damit verbunden ist.

Wirkliche Veränderung geschieht im Inneren. Wer in Kontakt mit seiner inneren Stille und Gegenwärtigkeit ist, berührt jeden, der ihm begegnet und verwandelt ihn durch den Frieden, den er ausstrahlt, ob er sich dessen bewusst ist oder nicht. Damit die Liebe sich in unseren Beziehungen entfalten kann, muss das Licht unserer Präsenz und unseres inneren Friedens stark genug erstrahlen.

Mit Reiki entwickeln wir wahre, bedingungslose Liebe, die weder Habenwollen noch Besitzansprüche kennt und auch nicht versucht, den Partner zu ändern. Was normalerweise „Liebe" genannt wird, ist eine Strategie des Ego, um wahre Hingabe zu vermeiden. Oft ist mit „Ich liebe dich" gemeint: „Ich will dich haben." Eine Weile funktioniert der

Trick, wenn aber wieder die alte Unzufriedenheit dominiert, zerplatzt die Illusion und aus Liebe wird manchmal Hass. Im Objekt unserer Liebe suchen wir immer uns selbst, das Bedingungslose, das wir in unserer Essenz sind. Die meisten Menschen suchen in Beziehungen körperliche Freuden oder Selbstbestätigung. Dieses Glück ist aber nie von Dauer. Romantische Liebesbeziehungen befreien Sie nur vorübergehend von dem tiefen Zustand der Angst, der Bedürftigkeit und des Mangels. Wahre Erfüllung hingegen ist Erlösung von allem Wollen, Besitzen, Brauchen und Festhalten. Neale Donald Walsch drückt es so aus: „Wenn menschliche Liebesbeziehungen scheitern, scheitern sie deshalb, weil sie aus den falschen Gründen eingegangen wurden."

Gesunde Eigenliebe ist auch die Grundlage für die Liebe zu anderen Wesen. Es ist vollkommen in Ordnung, sich um sich selbst zu kümmern! Wir müssen uns selbst erst als wertvoll begreifen, bevor wir jemanden anderen als wertvoll ansehen können. Mit Reiki entwickeln wir vom Herzchakra aus die Qualität von bedingungsloser, erwartungsfreier Liebe in uns, einer Liebe, die kein Gegenteil kennt und nichts mit dem Verstand zu tun hat. Wir werden zum stillen Beobachter unserer Gedanken und unseres Verhaltens. Wir hören auf, uns selbst und den anderen zu verurteilen. Das bringt uns in einen Raum jenseits des Ego. Erst wenn wir den anderen so annehmen, wie er ist, sind Veränderung und Transformation möglich. Dieses scheinbare Paradox kann unser Verstand nicht begreifen, dem es um Rechthaben, nicht aber um Lieben geht. Wir können wahre Liebe nie verlieren und sie kann uns nie verlassen. Alle Liebe ist die Liebe Gottes. Wahre Kommunikation ist Kommunion, die Verwirklichung von Einheit, und somit Liebe.

Wenn irgendeine Beziehung in einer Krise steckt, können Sie sich fragen: „Was würde die Liebe jetzt tun?" Diese Frage bringt Sie in einen Zustand jenseits von Rechthaben. Rechthaben basiert immer auf der Angst und dem Ego und bringt uns von der Liebe weg. Intimität hat mit der körperlichen Ebene und Sex wenig zu tun. Es ist die tiefe Verbindung zweier Seelen, die bereit sind, miteinander zu verschmelzen, eins zu werden. Diese beiden Seelen sind eine innere Verpflichtung eingegangen, immer für einander da zu sein, in guten wie in schweren Zeiten, bedingungslos – egal, was geschieht.

Mit Reiki erleben wir Folgendes: Auch wenn wir einmal nicht im Frieden sind, erschaffen wir einen stillen Raum, der unseren Nichtfrieden in Frieden verwandelt. Wir lieben uns dafür, gerade nicht liebevoll gewesen zu sein und finden so unseren Frieden wieder. Beziehungen sind nicht dazu da, uns glücklich zu machen. Ihre Aufgabe besteht darin, uns bewusst zu machen. Nur wenn wir das erkennen, können wir in einer Beziehung Erfüllung erfahren. Wenn wir uns über Negativität aufregen, werden wir Teil davon. Statt mit der Dunkelheit zu kämpfen, können wir mit Reiki Licht in die Situation bringen. Wenn wir allen Wesen erlauben, zu sein, wer sie sind, kann unser Partner nicht mit uns zusammen sein *und* unbewusst bleiben. Nur indem wir uns selbst und anderen Raum geben, kann wahre Liebe erblühen. Wer nur das Bild einer Person liebt, die diese sein wird, wenn wir sie erfolgreich manipuliert haben, liebt nicht wirklich. Wahre Liebe verlangt nichts.

William James hat einmal gesagt: „Die Kunst der Weisheit besteht darin, zu wissen, was man übersehen muss." Vielleicht hofft gerade jemand in Ihrem Leben darauf, dass Sie seine Fehler, seine Schwächen oder seine jüngsten Verfehlungen einfach übersehen. Haben Sie die innere Größe, das zu tun? Streitigkeiten sind Energieverschwendung. Es ist auch nicht nötig, anderen ständig ihre Fehler vorzuhalten. Charles Buxton riet: „Schneide nie mit dem Messer, was du mit dem Löffel durchtrennen kannst." Es gibt sehr wenige gute Gründe, jemanden massiv zu kritisieren. Dazu Neale Donald Walsch: „Ständige kritische Kommentare mit übertriebener Schärfe können das Selbstbewusstsein eines geliebten Menschen tief untergraben – und ist das nicht das Letzte, was du willst?" Wer sich mit den Seelen anderer tief verbindet, dem werden ihre Absichten klar. Wer sich so verhält, als wären wir von nichts und niemandem getrennt, kann sofort seine Welt heilen. Natürlich sollen wir unsere Wahrheit äußern. Aber sie kann auch verletzen. Während Sie jemandem Ihre Wahrheit mitteilen, sollten Sie sich in die andere Person versetzen. Es sollte Ihnen wichtig sein, wie es sich für jemanden anfühlt, während Sie diese Wahrheit mitteilen. Durch diese friedliche Haltung mildern Sie Ihre Worte.

Mit Reiki lernen wir, unsere Gefühle auszudrücken, ohne den anderen anzuklagen. Wer in einer Beziehung gegenwärtig und annehmend bleibt, baut ein Energiefeld von hoher Schwingung auf, in dem Konflikt und Illusion nicht überleben können. Wahre Beziehungen werden erst möglich, wenn ein Bewusstsein erreicht wird, in dem wir unsere eigene göttliche Realität und die des anderen spüren und widerspiegeln. Wenn wir uns beleidigt oder gekränkt fühlen, sollten wir uns vergegenwärtigen, dass unsere göttliche Natur unangreifbar ist und gar nicht gekränkt werden kann. Nur unser Ego kann sich gekränkt fühlen.

Kränkungen können wir mit dieser Einsicht leichter loslassen. Toleranz, die Bereitschaft zu vergeben und Liebe sind die Lösung. Rechthaben bringt uns nicht weiter. Neale Donald Walsch sagt: „Negative Gefühle sind gar keine wahren Gefühle. Tatsächlich sind sie die Gedanken, die du über etwas hast, und die immer auf früheren Erfahrungen von dir oder anderen beruhen."

Der beste Weg, Schmerz zu vermeiden, besteht darin, die eigene Sichtweise in Bezug auf Erfahrungen und Ereignisse zu verändern. Wertvolle Anregungen zu diesem Thema bietet das Buch *Wenn alles sich verändert, verändere alles* von Neale Donald Walsch.

Liebe, und es ist egal, was du tust. Wer Liebe erfahren möchte, schenke einfach selbst Liebe. Nach Neale Donald Walsch sind Freude, Wahrheit und Liebe austauschbar, und eines führt immer zum anderen. Wenn Sie heute jemanden verletzt oder ignoriert haben, bringen Sie das so schnell wie möglich in Ordnung. Wer etwas rechtzeitig repariert, muss nichts neu aufbauen. Wer selbst erfolgreich sein will, hilft anderen zum Erfolg. Es gibt sicherlich jeden Tag jemanden in Ihrem Leben, der Ihre Hilfe und Unterstützung braucht. Wir sind dazu da, eine Quelle für alle zu sein, die Freude erfahren wollen und als ein Licht für andere zu leuchten, die gerade im Dunkeln herumirren.

Mit Reiki Beziehungen heilen

Am besten ist es, sich jeden Tag eine Ganzbehandlung zu geben mit längerer Verweildauer auf den beiden Herzpositionen und den drei Solarplexus-Positionen. Wir aktivieren damit bedingungslose Liebe vom Herzchakra aus und entspannen das Sonnengeflecht, unser Kraftzentrum, über das wir oft unbewusst versuchen, andere zu manipulieren oder zu kontrollieren. Durch die Aktivierung bedingungsloser Liebe fördern wir auch unser Selbstwertgefühl. Mit Menschen, mit denen wir gerade Probleme haben, können wir in unserer Vorstellung die Shanti-Übung machen. Ab dem II. Grad können wir diesen Personen Fernbehandlungen und Einstimmungen schicken. Nach einer Weile erleben wir, dass wir auch etwas Liebenswertes in dieser Person sehen können. Gott liebt uns bedingungslos und lädt uns ein, dasselbe mit uns selbst und unseren Mitmenschen zu tun.

7.

Vom Job zur Berufung – wie verhindere ich einen Burnout?

Gesegnet ist der, der die ihm zugeteilte Aufgabe gefunden hat. Für ihn gibt es keine größere Gnade.
Thomas Carlyle

Im „Hamburger Abendblatt" stand in einem Artikel: „Nur 21 Prozent der Deutschen sind mit ihrem Beruf völlig zufrieden. 51 Prozent würden sich rückblickend für einen anderen Beruf entscheiden." Das ergab eine Internet-Umfrage. Dieses Ergebnis ist sehr traurig. Denn wie gesagt: Wer seinen Beruf liebt, braucht nie wieder arbeiten! Erst wenn wir mit Liebe dabei sind, erleben wir Erfüllung. Wer acht Stunden lang eine Tätigkeit ausübt, die ihn nicht interessiert, ihn langweilt oder ihn sogar stresst, kann dies kaum mit Reiki kompensieren. Das Gehalt, das er für diese ungeliebte Arbeit bekommt, ist nur Schmerzensgeld.

Les Brown sagte einmal: „Du musst eine Verpflichtung eingehen, und wenn du dich verpflichtet hast, wird das Leben dir einige Antworten geben." Es gibt viele spannende Sachen im Leben, die darauf warten, verwirklicht zu werden. Es geht darum, auch im Beruf vollkommen das und der zu sein, der man ist. Wer dauernd Kompromisse eingeht, wird seinen Lebensunterhalt nicht mit dem verdienen, was er liebt. Neale Donald Walsch betont: „Wenn das, was du tust, dich in deinem tiefsten Inneren nicht begeistert, hör sofort damit auf. Dein Lebenswerk ist eine Aussage darüber, WER DU BIST. Wenn dem nicht so ist, warum engagierst du dich dann dafür? Wie kannst du nur einen einzigen Moment damit verschwenden, dir deinen Lebensunterhalt mit einer Arbeit zu verdienen, die du nicht magst? Was für eine Art Leben ist das? Das ist kein Leben, das ist ein Sterben! Leg los und tu das, was du wirklich liebst! TU NICHTS ANDERES!"

Dies sind drastische Worte, die aber von der modernen Gehirnforschung bestätigt werden. Dazu der Göttinger Neurobiologe Professor Gerald Hüther: „Wenn etwas keinen Spaß macht, lernt man auch nichts dabei. Begeistern kann man sich nur für etwas, was einem wichtig ist. Wer seinen Job nur macht, um Geld zu verdienen, hat ein Problem." Es gibt Betriebe, die ihre Mitarbeiter nur als Ressourcen benutzen, sie wie Zitronen auspressen und entlassen, wenn sie keinen „Saft mehr geben". Für einen Job in einem solchen Betrieb lässt es sich schwer begeistern. Solche Firmen werden langfristig nicht überleben. Wichtig ist es, einen Beruf zu finden, der zu uns und zu unseren Talenten passt. Ein Beruf, in dem wir unsere Potenziale entfalten können und zu etwas beitragen, was uns wichtig ist. Und der uns nicht unter-, aber auch nicht überfordert und in dem wir uns zu 100 Prozent engagieren. Denn: Das, was wir energetisch investieren, kommt nach dem kosmischen Gesetz der Resonanz zu uns zurück!

Das scheinbare Paradox: Wenn wir eine Tätigkeit ausüben nur für Geld, werden wir auf diesem Gebiet nie wirklich erfolgreich sein. Wenn wir unsere Arbeit so lieben, dass wir im „Flow" sind, dann ist der Erfolg und damit auch die finanzielle Gratifikation gar nicht zu vermeiden. Begeisterung ist das A und O. „Enthusiasmus" heißt: von göttlicher Energie beseelt sein. Gefühle sind die Sprache der Seele. Wer seine Gefühle ehrt, ehrt sein Selbst. „Wenn es dich in deinem tiefsten Innern nicht begeistert, hör sofort damit auf. Begeisterung oder ihr Fehlen entscheidet darüber, wie erfolgreich ein Vorhaben ist", so Neale Donald Walsch.

Wenn dich etwas im tiefsten Herzen begeistert, demonstriere das in allem, was du sagst oder tust.

Mit Reiki den idealen Beruf finden

„Ein Beruf ohne Engagement und ohne Spaß ist wie ein vergeudetes Leben", sagte Inge Meysel, die berühmte Volksschauspielerin. Die Kabarettistin Lisa Fitz meinte: „Ich möchte mir am Ende meines Lebens nicht sagen müssen: Alle, alle waren sie mit meinem Leben zufrieden – nur ich nicht." Durch das authentische Reiki kommen wir mehr in

Kontakt mit unseren wirklichen Bedürfnissen und damit auch mit unseren Talenten. Wir sollten einen Beruf aus dem machen, was wir am liebsten tun. Zusätzlich können wir die Möglichkeiten des II. Grades nutzen, um den idealen Beruf zu finden. Wir geben dem Thema „Mein idealer Beruf" eine Fernbehandlung und lassen dann das Höhere Selbst für uns arbeiten. Wer den III. Grad hat, kann auch auf dieses Thema Einstimmungen geben. Sehr wirksam sind auch die Einstimmungen in den I. und II. Grad. Diese können ab dem Grad IIIB-"light" gegeben werden.

Immer mehr Menschen entscheiden sich, Reiki-Lehrer zu werden, denn die Probleme, denen sich die Welt heute gegenübersieht, können – wie gesagt – nicht durch herkömmliche Mittel gelöst werden, weil es sich um ein spirituelles Problem handelt. Ein weltweiter Bewusstseinswandel ist notwendig. Wir wissen, wie wir uns selbst und die Erde zerstören können, aber wir wissen nicht, wie wir uns selbst retten können. Unsere Zukunft hängt davon ab, was die Menschen über sich, Gott und das Leben denken. Um Frieden zu erschaffen, muss man Frieden sein. Für viele gibt es in dieser besonderen Zeit nichts Sinnvolleres, als in der „großen Zeitenwende" effektive Lichtarbeiter auszubilden für die notwendige Transformation des Bewusstseins auf diesem Planeten.

Viele Erfahrungsberichte zeigen, wie Menschen ihr Verhältnis zu ihren Arbeitskollegen, Kunden oder Chefs mit Hilfe des authentischen Reiki transformieren konnten und damit wieder Freude an ihrem Beruf gewannen. Sie belegen auch, wie durch Fernbehandlungen, Einstimmungen und Symbolarbeit Menschen in sozialen Berufen, die schon vor einem Burnout standen oder einen solchen sogar schon erlitten hatten, ihren ursprünglich gewählten Beruf wieder mit Energie, Tatendrang und Befriedigung ausüben können.

Wir schließen uns mit dem authentischen Reiki an die unerschöpfliche Quelle universeller Energie an. Je mehr wir damit arbeiten, desto mehr fließt nach. Diese Energie ist die Rettung für alle privaten und beruflichen Probleme. Mit dieser Energie avancieren wir vom Mangel- ins Füllebewusstsein.

Burnout, ein Problem unserer Zeit

Zunehmend habe ich auch jüngere Seminarteilnehmer (manchmal unter 40 Jahren), die schon völlig „ausgebrannt" sind und über das Burnout-Syndrom berichten. Da ist beispielsweise eine 50-jährige Waldorflehrerin, die eine 7. Klasse mit 36 Schülern unterrichtet. Oder ein 42-jähriger Yogalehrer, der in Berlin eine Yogaschule mit Kindertagesstätte aufgebaut hat. Immer mehr Menschen fühlen sich erschöpft und ausgelaugt. Mittlerweile gibt es rund 400 Bücher zum Thema „Burnout", und in den Medien wird auch viel darüber berichtet. Wer das Stichwort „Burnout" in eine Suchmaschine im Internet eingibt, hat die Qual der Wahl zwischen rund 15 Millionen (!) Artikeln. Burnout bezeichnet einen Zustand deutlicher physischer, psychischer und oder emotionaler Erschöpfung über einen längeren Zeitraum hinweg. Es können vielerlei körperliche Symptome auftreten, und es gibt eine Verbindung zur Depression.

Wo liegen die Ursachen? Typische Betroffene sind Angehörige sogenannter „helfender Berufe" wie Krankenschwestern oder Lehrer. Es ist aber niemand davor gefeit. Oft ist es nicht nur die Menge der Arbeit, sondern die Art der Arbeit, die krank macht. Hinzu kommen mangelnde Anerkennung durch andere und fehlende Gestaltungsmöglichkeiten. Wer seine Bedürfnisse außer Acht lässt und sich für andere „aufopfert", wie viele Frauen es tun, ist stark gefährdet. Wer sich oft schnell erschöpft fühlt, auch tagsüber oft müde ist, sich leicht gereizt fühlt, Schlafstörungen hat, öfter unter Kopf- oder Rückenschmerzen leidet, einen geringen Appetit hat oder eine innere Leere spürt, hat wahrscheinlich ein Burnout. Auch Antriebslosigkeit, Zeitnot, Vernachlässigung von Freundschaften, Stress in der Familie und der Konsum von Genussmitteln wie Kaffee oder Alkohol können auf ein Burnout hinweisen.

Das Gleichgewicht zwischen „Belastungen" und „Ressourcen" ist beim Burnout in Richtung „Belastungen" verschoben. Zuerst einmal sollten wir abklären, ob ein Nährstoffmangel wie zum Beispiel Eisenmangel vorliegt oder ob wir eine Unter- oder Überfunktion der Schilddrüse haben. Scheiden diese möglichen Ursachen aus, sollten wir uns täglich intensiv mit Reiki unterstützen. Wir laden uns durch tägliche Ganzbehandlungen, Energieausrichtungen oder Einstimmungen mit universeller Energie auf. Indem unsere Ausstrahlung wächst, lassen wir uns durch Negativität nicht mehr so leicht herunterziehen. Wir lernen gesunde Eigenliebe und damit auch die Fähigkeit, einmal „nein" zu sagen. Indem wir unserem Chef oder mobbenden Arbeitskollegen Lichtenergie schicken oder sie einstimmen, können wir belastende Situationen transformieren. Durch wachsendes Selbstwertgefühl signalisieren wir anderen, dass sie uns nicht (mehr) „durch die Gegend schubsen" können. Durch Reiki werden wir gelassener und verändern eine überkritische Haltung uns selbst und anderen gegenüber. Wir lassen überzogene Erwartungen los. Dadurch, dass wir mehr Zufriedenheit und Selbstwertschätzung gewinnen, werden wir unabhängiger von dem Lob unserer Vorgesetzten und Angehörigen. Entscheidend ist nicht die Situation, sondern wie wir sie erleben. Volker Schmiedel schreibt in seinem empfehlenswerten Buch *Burnout*: „Nicht die Arbeitsmenge zählt, sondern die Gefühlslage, in der man seine Arbeit tut beziehungsweise seine Zeit verbringt."

Bei bestehendem oder drohendem Burnout werden Ausdauersportarten mindestens drei Mal die Woche, eine nährstoffreiche Vollwerternährung und Entspannungstherapien wie das authentische Reiki empfohlen. Mit Reiki sorgen wir für Tiefenentspannung, Stressabbau und optimale Regeneration. Außerdem überprüfen wir unsere Einstellungen und ändern sie zum Positiven, indem wir mehr in Kontakt mit unseren wirklichen Bedürfnissen kommen. Exzessiver Kaffeekonsum, Rauchen oder Aufputschmittel sind kontraproduktiv, weil sie nur noch die letzten Reserven mobilisieren.

Mit Reiki verlieren wir unseren Drang zum Perfektionismus, falls wir einen solchen haben. Wir erkennen, dass wir Menschen sind und finden für uns und andere zurück zum menschlichen Maß. Und wir akzeptieren, dass wir als Mensch auch Schwächen haben und Fehler machen dürfen, ebenso wie auch unsere Mitmenschen oder Familienmitglieder. Wir werden selbstfürsorglich, das heißt wir kümmern uns gut um uns selbst, kennen unsere Belastungsgrenzen und kommunizieren sie unseren Chefs und Kollegen gegenüber. Eigenlob stinkt nicht und das schenken wir uns immer mehr. Wir lernen, nicht für alles verantwortlich zu sein und Aufgaben zu delegieren.

Mit Reiki erfahren wir, ob „wir ein totes Pferd reiten" und absteigen sollten, wie es die Dakota-Indianer formulieren. Ein „totes Pferd" kann ein frustrierendes berufliches Projekt oder eine private Beziehung sein. Mit Reiki bekommen wir Klarheit, ob etwas noch „lebendig" ist und Potenzial hat oder bereits „tot" ist. Dann nützen auch keine Wiederbelebungsversuche. Manchmal muss man Altes loslassen, um sich Neuem zuwenden zu können. Dass Reiki helfen kann, Burnout zu vermeiden und Erfüllung im Beruf zu finden, zeigen zahlreiche Erfahrungen.

8.

Eine Stiftung für Tiere – den Tieren eine Stimme geben

Alles Lebendige – Tiere wie Pflanzen –
ist in einem äußerst wohl bedachten ökologischen
Gleichgewicht miteinander verbunden. Der Mensch
hat in dieser Kette der Erneuerung eine wichtige Rolle zu spielen.
R. Buckminster Fuller

Tiere sind unsere jüngeren Seelengeschwister. In meinem Buch *Warum Bio?*, das es nur noch antiquarisch gibt, habe ich ein ausführliches Kapitel über Massentierhaltung geschrieben. Es ist unfassbar für einen sensiblen und mitfühlenden Menschen, was auf diesem Gebiet geschieht. Viele Tiere sehen die einzigen Sonnenstrahlen auf dem Weg vom Stall zum Hänger, der sie zum Schlachthof bringt. Weiter werden Millionen von Versuchstieren für medizinische oder kosmetische Produkte gequält, obwohl die Ergebnisse von Tierversuchen nicht auf den Menschen übertragbar sind. Das haben zahlreiche Pharmaskandale, zum Beispiel der Contergan-Fall, schmerzlich ins Bewusstsein gerückt.

Wer Fleisch oder Produkte vom Tier sowie Milchprodukte verzehrt, den bitte ich inständig, darauf zu achten, dass diese Tiere wenigstens ein schönes Leben hatten. Besonders artgerecht werden Tiere auf Demeter-Höfen gehalten, die den biologisch-dynamischen Landbau nach Rudolf Steiner praktizieren. Es gibt Demeter-Produkte auch im Versand (siehe Adressteil dieses Buches).

Mein Lehrerkollege Dr. Willy Fraefel engagierte sich jahrzehntelang im schweizerischen Blindenführhundewesen und hielt viele Hunde als Haustiere, denn schon immer waren ihm Tiere und ihre „Rechte" eine Herzensangelegenheit. Mittlerweile hat er sich auch als Tierkommunikator ausbilden lassen. Um den Tieren eine Stimme zu geben, gründete er zusammem mit seiner Ehefrau Doris Fraefel-Studer, ebenfalls Reiki-Lehrerin, die Stiftung „Die Stimme des Tieres", die als gemeinnützig anerkannt ist.

Vielleicht wissen Sie, dass in der Schweiz, im Gegensatz zur EU, Legebatterien für Hühner – die sogenannte „KZ-Haltung" – verboten sind. Vielleicht haben Sie auch davon gehört, dass Tiere, die natürlicherweise in Gesellschaft oder Herden leben, wie Kaninchen, Meerschweinchen, Pferde und Kühe, in der Schweiz nicht mehr allein gehalten werden dürfen. Sie werden also, wenn Sie durch die Schweiz fahren, nie irgendwo ein einzelnes Pferd auf der Weide sehen.

Dass in der Schweiz Tiere nicht mehr als Sachen, sondern als Lebewesen mit eigenen Rechten gelten, hat diese Stiftung ermöglicht. Nachfolgend möchte ich Dr. Willy Fraefel zu Wort kommen und die Ziele seiner Stiftung „Die Stimme des Tieres" formulieren lassen. Das Ehepaar Fraefel hat von der ersten Stunde an bis jetzt jeden Schritt der Stiftung mit Reiki eingeleitet und unterstützt weiterhin das ganze Thema regelmäßig mit Reiki: „Wir, Doris und Willy Fraefel, haben uns entschlossen, den Tieren ‚eine Stimme zu geben', weil wir überzeugt sind, dass es sich unsere Gesellschaft nicht mehr länger leisten kann, unsere Tiere nur zu ‚brauchen' und leider oft zu ‚missbrauchen'. Tiere haben uns sehr viel zu geben: ihre Liebe, ihre Fürsorge und auch ihr Wissen und ihre Weisheit. All dies erfahren unsere Führhundehalter und Führhundeausbilder sowie alle, die Tiergefährten haben, seit langer Zeit.

Das Wissen und die Weisheit der Tiere können wir Menschen nutzen, und zwar zum Wohle von uns allen und auch zum Wohle der Tiere. Uns sind diese Gaben und Begabungen der Tiere und deren Nutzung in unserer und für unsere Gesellschaft so wichtig, dass wir aus eigenen Mitteln eine Stiftung ‚Die Stimme des Tieres' gegründet haben. Diese Stiftung will Tiere direkt befragen, deren Meinung erfahren und publik machen.

Für Konfliktfälle bietet die Stiftung eine Kommunikations-, Mediations- und Rechtsvertretungsversicherung an. Die Stiftung vertritt das Tier direkt und nicht dessen Halter oder Halterin. Zuerst wird (mit Zustimmung des Halters) das Tier selbst gefragt, was es zu einem Thema oder Problem zu berichten hat. Dann folgt die Mediation und, wenn es nötig ist, vertritt ein geschulter Anwalt das Tier im Auftrag der Stiftung, entweder selbstständig oder an der Seite des Halters oder – in Ausnahmefällen, wenn die Mediation erfolglos war – auch gegen den Halter.

Unsere Kompetenz teilen wir mit Tierfreunden und Fachleuten. Sie leitet sich ab aus jahrzehntelanger Erfahrung im Umgang mit Blindenführhundefachleuten (Walter Rupp, Hansjörg Adler und andere) und Sehbehinderten mit ihren Führhunden sowie aus unserer entsprechenden Ausbildung und Praxis als Anwälte und Tierkommunikatoren. Zusätzlich profitieren wir vom jahrzehntelangen Zusammenleben mit unseren eigenen Hunden und weiteren Tieren, durch die wir viel gelernt und erfahren haben. Es war stets zum Wohle unserer Gemeinschaft.

Wir sind von unserem Engagement überzeugt und allen dankbar, die unsere ‚verrückte Idee' und deren Umsetzung ideell und finanziell unterstützen. Im paritätischen Stiftungsrat arbeiten und entscheiden Tierfreunde mit Erfahrung mit. Die Stiftung ist im Handelsregister eingetragen und steht unter Aufsicht des Bundes."

Das Ehepaar Fraefel beschreibt das besondere Anliegen dieser Stiftung, die in meinen Augen gerade für Reiki-Praktizierende ideal ist, um ihre Liebe zu Tieren in Form einer ideellen oder/und materiellen Unterstützung dieser Idee zu manifestieren. Unsere Tiergeschwister warten darauf, von uns auf dem Weg ins Licht mitgenommen zu werden. Sie können dabei in vielem unsere Lehrer sein. Welch ein Geschenk für Menschen auf dem spirituellen Weg, dass es diese Institution jenseits der Polarität gibt, gegründet von Menschen, die sich einfach berufen fühlen, zu diesem Thema „den Himmel auf die Erde zu bringen" und dabei vom Kosmos tatkräftig unterstützt wurden und werden.

Das Ehepaar Fraefel schreibt zu dem Thema, dass es mit Reiki keine Grenzen gibt: „Der Stiftungszweck ist so weit gefasst, dass er an sich nach schweizerischem Recht keine Chance gehabt hätte, von den Bundesbehörden in Bern (Stiftungsaufsicht) bewilligt zu werden. Er wurde aber nach langem Zögern vorbehaltlos und ohne Änderungsaufforderungen genehmigt. Das gleiche gilt für den Eintrag ins schweizerische Handelsregister. Auch dort ‚verstößt' der Umfang des Zweckes gegen geltendes Recht. Trotzdem wurde der Eintrag ohne jede Änderung bewilligt. Und schließlich erhielt die Stiftung Steuerbefreiung mit der Möglichkeit des Spendenabzuges – diese Regelung gab es das erste Mal für eine gemeinnützige Stiftung, die ausschließlich Tieren zugute kommt.

All das, was schon fast an ein Wunder grenzt, wurde durch das Reiki, wie wir es vermitteln, ermöglicht. Nun sind wir bei der Umsetzung des Stiftungszweckes: Die Stiftung will den Tieren selbst, und später auch den Pflanzen und Mineralien, eine Stimme geben. Die Tiere sollen als gleichwertige Partner in unserer Gesellschaft anerkannt werden und zwar mit allen Rechten und Chancen, die auch uns Menschen zustehen. Dazu gehört unter anderem die Möglichkeit, seine Meinung frei äußern zu dürfen.

Wir nehmen dabei mit Hilfe von Reiki (den Symbolen des II. Grades) direkten Kontakt mit dem Tier auf und fragen es, was es zu einer bestimmten Situation zu äußern hat. Diese Äußerung des Tieres kommunizieren wir dann den Menschen und, sofern nötig, auch den Richtern.

Jedes Tier hat, wie jeder Mensch auch, eine ganz bestimmte Fähigkeit und Anlage – etwas, was das beseelte Wesen in dieser Inkarnation hier und jetzt umsetzen will. Mit Hilfe der Tierkommunikation und des authentischen Reiki erfahren wir, welches die spezifische Aufgabe des Tieres ist. So gibt es beispielsweise Hunde, die Blindenführhunde werden wollen. Andere wollen Begleithund oder Suchhund werden. Wieder andere übernehmen gern Schutzfunktionen und so weiter. Es gibt auch Heilertiere, die andere Tiere, Menschen und auch Situationen heilen können. Und das ist nicht eine Frage primär der Rasse, sondern des individuellen Tieres.

Unsere beiden eigenen Hunde, Luna und insbesondere Mali, unterstützen uns beim Aufbau der Stiftung und bei der Umsetzung des Stiftungszweckes und machen ‚Druck' auf uns, dass wir das Werk fortsetzen und ausbauen. Inzwischen haben wir, auch dank Reiki, herausgefunden, wieso gerade wir diese Stiftung gründen und den Stiftungszweck umsetzen sollen. Wir wurden darauf über mehrere Inkarnationen vorbereitet, und als wir in dieser Inkarnation so weit waren, kamen auch die Hunde und ermunterten uns zur Stiftungsgründung. So hilft das authentische Reiki jedem Wesen, seinen Lebensplan zu finden und umzusetzen.

Anschließend noch ein paar Sätze zum Thema Reiki für Tiere. Alle Tiere – von der Katze und dem Hund bis zu Ratte, Meerschweinchen,

Pferd, Esel, aber auch Tiger, Elefant und Krokodil – lieben Reiki. Wir sollten den Tieren aber niemals Reiki aufdrängen, sondern ihre Persönlichkeit achten. Von uns Reiki-Gebenden ist es stets nur ein Angebot, uns auf dem Strahl der reinen Liebe auszutauschen. Manchmal müssen Wesen noch andere Erfahrungen machen, bevor sie sich wieder in den Kern ihres Wesens zurückbegeben. Das ist in Ordnung so. Wichtig für uns ist, dass wir als Reiki-Praktizierende unsere Liebe ausstrahlen. Wir ziehen damit automatisch die Liebesbedürftigen und die an, die ebenfalls die reine Liebe praktizieren.

Wir benutzen das authentische Reiki – die Symbole des II. Grades –, um mit einem bestimmten Tier oder einer konkreten Tiergruppe Kontakt aufzunehmen. Die kontaktierten Tiere spüren sofort, dass wir auf dem Weg der Liebe (authentisches Reiki) zu ihnen kommen. So geben sie uns sofort Liebe zurück und sind bereit, über das Band der Liebe mit uns zu kommunizieren und uns das mitzuteilen, was wir wissen möchten.

Unser Leben ist bereichert durch Reiki, ebenso das aller Wesen, denen wir Reikie-Energie senden. Eine „Manipulation" ist ausgeschlossen. Wir spüren, dass alle Wesen in ihrem Kern Liebe sind. Und wenn wir mit ihnen über den Kern Kontakt aufnehmen, wie das bei Reiki automatisch geschieht, fallen alle Hindernisse und Schranken weg. Und wir können uns auf dieser ‚Liebesschiene' austauschen."

9.

Leben im Einklang mit der Natur – ein Modell-Nutzgarten für Menschen und Pflanzen

Permakultur ist ein Tanz mit der Natur,
bei der die Natur führt.
Bill Mollison, Begründer der Permakultur

Ich habe seit mehr als zehn Jahren einen Schrebergarten am Hamburger Volkspark. Was ich beobachte: die meisten Kleingärtner gärtnern nicht biologisch, sondern mit Kunstdünger, Pestiziden und, wenn keiner schaut, sogar mit Herbiziden, chemischen Unkrautvernichtern. Kleingärtner benutzen pro Quadratmeter im Durchschnitt doppelt so viel Agrarchemie wie konventionelle Bauern.

„Biologisch gärtnern" ist aber viel mehr als das Weglassen von Giften, sondern erfordert ein neues biologisches Denken und Fühlen. Wir düngen zum Beispiel nicht mehr die einzelne Pflanze, sondern füttern die Bodenlebewesen. Die Pflanze kann sich dann an den Ausscheidungen der kleinen Bodenorganismen wie an einem Brunch-Buffet bedienen und sich die optimalen Nährstoffe selbst aussuchen. Die Firma *Oscorna* vertreibt solche „Düngemittel". Sie sind in jedem Gartencenter zu finden.

Es ist magisch: Nur 50 Meter von meinen Kleingarten entfernt entsteht ein Modellgarten für Gärtnern im Einklang mit der Natur. Früher haben die Schulklassen im „Schulgarten" gelernt, eigenes Obst und Gemüse anzubauen. Diese Idee wird jetzt wiederbelebt und das Projekt soll bundesweit Schule machen. Die Leitung hat Edouard van Diem. Er ist Permakulturmeister und Vorsitzender des „Tutenberg Institutes für Umweltgestaltung e.V." Edouard van Diem ist auch Imker. Seit mehr als zehn Jahren engagiert er sich in der Umweltbildung auch in Schulgärten für ein partnerschaftliches Miteinander von Mensch und Natur, unserer Mitwelt.

Permakultur wurde von dem Australier Bill Mollison begründet, der für dieses Konzept 1981 den Alternativen Nobelpreis erhielt.

In Millionen von Jahren hat die Natur Muster und Prinzipien entwickelt, die das System als Ganzes immer wieder erneuern und regulieren und damit die sich immer neu gestaltenden Ausdrucksweisen des Lebens erschaffen. Hier setzt die Permakultur an.

Permakultur, abgeleitet von *permanent agriculture*, ist der Oberbegriff für die Entwicklung und Anwendung von ethischen Leitsätzen und Prinzipien zur Planung, Gestaltung und Erhaltung zukunftsfähiger Lebensräume. Permakultur ist ein Konzept, das auf der Nachahmung natürlicher Kreisläufe beruht. Es wird versucht, Ressourcen optimal zu nutzen und dauerhafte ökologische Kreisläufe zu schaffen, die sich selbst aufrechterhalten. Schwerpunkte bilden dabei Nahrungsproduktion, Energieversorgung und Landschaftsplanung sowie die Gestaltung sozialer (Infra-)Strukturen. Es herrscht das Prinzip Urwald: Alle Lebewesen leben in Symbiose zusammen und tragen ihren – wertvollen – Teil zum Ganzen bei. Kein Flecken Erde bleibt nackt, die Pflanzen und Tiere „wohnen“ wie im Urwald in mehreren Etagen.

Der Grundgedanke ist ein Wirtschaften mit erneuerbaren Energien und naturnahen Stoffkreisläufen im Sinne einer ökologisch, ökonomisch und sozial nachhaltigen Nutzung aller Ressourcen. In der Permakultur wird nach den ethischen Grundprinzipien „Sorge für die Natur“, „Sorge für den Menschen“ und „gerechtes Teilen“ entworfen.

Edouard van Diem: „Leben im Einklang mit der Natur ist ein inniger Wunsch vieler Menschen der heutigen Zeit. Auf der geistigen Ebene stimmen wir uns auf den Kosmos, auf Gott, auf die universelle Lebensenergie ein. Im Wechselspiel mit der physischen Welt können wir Permakultur nutzen, um uns miteinander und mit den Kreaturen um uns herum zu verbinden. Damit machen wir uns selbst zu einem lebendigen und konstruktiven Element in der Natur und dienen unserem Planeten.“ Seine Erfahrung: „Projekte mit den richtigen ethischen Grundgedanken werden energetisch getragen, unterstützt und beflügelt!“ Übrigens haben alle seine Bienenvölker den strengen Winter 2009/2010 überlebt. Edouard van Diem speist sie zum Beispiel im Winter nicht nur mit Zuckerwasser ab, sondern lässt ihnen auch einen Teil ihres Honigs. Honig stärkt das Immunsystem nicht nur bei Menschen, sondern auch bei Bienen.

In der Geschichte der letzten 150 Jahre haben die Menschen über die zunehmende Industrialisierung ihre Verbindung zu den direkten Quellen des Lebens, zum Wesen ihrer Existenz und den sie umgebenden Schätzen der Natur verloren. Mit schweren und immer schwereren Maschinen reißen sie den Boden auf, verdichten ihn und beuten ihn aus. Mit den „Segnungen“ der chemischen Industrie wurde in die sensiblen systemischen Wechselspiele der Natur eingegriffen.

Edouard van Diem: „Erst haben wir den Boden mit Chemikalien getränkt, um unsere Pflanzen zwangsweise zu ernähren, dann neue Gifte ersonnen, um die geschwächten Pflanzen von ‚Schädlingen‘ zu befreien.“ Von zwangsernährten und halbgesunden Pflanzen, die am Tropf der Chemie hängen, kann der Mensch keine strahlende Gesundheit, sondern bestenfalls eine „Halbgesundheit“ erwarten.

Der neu entstandene, als gemeinnützig anerkannte Verein „Tutenberg Institut für Umweltgestaltung e.V.“ im öffentlichen Hamburger Volkspark, dem größten Waldpark Deutschlands, entwickelt deshalb eine modellhafte, zukunftsfähige Form des Gärtnerns, des Naturerlebens und der Grundversorgung des Menschen mit Nahrung und Lebensraum in der Stadt. Edouard van Diem: „Ziel ist die Modellprojektentwicklung eines Ortes, an dem Menschen über die Begegnung mit der Natur erfahren, wie frisches Gemüse, Selbstversorgung, Gärtnern und Gemeinschaft zu einem harmonischen, befriedigenden und sinnvollen Leben führen können. Wir legen einen essbaren Wald, Gemeinschaftsbeete und Kompostsysteme an, schaffen Räume aus lebendigen Materialien und eine Gemeinschaft mit Menschen vor Ort.“ Jeder kann sich am Projekt beteiligen oder die gesammelten Ideen in seinen Wohnort einbringen. Das Projekt soll auch auf andere Städte und Bundesländer ausstrahlen (siehe Informationen im Anhang).

10.

Wahre Heilung ist ein Nach-Hause-Kommen

Jeder Mensch, ob bewusst oder unbewusst, ist auf der Suche nach dem Sinn seines Lebens. Erst wer die gesamte Verantwortung für sein Leben übernimmt – für alles, was er erlebt – entdeckt die Bedeutung seines Lebens. Dadurch bettet der Mensch sich ein in die Gesetzmäßigkeiten des Universums. Durch Rückbindung – lat. religio – an den Urgrund allen Seins verliert der Mensch alle Ängste. Er wird wieder heil und ganz. Und er erkennt sein Ziel: Vollkommenheit. Vollkommenheit als Ausdruck der Einheit. Die Einheit mit dem Göttlichen.

Leid ist unnötig. Nur Menschen, die sich weigern, durch Lernen Probleme zu lösen, und die dem Leben Widerstand entgegensetzen, leiden. Wer seinen eigenen Lebensweg erkennt und sich dem Strom des Lebens hingibt, sich in den Fluss des Lebens einschwingt, macht Leid überflüssig. Nur wer sich in die Ordnung des Kosmos einfügt, mit dem Gesetz des Kosmos verschmilzt, erlebt wahre Freiheit – im Gegensatz zu dem, der versucht, sich den kosmischen Gesetzen zu widersetzen. Wenn Herausforderungen auftauchen, sollten Sie sich im Klaren sein: deswegen sind Sie hier – es ist Ihre Aufgabe, sie zu lösen!

Dieser Weg bedeutet, dass wir unser Ego und den damit verbundenen Macht- und Kontrollwillen transzendieren. Der Gegenpol sind Liebe, Demut und Hingabe. Die Kraft der Liebe ist die größte dieser Mächte. Es gibt nichts, was sie nicht transformieren und heilen könnte. Wer Gewalt sät, wird Gewalt ernten. Druck erzeugt Gegendruck. Hass gebiert neuen Hass. In der Liebe ist der scheinbar Schwache stark, ist der Demütige der Mächtige, zeigt sich wahre Stärke. Liebe und tue, was du willst.

Die elfte Karte in der 22 großen Arkana des Tarot zeigt als „Stärke" eine zarte Frau, von Rosen umkränzt, die mit ihren bloßen Händen einem Löwen das reißzahnbewehrte Maul aufhält. Darüber schwebt die liegende Acht als Symbol für das ewige Leben. Diese berührende Karte symbolisiert die Stärke und Kraft der Liebe. Liebe ist der Weg und die Lösung für all unsere Probleme, der individuellen und der globalen. Der Kraft der Liebe kann keine äußere Macht der Welt widerstehen.

Liebe überwindet die Polarität der Gegensätze. Sie führt den Menschen zurück zum Einheitsbewusstsein, zum Paradies, aus dem er sich selbst durch den Biss in den Apfel vom Baum der Erkenntnis vertrieben hat. Wir lösten uns von der Einheit, erkannten, was gut und böse ist, und verloren damit unsere Unschuld. „Werdet wie die Kinder“: Babys sind noch im Einheitsbewusstsein und damit in der Glückseligkeit. Wir dürfen uns aus freier Wahl, über den Weg der Polarität, auf einer höheren Windung der Spirale zu kosmischem Bewusstsein aufschwingen. So erkennen wir den „Sündenfall“ als eine Einweihung der Menschheit.

Die Erkenntnis von Gut und Böse wurde dem Menschen nicht zum Segen, sondern zum Fluch. Er sehnt sich daher nach Heilung, Heil-Sein, Einssein, Ganzwerdung. Krankheit ist darum eine Chance: Kranksein ist etwas Positives, weil wir uns durch sie nach Heilung sehnen. Nur, wer krank ist, ist heilbar. Unsere wahre Heilung ist Vollkommenheit. Krankheit können wir nach Thorwald Dethlefsen interpretieren als „mikrokosmischen Sündenfall und Zerwürfnis mit Gott“ (aus dem Buch *Schicksal als Chance*).

Die Krankheit unserer Zeit ist die Sinnlosigkeit, die den Menschen aus dem Kosmos entwurzelt hat. Die Sinnlosigkeit ist der hohe Preis, den der Mensch zahlt, der die Verantwortung für sein Leben abgegeben hat. Wahre Heilung ist die Rückverbindung mit der kosmischen Ordnung und die Erkenntnis, dass wir Drehbuchautor, Regisseur und Hauptdarsteller unseres eigenen Lebens sind. Wahre Heilung ist Aussöhnung mit Gott und das Erkennen und Leben unserer Gotteskindschaft. Gott sagt zu Neale Donald Walsch, dass die Herausforderung Krankheit wie alle anderen Herausforderungen „ein Zeichen spiritueller Stärke“ sei, die zeige, dass die Seele weitergehen, sich noch weiter entfalten will. Weiter sagt Gott: „Ohne es auf irgendeiner Ebene selbst herbeigeführt zu haben, kannst du gar nicht krank sein. Und ebenso kannst du sofort wieder gesund werden, wenn du dich dafür entscheidest.“

Wer Krankheit so betrachtet, sieht sie nicht als unliebsame Störung oder gar Strafe, sondern sieht ihr Potenzial: durch Leiden zur Erkenntnis, zum Licht kommen, in der Dunkelheit der Krise das Licht finden, wieder heil und ganz werden. Es gibt immer ein Licht am Ende des Tunnels. Fast alle kranken noch an Unvollkommenheit, am Nicht-Erleuchtetsein. Unsere wahre und endgültige Heilung ist unsere Erleuchtung. Das Ziel ist Einssein mit Gott.

11.

Reiki ist nicht alles – auch gesunde Ernährung und viel Bewegung sind wichtig für unsere spirituelle Entwicklung

Eure Nahrung soll Heilmittel sein,
und eure Heilmittel sollen Nahrungsmittel sein.
Hippokrates

In meiner Reiki-Gruppe und in meinen Reiki-Kursen stoße ich manchmal auf Desinteresse, wenn ich etwas über gesunde Ernährung erzähle. Dabei gilt: „Nur in einem gesunden Körper wohnt ein gesunder Geist." Wahre, strahlende Gesundheit ist in meinen Augen ein vollständiges Wohlbefinden auf allen Ebenen. Das Lebensgefühl ist: jeden Morgen aufwachen und die Welt umarmen wollen! Wenn wir unsere Hochleistungsmaschine, unseren Körper, mit Kraftstoff füttern, der dafür nicht geeignet ist, ist das eine artfremde Ernährung. Niemand würde auf die Idee kommen, aus Kostengründen Diesel in den Tank seines Benziners zu kippen. Was unsere eigene „Maschine" betrifft, gehen viele Menschen weit sorgloser damit um und wundern sich dann, wenn sie nach 20 bis 30 Jahren alle möglichen Zivilisationskrankheiten haben, von Diabetes über Rheuma bis hin zu Arthrose. Wer stolz darauf ist, dass er „alles verträgt", den frage ich zurück: „Bist du stolz darauf, als wandelnde Biotonne durch die Gegend zu laufen?" Das Fatale: Eine schlechte Ernährung, zum Beispiel mit Fastfood, Fertigsuppen, Genussgiften und Konserven, hat nicht nur Folgen für die körperliche, sondern auch für die gestig-seelische Ebene.

Durch die Aktivierung kosmischer Energie – und Kosmos heißt „Ordnung" – kommen wir mit Reiki immer mehr in Kontakt mit unseren *wirklichen* Bedürfnissen. Ich habe durch Meditation und Reiki meine Ernährung nach und nach völlig umgestellt. Seit ich meditiere, ernähre ich mich vegetarisch. Zu Anfang war ich „Pudding-Vegetarierin“, das heißt, ich habe einfach nur Fleisch weggelassen und mich um den Rest nicht gekümmert. Das Ergebnis: kleine Speckrollen hier und da, öfter Müdigkeit und Verstopfung. Dank Reiki habe ich von innen heraus ein Bedürfnis nach gesunder Kost entwickelt. Der moralische Imperativ – „Iss mehr Obst und Gemüse!“ – wirkt leider nur kurzfristig. Haben wir einen stressigen Tag, laden wir uns wieder etwas ganz anderes auf den Teller: ein Stück Kuchen oder Chips. Eine dauerhafte Ernährungsumstellung ist nur erfolgreich, wenn wir in Kontakt mit unseren wahren Bedürfnissen kommen. Und diese sind: ein hoher Frischkostanteil von mindestens 50 Prozent mit Pflanzenkost möglichst aus Bio-Anbau und Milchprodukte (wer sie verträgt) in kleinen Mengen. Eine solche Ernährung propagiert zum Beispiel Professor Claus Leitzmann, Leiter von Vegetarier- und Rohkoststudien an der Universität Gießen.

Es ist interessant zu beobachten, dass Wildtiere, die sich naturgemäß und das heißt von Frischkost ernähren, kaum krank werden und beispielsweise keinen Krebs bekommen. Schon der berühmte Arzt der Antike, Hippokrates, verordnete seinen Patienten mit großem Erfolg pflanzliche Frischkost. Sie enthält Enzyme und Vitamine. Diese sind für Lebensprozesse wie Denken, Verdauung und Stoffwechsel unentbehrlich. Sie putzen die Arterienwände frei von Ablagerungen und beugen damit Herzinfarkt und Schlaganfall vor. Durch Backen, Braten und Kochen wird dagegen ein großer Teil der Enzyme und Vitamine zerstört, außerdem werden die Eiweißstoffe denaturiert. Norman Walker, einer der berühmtesten Rohkost-Autoren, wurde bei guter Gesundheit 116 Jahre alt. Mit 113 Jahren schrieb er sein letztes Buch und bestellte bis zuletzt seinen Gemüsegarten.

Bis mittags um 12 Uhr essen viele gesundheitsbewusste Menschen nur Obst. Warum? Wir verlängern damit die nächtliche Fastenzeit. Frühstück heißt im Englischen „breakfast“ – „break the fast“ (brich das Fasten). Wer abnehmen möchte, sollte Tropenfrüchte wie Ananas, Mango oder Papayas essen. Der Grund: diese Früchte sind wegen der vielen Fressfeinde im Tropenklima wahre „Enzymbomben“. Eiweißspaltende Enzyme oder Proteasen machen Insekten den Garaus, zugleich putzen sie unser Verdauungssystem frei von Eiweißresten, die unseren Darm verschlacken. Weiter enthalten Tropenfrüchte ein Mehrfaches an

Vitalstoffen als unser heimisches Obst, das erst vor rund 8000 Jahren von Kleinasien zu uns kam. Wichtig zu wissen: Wir sind an Tropenfrüchte genetisch und energetisch gut angepasst, weil die Wiege der Menschheit in Süd- und Ostafrika stand.

In letzter Zeit haben Acai- und Goji-Beeren als „Super-Lebensmittel" die Palette an natürlichen Nahrungsergänzungsmitteln bereichert. Der Grund: Diese Beeren enthalten mit ihren Polysacchariden, natürlichen Farbstoffen, Fettsäuren und Enzymen genau die Stoffe, die unsere Nahrung nicht mehr im ausreichenden Maße hergibt. Ich habe Goji-Büsche in meinem Schrebergarten angepflanzt und hoffe auf reiche Ernte. Acai-Beeren wachsen leider nur am Amazonas, man bekommt sie aber als Saft im Reformhaus.

Eine Neuentdeckung ist für mich der Noni-Saft „Tahitian Noni". Er enthält Proxeronin, eine Vorstufe des Enzyms Xeronin, das die Aktivität aller Proteine im Körper stimuliert. Enzyme bestehen aus Proteinen und sind an allen körperlichen Prozessen beteiligt. Dies ist der Grund, warum der Noni-Saft bei so unterschiedlichen Beschwerden wie Bluthochdruck, Depressionen, Borreliose, Krebs und Diabetes hilft. Ich bin durch Noni-Saft meine Nahrungsmittelunverträglichkeit gegenüber Milchprodukten und Soja losgeworden, ebenso meine beginnende Arthrose im Daumen-Sattelgelenk – die Spätfolge eines Skiunfalls. Außerdem sind meine Fingernägel jetzt stabil und strahlend weiß.

Die geschmacklich attraktiven Tropenfrüchte sind ideal zur inneren Reinigung, dienen als Schutz vor Freien Radikalen und fördern eine optimale Gehirnleistung. Allerdings enthalten sie zu wenig Mineralstoffe, und auch kein Chlorophyll. Darum brauchen wir auch viel Gemüse, Salate und Kräuter. Die wenigen fetthaltigen Tropenfrüchte wie Kokosnuss, Avocados und Palmfrüchte enthalten die gesundheitlich optimalen mittelkettigen Fettsäuren, die nicht dick machen, sondern fit und gut gelaunt. Zum Braten sollten Gesundheitsbewusste nur natives Palm- und Kokosöl verwenden. Alle anderen Fette und Öle enthalten zum Teil ungesättigte Fettsäuren, die durch Erhitzen chemisch reagieren und toxisch werden. Im Bioladen gibt es gesunde Fette und Öle zum Beispiel von den Firmen „Amanprana", „Bio Planet" und „Rapunzel". Ideal für den Salat sind „Omega 3-6-9-Öle" mit einer optimalen Fettsäurezusammensetzung. Unsere Zivilisationskost enthält durch tierische Fette viel zu viele Omega 6-Fettsäuren. Wichtig ist aber ein ausgewogenes Verhältnis aller Omega-Fettsäuren.

An grünblättrigem Gemüse kommen wir nicht vorbei. Unsere Böden sind aber ausgelaugt und leider nicht mehr so vitalstoffreich wie in früheren Zeiten. In den letzten 50 Jahren hat sich zum Beispiel der Gehalt an Mineralstoffen und Vitaminen von Obst und Gemüse um rund 60 Prozent vermindert. „An apple a day keeps the doctor away" (ein Apfel pro Tag erspart den Arzt), dieser Spruch ist also längst nicht mehr gültig. Der Vitamin-C-Gehalt eines Apfels beträgt nur noch 20 Prozent. Wer isst schon vier statt einem Apfel? Eine gute Idee ist daher, sich mit den vitalstoffreichen Wildkräutern zu beschäftigen, die etwa das Zehnfache an Vitalstoffen enthalten wie unser gezüchtetes Kulturgemüse. Und: Wildkräuter haben nach Professor Fritz-Albert Popp eine um das Zehnfache größere Biophotonen-Speicherkapazität (das ist die Ordnungskraft durch das Sonnenlicht)! Wildkräuterführungen werden an jeder Volkshochschule angeboten, und Bestimmungsbücher gibt es in Hülle und Fülle.

Wer zum Wildkräutersammeln keine hundefreien Zonen kennt oder dazu keine Lust hat, kann auf natürliche Nahrungsergänzungen wie Gerstengrassaft oder auf die blaugrünen AFA-Algen zurückgreifen. Gerstengrassaft ist das mineralstoffreichste Lebensmittel, das wir kennen. Dr. Hagiwara hat es als Super-Lebensmittel für den Menschen entdeckt. Gerstengrassaft enthält alle 18 Vitamine, sogar Vitamin B12, mehr als 20 Enzyme, darunter Superoxid-Dismutase, einer der kraftvollsten Fänger von Freien Radikalen (aggressive Sauerstoffverbindungen) und das vollständige Aminosäureprofil. Gerstengras-Extrakt enthält mehr als 40 Prozent hochwertiges Eiweiß. Der grüne Saft liefert doppelt so viel Kalzium wie Milch, doppelt so viel Kalzium und Kalium wie Weizengrassaft, 30 Mal mehr von allen B-Vitaminen wie Milch, mehr Beta-Karotin wie Karotten, siebenmal so viel Vitamin C wie die entsprechende Gewichtsmenge Orangen, und fünfmal so viel Eisen wie Spinat. In Japan ist Gerstengrassaft das am meisten konsumierte Nahrungsergänzungsmittel.

Auch AFA-Algen sind eine Schatztruhe an Vitalstoffen. AFA-Algen sind Wildalgen, die in Oregon in einem paradiesisch gelegenen Bergsee

(Klamath Lake) wachsen, der jedes Jahr durch 17 „Rivers of Light" mit etwa 100.000 Tonnen Vulkanasche gespeist wird. Die Indianer sehen die „Rivers of Light" und die ganze Region als heilig an. Obwohl sich der Vulkanausbruch vor rund 7 000 Jahren ereignete, tragen die (übrigens sehr klaren) Flüsse immer noch Vulkanasche in den See. Daher ist er sehr mineralreich. Die Algen, die dort wachsen, enthalten auch viele seltene Spurenelemente wie Vanadium und viele Fettsäuren. Sie sind eine ideale Gehirnnahrung und beugen Konzentrationsschwäche und Gedächtnisstörungen vor. Außerdem wirken sie stimmungsaufhellend. AFA-Algen enthalten zwei- bis dreimal so viel Vitamin B12 wie Rinderleber, den gesamten Vitamin B-Komplex, ein ausgewogenes Aminosäureprofil, so wie es der menschliche Organismus benötigt, wertvolle Fettsäuren wie DHA und EPA, die sonst nur in Kaltwasserfischen vorkommen und jede Menge Chlorophyll und blaugrüne Farbstoffe, die als Anti-Oxidanzien verjüngend wirken und antibiotische Eigenschaften haben sowie Schutz bei Sonnenstrahlung bieten. Mit drei Prozent Chlorophyll enthält die AFA-Alge mehr Chlorophyll als jede andere Pflanze. In einer wissenschaftlichen Studie wies Dr. Gitte Jensen nach, dass nur 1,5 Gramm AFA-Algen die Aktivität der sogenannten Natürlichen Killerzellen NKZ über Stunden um 40 Prozent erhöhen. NKZ vernichten vor allem Krebszellen. Bei AFA-Algen sollte auf Qualität geachtet werden. Gute Erfahrungen mache ich mit der Berliner Firma *Sanacell*, die im Naturschutzgebiet erntet, direkt importiert und gefriergetrocknete Algen anbietet.

Zucker macht dick und schwächt das Immunsystem, und künstliche Süßstoffe wie Aspartam greifen in den Gehirnstoffwechsel ein. Beides ist daher zu meiden. Eine gesunde Alternative ist Stevia, ein paraguayisches Süßkraut, das keine Kalorien hat und den Blutzuckerspiegel nicht beeinflusst. Man kann mit Stevia Tee süßen, Backwaren oder Puddings herstellen. In der Schweiz sind Steviaprodukte in jedem Supermarkt zu finden, bei uns bisher nur im Versand, weil Stevia in der EU als „Novel Food" eine Zulassung benötigt. Die Japaner verwenden es seit den 1970er Jahren in großem Umfang, und die Südamerikaner seit Jahrtausenden ohne Probleme. Stevia-Kraut wirkt sogar fungizid (gegen Pilze), antibakteriell und leicht stimmungsaufhellend. Ich habe meine

Stevia-Pflanzen im Sommer im Garten und lasse sie neben Fuchsien und Geranien in der Waschküche überwintern.

Vorsicht bei Natriumglutamat, einem Geschmacksverstärker. Kinder kann dieser Stoff hyperaktiv machen, und bei vielen Erwachsenen führt er zum „China-Restaurant-Syndrom", Schläfrigkeit und depressiver Verstimmung.

„Der Mensch lebt nicht vom Brot allein" – das heißt, wir leben auch von Schwingung. Je höher die Schwingung unseres Essens ist, desto ganzheitlicher nährt es auch die Ebenen von Seele und Geist. Die Ayurveda-Lehre vom „langen Leben" betrachtet die Pflanzen, die oberhalb der Erde wachsen, und alle Früchte als besonders förderlich. Eine Spitzenposition nehmen dabei ausgereifte Mangos ein, die als besonders „sattvisch" gelten und die spirituelle Entwicklung fördern. „Tamasisch", herabziehend, sind zum Beispiel Alkohol und Knoblauch. Nach meinen Erfahrungen sind die energetisch hochwertigsten Lebensmittel unter dem Demeter-Siegel zu finden. Die biologisch-dynamische Landwirtschaft nach Rudolf Steiner bezieht kosmische Einflüsse mit ein. Saat und Ernte erfolgen nach Mondphasen, und die biologisch-dynamischen Kräuterpräparate erhöhen zusätzlich die Schwingung der Lebensmittel. Von einer solchen Nahrung brauchen wir viel weniger als von herkömmlicher Nahrung, weil sie viel vitalstoffreicher und energetisch hochwertiger ist. Es gibt also auch bei „bio" noch große Qualitätsunterschiede. Wer es besonders frisch haben möchte, kann sich einen Schrebergarten für etwa 100 Euro im Jahr pachten und eigenes Obst und Gemüse ziehen.

Wichtig ist, unsere Nahrung gut zu kauen. Die Verdauung fängt nämlich durch das Enzym Alpha-Amylase im Mund an. Meditatives Essen kann man bei der Slow-Food-Bewegung oder auch durch Omraam Mikael Aivanhovs Büchlein *Yoga der Ernährung* lernen.

Dieses intenstive Kauen wird auch „Schmauen" genannt (Informationen im Anhang). Wichtig ist, abends nicht zu spät und nicht zu viel zu essen. Der Darm geht nämlich mit den Hühnern schlafen. Wer abends noch Appetit hat, kann Flüssignahrung wie Gerstengrassaft zu sich nehmen. Das belastet die Verdauung nicht und führt auch nicht zu Alpträumen, wie dies der Fall sein kann, wenn der volle Magen auf

Zwerchfell und Leber drückt. Wer neben einer gesunden und bewussten Ernährung einmal im Jahr seinem Darm Ruhe gönnt mit einer Fasten- oder einer Darmreinigungskur (zum Beispiel von Life Plus), ist vor vielen Zivilisationskrankheiten gefeit.

Wichtig ist, genug zu trinken, am besten stilles Wasser, das gereinigt und energetisiert wurde. Unser Gehirn besteht zu 70 Prozent aus Wasser, der Organismus insgesamt zu 65 Prozent. Wasser ist ein Lösungsmittel für Schlacken und ein Informationsträger. Wenn wir den ganzen Tag über Säfte oder Kräutertees trinken, ist das darin enthaltene Wasser schon mit einer Information „besetzt" und kann seine Aufgaben im Organismus nicht mehr optimal entfalten. Das Wasser aus der Wasserleitung ist durch alle möglichen Schadstoffe belastet und energetisch tot. Darum müssen wir es physikalisch und energetisch aufwerten, damit es seine Kraft in uns entfalten kann. Besonders bewährt haben sich Wasser-Reinigungssysteme auf Kohleaktivfilter-Basis mit Energetisierung, am besten auch mit Verwirbelung.

Wer den ganzen Tag Gesundes futtert und sich kaum bewegt, wird keine dauerhafte strahlende Gesundheit erleben. Durch Ausdauertraining stärken wir unser Herz, fluten unseren Organismus und unser Gehirn mit Sauerstoff und beugen Stimmungsschwankungen, Ängsten und depressiven Anwandlungen vor. Joggen ist bei Ängsten und Panikattacken effektiver als Psychopharmaka, und das ohne jede Nebenwirkungen. Um – auch geistig – gelenkig zu bleiben, empfehle ich Yoga-Übungen wie Die Fünf „Tibeter". 20 Minuten Praxis haben eine Wirkung für den ganzen Tag. Ich bin so begeistert von Yoga, dass ich Anfang 2010 eine Yogalehrerausbildung absolviert habe und demnächst selbst Yogakurse anbiete.

Auch bei einer gesunden Ernährung werden wir diesen Körper irgendwann einmal verlassen. Mir geht es mit diesen Tipps und meinen vielen Ernährungsbüchern darum, Menschen zu befähigen, nicht irgendwie alt zu werden, sondern in guter körperlicher und geistiger Verfassung. Wer möchte schon 90 Jahre alt werden und hat die letzten 30 Jahre seines Lebens aufgrund eines diabetischen Fußes im Rollstuhl gesessen oder unter Alzheimer oder Demenz gelitten. Meine positiven Beispiele sind Norman Walker und mein Großvater. Mein Opa starb mit

105 nicht an irgendwelchen Krankheiten, sondern an Altersschwäche. Er ernährte sich hauptsächlich aus dem eigenen Garten, hatte den II. Reiki-Grad und war auch dank der beinahe täglichen „Reiki-Pakete", die meine Schwester und ich ihm in Form von Fernbehandlungen schickten, bis zuletzt guter Dinge, voller Optimismus und Humor.

12.

Meine weiteren Reiki- und Gesundheitsbücher

Wenn du dein Lieben der Liebe Gottes öffnest,
hilfst du Menschen, die du gar nicht kennst,
und die du nie gesehen hast.
Jelaladdin Rumi, *Offenes Geheimnis*

Ich freue mich, dass Sie bis hierher gelesen haben und das Thema authentisches Reiki und meine Art, darüber zu schreiben, offenbar spannend finden. Dies ist bereits das vierte Buch über Reiki, das ich verfasst habe und das es noch zu kaufen gibt. In diesem Buch liegt der Schwerpunkt auf der Beschreibung der höheren Grade IIIA bis VIIA und der drei beziehungsweise einschließlich der Stufe IIIB-„light" sogar vier Lehrerstufen. Alle meine Reiki-Bücher sind in sich abgeschlossen und auch für interessierte Laien verständlich.

Mein Buch ***Das authentische Reiki – wirksame Hilfe bei den körperlichen und seelischen Problemen der heutigen Zeit*** ist als über 400-seitiges Taschenbuch im Goldmann-Verlag erschienen. In diesem Standardwerk räume ich mit dem vielen „Unsinn rund um Reiki" *(Reiki Magazin)* auf. Mit der Beschreibung der Behandlungspositionen „ist Barbara Simonsohn so nah an den Lehren Hawayo Takatas wie keine andere Autorin zuvor" *(Reiki Magazin)*. Das ist für mich nicht überraschend, wurde meine Lehrerin Dr. Barbara Ray doch von Hawayo Takata, die das Energiesystem in den Westen brachte, ausgebildet. In keinem meiner Reiki-Bücher habe ich die Möglichkeiten des I. Grades – mehr als 70 Seiten – und des II. Grades – etwa 80 Seiten – so ausführlich auch anhand von vielen Fallbeispielen beschrieben. Damit stellt das Buch eine hervorragende Möglichkeit der Vor- oder Nachbereitung des I. und II. Grades dar. Besonders der II. Grad ist so umfangreich beschrieben, was die Themen und Techniken betrifft, dass ich allen meinen II. Grad-Teinehmern die Lektüre des II. Grad-Kapitels als Vertiefung und Nachbearbeitung des Seminars sehr ans Herz lege. In diesem Buch geht es nicht nur theoretisch um die Wirkungen und die Vorzüge des authentischen Reiki, sondern die Leser kommen durch die Lektüre auch in eine positive Stimmung. Viele Leser haben mir von der stimmungsaufhellenden Wirkung berichtet. Falls Sie dieses Standardwerk im Buchhandel nicht mehr bekommen sollten, können Sie es bei www.amazon.de oder www.booklooker.de versuchen.

Ein weiteres meiner Reiki-Bücher, das sich für Einsteiger und Anfänger eignet, ist ***Reiki: Sich selbst und andere behandeln – leicht gemacht***, das als Taschenbuch im Heyne-Verlag erschienen ist. Es gibt kein anderes Reiki-Buch auf dem Markt, in dem so ausführlich die einzelnen Positionen der Ganzbehandlung und ihre Wirkungen auf Körper, Seele und Geist beschrieben sind. Auch die vielfältigen Effekte und die Zusatzpositionen, die im I. Grad vermittelt werden, sind detailliert dargestellt. Ein ausführliches Kapitel beschäftigt sich mit spiritueller Sterbebegleitung. Meine Schwester und ich haben sie erfolgreich bei unserer Mutter angewendet. Wenn wir einen so nahen Verwandten auf diese Art unterstützen konnten, sind wir sozusagen qualifiziert, auch andere in diesem Prozess segensreich zu begleiten. Dieses Buch ist „nur“ 200 Seiten dick und wunderschön illustriert. Alle Positionen, auch die Zusatzpositionen, sind abgebildet.

Dann habe ich noch ein Buch ***Reiki für Fortgeschritte*** im Goldmann-Verlag als Taschenbuch veröffentlicht. Es ist nicht nur für die Absolventen der höheren Grade gedacht, denn ich betrachte alle als „Fortgeschrittene“ in diesem Energiesystem, die ab dem I. Grad regelmäßig Reiki praktizieren. Dieses Buch beschäftigt sich mit Qualitäten wie „innerer Frieden“, „grenzenloses Mitgefühl“, „bedingungslose Liebe“, „heitere Gelassenheit“ oder „Freude am Sein“ – alles innere Qualitäten, die wir mit unserer Reiki-Praxis, die unter anderem aus Ganzbehandlungen, Lichtenergie ausrichten und Einstimmungen geben besteht, aktivieren und ausbauen, sodass sie immer mehr im Alltag gelebt werden. Dieses Buch beleuchtet die philosophischen und spirituellen Aspekte des authentischen Reiki. Ein Kapitel „Gesundheitstipps von A-Z“ rundet das Buch ab, in dem ich mein seit mehr als 30 Jahren gesammeltes Wissen über gesunde Ernährung und eine gesunde Lebensweise zusammengefasst habe. Dr. Willy Fraefel schreibt über dieses Buch: „Das großartige Buch ist eine Lebenskunde für das 21. Jahrhundert. Eine echte Hilfe für Lichtarbeiter und alle, die ihr Bewusstsein erweitern wollen, sodass sie die Veränderung und den Aufstieg zusammen mit Mutter Gaia (Erde) gezielt und bewusst mitmachen und erleben können.“ Leser erzählen mir immer wieder, dass die Lektüre dieses Reiki-Buchs sie „mitten ins Herz“ treffe.

Es gibt dann noch ***Das offizielle Reiki-Handbuch für alle Grade***, ein mehr als 100-seitiges Buch, das ich im I.-Grad-Seminar verteile und das die Teilnehmer durch alle Grade begleitet. Darin sind nicht nur die Positionen abgebildet und beschrieben, sondern Sie finden dort auch ein Energiemodell des Menschen – ein Schaubild mit der Lage unserer Energiezentren – sowie ein Kapitel, in dem ich beschreibe, wie man erfolgreich Kinder, Tiere und Pflanzen behandelt. Außerdem sind in diesem Buch ausführlich die kraftvollen Vertiefungsübungen dargestellt, die wir in den verschiedenen Seminaren durchführen, um weitere profunde authentische Erfahrungen mit Lichtenergie zu sammeln. Für diese Übungen braucht man keine Reiki-Einstimmung. Darunter sind der „Shanti-Gruß“, „Herzen verbinden“ als Partnerübung, „Sich im Universum zentrieren“, und die „Herzensdehnung“, die unser Herzchakra aktiviert. Dieses Buch gibt es nicht im Buchhandel, es ist Teil von meinem I.-Grad-Kurs. Auch „Quereinsteiger“, die von anderen Reikisystemen kommen und bei mir weitere Grade absolvieren möchten, erhalten ein Exemplar.

Weitere Tipps

Wissenschaftliche Studien, die beweisen, dass Reiki therapeutisch wirkt, findet man unter anderem in medizinischen Datenbanken wie *PubMed* oder *Cochrane Collection*. Einen integrativen Überblick der Forschung über Reiki als Berührungstherapie finden Sie unter: *www.reiki.org/reikinews/ResponseBishopsStatement.html.* Scrollen Sie auf der Startseite weiter nach unten und klicken Sie unter „Scientific Studies“ auf: *http://www.nursingcenter.com/pdf.asp?AID=732068.* Dort finden Sie den Beitrag von Dr. Vitale Anne mit dem Titel: „An Integrative Review of Reiki Touch Therapy Research“.

Mein Buch ***Die Fünf „Tibeter“ mit Kindern***, im Integral-Verlag als Taschenbuch erschienen, beschreibt diese sehr wirksamen Yoga-Übungen – auch für Erwachsene. Die Übungen dauern nur etwa zwölf Minuten und haben für viele Stunden eine positive Wirkung auf Stimmung und Konzentration. Neben diesen einfachen Übungen enthält das Buch auch viele Meditationen und Übungen zur weiteren Aktivierung unserer Energiezentren, darunter eine indianische Pendelmassage oder den Chakrenausgleich. Im „Tibeter“-Buch habe ich auch ein Kapitel darüber geschrieben, welche klassische Musik welches Chakra anspricht und entwickelt. Es handelt sich sozusagen um eine „musikalische Hausapotheke“ für unsere spirituelle Entwicklung.

Nachfolgend eine Kurzbeschreibung meiner weiteren Gesundheitsbücher:

Papaya – heilen mit der Wunderfrucht, Windpferd-TB. Das Standardwerk über diese Tropenfrucht. Sie ist eine „Enzymbombe“ und ein Gesundheitselixier.

Die sagenhafte Heilkraft der Ananas, Windpferd-TB. Auch diese Tropenfrucht wirkt heilend und als Gesundheitsvorsorge.

Heilkraft aus den Tropen, Integral, Hardcover. Dieses schön aufgemachte Buch porträtiert 32 Tropenfrüchte mit ihren Heilwirkungen, von der Acai-Beere bis hin zur Zitrone.

Stevia – sündhaft süß und urgesund, Windpferd-TB. Dieses Handbuch ist ein Mega-Bestseller, 15. Auflage (2010). Es beschreibt die kalorienfreie Süßpflanze aus Paraguay, ihre Heilwirkungen von A-Z und enthält einem großen Rezeptteil.

Gerstengrassaft – Verjüngungselixier und naturgesunder Power-Drink, Windpferd-TB. Dies ist der zweite „Renner“ unter meinen Ernährungsbüchern. Gerstengrassaft enthält die Gesundheitsstoffe, die wir in unseren Lebensmitteln nicht mehr ausreichend finden.

Die Heilkraft der Afa-Alge, Goldmann-TB. Diese kleine Wildalge stärkt unser Immunsystem, hebt die Stimmung und fördert Konzentration und gutes Gedächtnis.

Hyperaktivität – warum Ritalin keine Lösung ist. Gesunde Strategien, die wirklich helfen, Goldmann-TB. In diesem Buch beschreibe ich, warum es auch ohne Psychopharmaka geht und wie wir Kindern und Jugendlichen mit einem Aufmerksamkeitsdefizit wirksam helfen können.

Warum Bio? Gesunde Pflanze, gesunder Mensch, Goldmann-TB. Dieses Buch gibt es nur noch antiquarisch zum Beispiel bei www.amazon.de oder bei www.booklooker.de. Ich beschreibe darin anhand von wissenschaftlichen Studien, warum Bio-Kost gesünder ist als konventionelle und uns mehr Lebenskraft und Gesundheit schenkt.

13.

Literaturtipps zur Vertiefung

Bücher haben nur einen Wert, wenn sie zum Leben führen und dem Lebenden dienen und nützen, und jede Lesestunde ist vergeudet, aus der nicht ein Funke von Kraft, eine Ahnung von Verjüngung, ein Hauch von neuer Frische sich für den Leser ergibt.
Hermann Hesse

Aivanhov, Omraam Mikhael: *Yoga der Ernährung*, Prosveta

Baginski, Bodo, und Sharamon, Shalila: *Das Chakra-Handbuch*, Windpferd-TB

Baker, Douglas: *Das Öffnen des Dritten Auges*, Edizioni Crisalide

Bucher, Anton A.: *Psychologie des Glücks*, Beltz

Caddy, Eileen: *Herzenstüren öffnen*, Greuthof

Carrasco, Birgit Feliz: *2012 – die große Zeitenwende*, Knaur-TB

Cooper, J.K.: *Illustriertes Lexikon der traditionellen Symbole*, Drei-Lilien

Davies, Brenda: *Chakras – Tore zur Seele*, Aquamarin

Dethlefsen, Thorwald: *Schicksal als Chance*, Goldmann Arkana

Egli, René: *Das LOLA-Prinzip: Die Formel für Reichtum*, Edition D'Olt

Fontana, David: *Die verborgene Sprache der Symbole*, Bertelsman-Lexikon-Verlag

Frost, Birgit: *Naturnahe Ernährung für Hunde* und *Naturnahe Ernährung für Katzen*, beide emu-Verlag

Gawain, Shakti: *Stell dir vor. Kreativ visualisieren*, rororo-TB

Makay, Nicole u.a.: *Autonomic Nervous-System Changes During Reiki Treatment*, veröffentlicht in: The Journal of Alternative and Complementary Medicine, Band 10, Nr. 6, 2004, Seiten 1077-1081

Prophet, Elizabeth Claire: *Saint Germain und die Prophezeiungen des neuen Jahrtausends*, Silberschnur

Purce, Jill: *Spirale – Symbol der Seelenreise*, Kösel

Ram, Alexander: *Der Weg der göttlichen Mutter*, Edition fabrica libri

Rittiner, Remo: *Das große Yoga-Therapiebuch. Yogapraxis für die Gesundheit und einen klaren Geist*, Via Nova

Saint-Germain, Adamus: *Die Meister der Neuen Energie. Weisheit und Inspiration für eine Welt im Wandel*, empfangen von Geoffrey und Linda Hoppe, Ansata

Schmiedel, Volker: *Burnout. Wenn Arbeit, Alltag & Familie erschöpfen*, TRIAS (mit Test zur Selbsteinschätzung)

Shioya, Nobuo: *Die Kraft strahlender Gesundheit*, Goldmann-TB

Shioya, Nobuo: *Der Jungbrunnen des Dr. Shioya*, Koha-TB

Spezzano Chuck: *100 Geheimnisse der Liebe*, Integral

Tolle, Eckhart: *Eine neue Erde*, Kamphausen

Tolle, Eckhart: *Jetzt* (auch als CDs), Kamphausen

Tolle, Eckhart: *Stille spricht. Wahres Sein berühren*, Kamphausen

Walsch, Neale Donald: *Gespräche mit Gott, Band 1* (auch als CDs), Goldmann-TB

Walsch, Neale Donald: *Kalender 2010 – Was Gott Dir heute sagen will*, Kamphausen

Walsch, Neale Donald: *Zuhause in Gott. Über das Leben nach dem Tode*, Goldmann Arkana

Walsch, Neale Donald: *Wenn alles sich verändert, verändere alles. Inneren Frieden finden in schwierigen Zeiten*, Goldmann Arkana

White, Ruth: *Arbeit mit den Chakren*, Synthesis

14.

Wichtige Adressen

Wenn Sie das authentischen Reiki lernen wollen, mit sieben Graden und der Garantie, ausschließlich universelle Energie zu aktivieren, können Sie das nur durch einen qualifizierten Reiki-Lehrer. Ich gebe zurzeit Reiki-Einführungsvorträge und -kurse in folgenden Städten: Hamburg, Berlin, Bremen, Hannover, Köln, Landshut bei München und Landeck in Tirol. Die Kurse ab dem IV. Grad sowie die Lehrerkurse finden in Hamburg statt.

Barbara Simonsohn
Holbeinstraße 26
22607 Hamburg
Tel.: 040-895338
Fax 040-893497
E-Mail: *info@barbara-simonsohn.de*
www.Barbara-Simonsohn.de

Wenn Sie mindestens sechs Interessenten für den I. Grad haben, komme ich auch in Ihre Stadt! Neben Seminaren aller Grade biete ich auch Fernbehandlungen und Ferneinstimmungen an, zum Beispiel für Kinder, Babys und Tiere (ich brauche dazu ein Foto). Außerdem verschicke ich „Symbolzettel“ mit allen sieben Reiki-Symbolen zur Transformation negativer Energie, die man sich zum Beispiel unter das Bett legen kann (20 Euro).

Stiftung „Die Stimme des Tieres"
Dr. Willy Fraefel
Advokat
Pelikanweg 2
Postfach
4002 Basel
Schweiz
E-Mail: *info@die-stimme-des-tieres.ch*
www.die-stimme-des-tieres.ch
Tel.: 0041-61272 14 13 oder 272 14 69 (aus Deutschland)

Netzwerk von Thomas Pulst
Kontakt über Tel.: 0170-482 8033

Informationen über das Schmauen („Kaujogging")
E-Mail: *kautor@juergen-schilling.de*
www.schmauen.de

Permakulturprojekt im Hamburger Volkspark
„Tutenberg Institut für Umweltgestaltung e.V.",
www.umweltgestaltung.org
Edouard van Diem freut sich über Unterstützung in Form von tätiger Mithilfe oder Spenden. Eine Wildkräuterwiese ist bereits angelegt und die Bienenvölker sind schon eifrig tätig. Studenten und Professoren der Universität Hamburg unterstützen das Projekt. Für Interessierte startet 2012 der „Permakultur-Campus". Hier kann jeder als Einsteiger oder Fortgeschrittener erste Seminare zur Permakultur besuchen oder eine Qualifikation als Permakultur-Gestalter erwerben. Informationen über aktuelle Projekte und die Arbeit der Studenten finden Sie unter *www.permakultur-campus.de*

Edouard van Diem steht für Fragen und Anregungen sowie Vernetzungen zur Verfügung unter Tel.: 040-890 629 23 oder E-Mail: *msb@msb-hamburg.de*

Buchtipps für Einsteiger
Manfred Neuhold: *Permakultur – Der Leitfaden für Einsteiger*, Ingenium
Bill Mollison: *Permakultur konkret*, pala
Graham Bell: *Der Permakultur-Garten*, pala

Das Eltern-Kind-Geheimnis
Dr. Gordon Neufeld: *Das Eltern-Kind-Geheimnis*. Dr. Neufeld gibt Seminare auch in Deutschland. Siehe *www.gordonneufeld.com*

Reiki-Liege
Normale Massageliegen sind für Reiki-Behandlungen nur eingeschränkt zu empfehlen, da man seine Knie wegen der Sperrholz- und Metallverstärkungen nicht unter die Bank stellen kann. Die Firma „Massunda" hat eine „Reiki-Liege" im Programm, die „Montana" heißt und die es in den Farben Rot, Blau und Vanille gibt. Die Liege erfüllt alle Ansprüche eines Reiki-Praktizierenden, ist zusammenklappbar und leicht. Wer meinen Namen erwähnt, bekommt fünf Prozent Rabatt! Offizieller Verkaufspreis ist 219 Euro plus 15 Euro Versandkosten. Wenn man einige Reiki-Behandlungen gibt, hat sich diese Investition schnell amortisiert.

Fa. Massunda
Hauptstraße 16
82380 Peissenberg
Tel.: 08803-90099-0
E-Mail: *vertrieb@massunda.com*
www.massunda.com

Gesundheitsadressen

Bauckhof-Versand
Bauckhof OHG, biologisch-dynamische Wirtschaftsweise nach Rudolf Steiner
Eichenring 18
29529 Uelzen
E-Mail: *versand@bauckhof.de*
www.bauckhof.de

Der Bauckhof versendet bundesweit bio-dynamisch erzeugte Lebensmittel, darunter auch Milchprodukte und Fleischwaren. Der Bauckhof ist mit mehr als 270 Hektar und mehr als 70 Mitarbeitern der größte und einer der ältesten biologisch-dynamischen Betriebe in Norddeutschland. Es besteht auch die Möglichkeit der ökologischen Geldanlage (zur Zeit 4 Prozent Zinsen, ein halbes Jahr Kündigungsfrist). Es ist karmisch wichtig, sein Geld nur für „gute Zwecke“ auszuleihen.

AFA-Algen *Sanacell*: *www.sanacell.de*

Bio-Tropenfrüchte *Passion4Fruit*: *www.passion4fruit.de*

Darmreinigung von *Life Plus*: *www.lifeplus.com*

Gerstengrassaft *Jade GreenZymes*: von Dr. Hagiwara

Noni-Saft *Tahitian Noni* sowie Erfahrungsberichte: Markus Wolfmiller, Tel.: 0731-1590455, *markus@wolfmiller.de*

Stevia-Produkte von *Fa. Medherbs:* *www.medherbs.de*

Wasserreinigungs- und Wasserenergetisierungssystem *PiMag* über Heiner Telthörster, Tel.: 0385-731060

Zum Thema „Gutes tun“

Wir können nicht nur energetisch Gutes tun, sondern auch auf den äußeren Ebenen. Gestempelte Briefmarken können wir für **südamerikanische Straßenkinderprojekte** spenden (Heilpraktiker Franz-J. Hendricks, Im Weidenbruch 191, 51061 Köln, Tel.: 0221-637786) oder für das **Kinderhilfswerk** *terre des hommes* (c/o K. Diemert, Ahornkamp 3, 31535 Neustadt).

Ich sammle Spenden für ein **christliches Krankenhaus in Haiti** *(Bon Samaritain),* in dem ich selbst schon zu Besuch war, und für eine **Schule in Kenia** (*Neemah-School* im Dorf Diani-Mwakamaga), die ich ebenfalls besucht habe (Stichwort „Haiti“ oder „Kenia“, Spenden an Barbara Simonsohn, Extrakonto: Commerzbank Hamburg, BLZ 200 400 00, Konto 5387709). Über diese beiden Projekte informiere ich in meinem Buch *Reiki für Fortgeschrittene* im Kapitel über „Mitgefühl üben – die ideale Herzensmeditation und Garant für ein langes Leben“ ab Seite 173. „Nur, wenn wir lieben, selbstlos lieben, sind wir einen Schaufelwurf vom Paradies entfernt“, heißt es in einem Spruch auf dem heiligen Berg Athos in Griechenland. Und im „Weisheitsspruch des Phibis“, eines ägyptischen Pharaos, heißt es: „Wer den Armen speist, den nimmt Gott in ewiger Gnade bei sich auf, denn Gottes Herz freut sich über das Geben des Essens mehr als das Herz des Empfängers.“ Geben ist seliger denn Nehmen. Diese Erfahrung wünsche ich Ihnen.

Zum Thema „Urlaub unter Gleichgesinnten“

Ich schreibe auch Reisereportagen und verreise gern. Hier ein paar „Highlights“, die ich empfehlen kann.

Kühtai: Kühtai ist das höchste Alpendorf Österreichs und damit absolut schneesicher auf 2020 Metern Höhe, eine halbe Stunde vom Flughafen Innsbruck entfernt. Apart Hotel Kühtaier Schlössl, Familie Hermann Klocker, Hauptstraße 22, A-6183 Kühtai, Tel.: +43 (0)5239 5204, Fax +43 (0)5239 5310, *info@schnee.ag, www.kuehtai.at*

Stellshagen: Ein Biohotel mit gourmet-vegetarischer Küche und spirituellem Seminarprogramm an der Ostsee bei Boltenhagen. Hotel Gutshaus Stellshagen, Lindenstraße 1, 23948 Stellshagen, Tel.: 038825-440, Fax 038825-44 333, *info@gutshaus-stellshagen.de, www.gutshaus-stellshagen.de*

Biohotel Lüneburger Heide: Familienbetrieb in traumhafter Natur (20 Hektar!), köstliches Essen aus Demeter-Anbau. Wanderungen, Gymnastik, Konzerte. Haus Spöktal, Bispingen-Steinbeck, Tel.: 05194-2320, *info@spoektal.de, www.spoektal.de*

Biohotel Florian: In der Nähe von Kitzbühel in traumhafter Lage mit Produkten aus eigener Landwirtschaft. Schön im Sommer und im Winter. Biohotel Florian, Bichlachweg 41, A-6370 Reith bei Kitzbühel, Tel.: +43 (0)5356 652 42, Fax +43 (0)5356 652 424, *info@biohotel-florian.at, www.biohotel-florian.at*

Naturhotel am Faaker See, in Kärnten: An einem der wärmsten Seen Kärntens (ca. 25 Grad) im Biohotel Urlaub machen. Ideal für Bergtouren. Naturpension-Hotel Faakersee, A-95580 Villach-Drobollach, Tel.: +43-4254-3312, *naturhotel.faakersee@utanet.at, www.a-bio-urlaub.at*

Hochpustertal – die „Perle Tirols". Ein Geheimtipp jenseits vom Massentourismus mit ursprünglichen Tälern und traumhaften Bergen. Winter- und Sommer-Destination. Hallenbad, Naturbadeteich, Kinderbetreuung, Wellness. Dolomiten-Residenz Sporthotel Sillian, Tel.: +43-4842-6011-0, *info@sporthotel-sillian.at, www.sporthotel-sillian.at*

Yoga-Wellness-Urlaub bei Malaga direkt am Meer mit vegetarischer Gourmet-Küche. Auch Yogalehrerausbildung und -urlaub mit Remo Rittiner (therapeutisches Yoga). CASA EL MORISCO, Wilfried Meissner, ES-29790 Benajarafe-Málaga, Tel.: +34-952513314, Fax +34-952515169, *casa@morisco.de, www.morisco.de*

Makutsi-Farm im Krüger-Nationalpark (Südafrika). Täglich Safaris, deutsche Besitzer, Thermalquelle, Naturschwimmbad. Anni Grosser, Makutsi Safaris GmbH, Carl-Maria-von-Weber-Straße 49, 71640 Ludwigsburg, Tel.: +49-(0)7141 – 80172, Fax+49-(0)7141 – 287725, *annigrosser@makutsi.com*